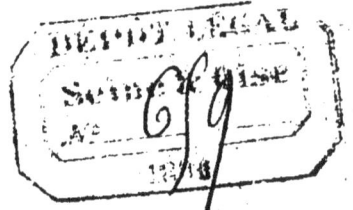

VOYAGES
CHEZ LES LÉPREUX

PAR

Le Dᴿ ZAMBACO PACHA

ANCIEN INTERNE, LAURÉAT DES HOPITAUX DE PARIS
EX-CHEF DE CLINIQUE A LA FACULTÉ DE PARIS
MEMBRE CORRESPONDANT NATIONAL DE L'ACADÉMIE DE MÉDECINE DE PARIS
OFFICIER DE LA LÉGION D'HONNEUR
GRAND OFFICIER DE L'ORDRE DE L'OSMANIÉ ET DU MÉDJIDIÉ
COMMANDEUR DE SAINTE-ANNE, DE SAINT-STANISLAS
ETC.

AVEC UNE CARTE INDIQUANT LES LOCALITÉS LÉPREUSES

LIBRAIRIE DE L'ACAD
Bᵛᵃʳᵈ Saint-Germain, 6

1891

VOYAGES

CHEZ LES LÉPREUX

TRAVAUX DU MÊME AUTEUR

De la gangrène spontanée par perturbation nerveuse, 1857.

Mémoire sur la lupuline, en collaboration avec le Dr DEBOUT père.
Bulletin thérapeutique, 1854.

Des affections nerveuses syphilitiques, ouvrage couronné par l'Académie de Médecine de Paris, 1862.

De l'hypertrophie du cœur pendant la grossesse, mémoire communiqué
à l'Institut par le professeur ANDRAL et mentionné dans le Traité des
affections du cœur du Dr C. PAUL.

De l'onanisme chez les jeunes filles, *in* Encéphale, 1881.

Communication au congrès international de Londres, à propos du *tabes
dorsalis*, 1883.

De la morphéomanie, premier mémoire, Encéphale, 1883.

De la morphéomanie, second mémoire, Encéphale, 1884.

Des hémorrhoïdes de la vessie.

La lèpre est-elle contagieuse en Orient? Ces deux mémoires ont été
communiqués au congrès médical d'Athènes et publiés dans les comptes
rendus.

La femme en Orient.

Des exaltations religieuses en Orient.

La lèpre en Orient, mémoires communiqués au congrès de Copenhague, en
1887, et publiés dans les comptes rendus.

La lèpre à Constantinople, avec planches, travail publié dans les Mémoires de l'Académie de médecine de Paris, 1888.

La lèpre en Turquie, mémoire lu à l'Académie de médecine de Paris, le
13 août 1889.

Une enquête chez les lépreux de l'île de Mételin (île de Lesbos), mémoire communiqué au congrès de syphiligraphie et de dermatologie
de Paris, année 1889, et publié dans les comptes rendus.

PARAITRONT INCESSAMMENT :

Les lépreux ambulants de Constantinople.

Atlas iconographique des variétés de lèpre observées à Constantinople.

4429-89. — CORBEIL. Imprimerie CRÉTÉ.

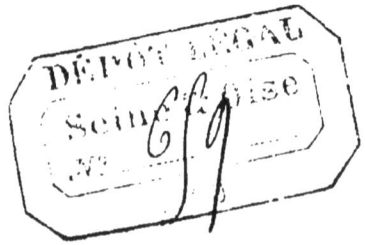

VOYAGES
CHEZ LES LÉPREUX

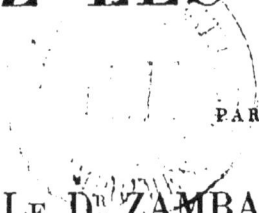

PAR

LE Dr ZAMBACO PACHA

ANCIEN INTERNE, LAURÉAT DES HOPITAUX DE PARIS
EX-CHEF DE CLINIQUE A LA FACULTÉ DE PARIS
MEMBRE CORRESPONDANT NATIONAL DE L'ACADÉMIE DE MÉDECINE DE PARIS
OFFICIER DE LA LÉGION D'HONNEUR
GRAND OFFICIER DE L'ORDRE DE L'OSMANIÉ ET DU MÉDJIDIÉ
COMMANDEUR DE SAINTE-ANNE, DE SAINT-STANISLAS
ETC.

AVEC UNE CARTE INDIQUANT LES LOCALITÉS LÉPREUSES

PARIS

G. MASSON, ÉDITEUR

LIBRAIRE DE L'ACADÉMIE DE MÉDECINE
120, boulevard Saint-Germain, en face de l'École de Médecine.

1891

VOYAGES
CHEZ LES LÉPREUX

L'ÉGYPTE, LA PALESTINE
LES ILES DE MÉTELIN, DE CHIO, SAMOS, CHYPRE
CANDIE, ETC.

Tous les citoyens ont des devoirs envers les autres
et envers eux-mêmes. Au point de vue de la question
sociale, les devoirs envers les autres doivent être plus
particulièrement pratiqués par les plus heureux.
(Léon Say, à propos de la fondation du philanthrope
Peabody).

La règle de nos pensées ne doit être ni le vieux ni
le neuf, mais le vrai.   Claude Bernard.

Les citations qui figurent à la tête de ce travail reflè-
ent exactement les principes qui nous ont guidé dans
os études sur la lèpre, au double point de vue de la
cience et de l'humanité; deux questions intimement
iées ensemble pour le médecin, dont le sacerdoce lui im-
ose le devoir sacré de ne point les séparer dans sa pen-
ée, ni de sacrifier complètement l'une à l'autre.

La lèpre, malgré tout ce qui a été dit depuis des siè-
les, n'est pas encore connue dans son étiologie, dans ses
odes de propagation, dans son essence; tout est à faire
aussi, du moins en Orient où je l'observe, pour améliorer
e sort de ses victimes que la société traque, persécute et

chasse cruellement à la montagne, sans se soucier le moins du monde si elles y mourront de faim et de froid, ou si elles seront dévorées par les chacals (1).

Voilà ce qui arrive, en général, aux malheureux lépreux des provinces, dès que leur maladie est reconnue. Aussi les rencontre-t-on errants sur les grandes routes, ou assis aux portes des villes pour demander l'aumône, aveugles, mutilés, hideux, couverts de lambeaux sordides; considérés comme des non-valeurs et comme dangereux pour les autres, ils sont rejetés loin de la société et placés hors la loi. Et pourtant toutes deux leur doivent aide et protection au nom des préceptes de toutes les religions et de l'humanité, qui est censée servir de base à toutes, indistinctement.

Quant à la capitale, à Contantinople, où il y en a plus de deux cents soumis à notre observation — et qui sait combien d'autres nous échappent? — ignorés jusque dans ces derniers temps, et négligés, même depuis que nous avons averti qui de droit, malgré nos appels réitérés et nos cris d'alarme, les lépreux circulent partout, en toute liberté. Ils sont répandus dans tous les quartiers et exhibent leurs ulcères et leurs hideurs pour attirer la compassion, confondus ainsi avec des milliers de mendiants, aveugles, estropiés, cancéreux, lupiques, scrofuleux à ulcères rongeants, qui grouillent dans les rues, stationnent sur les ponts et errent affamés, comme nos troupeaux de chiens ambulants, cherchant de quoi se mettre sous la dent!

Depuis ma communication au congrès international de Copenhague, en 1884, et la discussion provoquée à l'Aca-

---

(1) On verra plus loin que le fait eut lieu.

démie de médecine de Paris par mon mémoire et le remarquable rapport qui a été fait par le Dr Constantin
Paul, la lèpre, jetée dans l'oubli pendant de longues années, a de nouveau attiré l'attention du monde scientifique, et cela avec raison. Car la lèpre n'est point une
maladie disparue qui ne figurerait plus que dans l'histoire de la médecine. Elle est loin de n'être « qu'un sou-
venir du moyen âge », comme l'a dit au congrès de la
Haye un académicien éloquent (1). Et sans entreprendre
des excursions lointaines jusqu'aux Indes et aux Antilles,
on voit la lèpre décimer encore des milliers d'existences
en Europe même, un peu partout. Bien que le nombre de
ses victimes se restreigne de plus en plus, grâce aux progrès de la civilisation, c'est-à-dire de l'hygiène qui en
enraye même la violence, la lèpre sévit encore, non seulement en Turquie (2) et en Grèce, mais encore en Portu-
gal, en Espagne, en Italie, en Roumanie et même en
France (3). Je suis certain, autorisé en cela par ce que
l'observation m'a démontré, qu'il y a des cas de lèpre
sporadique et bénigne un peu partout en Europe; mais
ils passent inaperçus par la lenteur de leur évolution, par
leur forme légère ou fruste, et parfois par leur ressemblance aux maladies vulgaires. Je soupçonne même sa
présence au centre de la France chez les malades atteints
de cette nouvelle affection décrite par notre illustre maître M. Verneuil, et par le Dr Morvan, sous le nom de *Pa-
réso-analgésie des extrémités;* affection qui ressemble énormément à la lèpre trophonerveuse ou à la mutilante.

(1) Le Dr Rochard.
(2) J'évalue, approximativement, le nombre des lépreux en Turquie
à 4000 et ceux de la Grèce à 400.
(3) Le professeur Bouchard nous a assuré avoir rencontré plusieurs
lépreux à Vitrolles près Marseille.

Dois-je signaler encore les 1600 lépreux de la Norvège, les 130 mille des Indes anglaises, d'après le rapport officiel, ceux plus nombreux certes de la Chine, ceux de la Perse, de la Russie, du Japon, de Tonquin, de Siam, d'Annam, des Antilles, de tous les États d'Amérique, aussi bien du nord que du sud, et que sais-je encore?

Le Dr Vaume, médecin sanitaire distingué, m'a dit en avoir vu plus de 4000 au lazaret de Djédah, parmi les pèlerins qui se rendent à la Mecque. C'étaient surtout des Malais.

Il y a trois jours, en visitant l'exposition, avec le Dr C. Paul, nous avons vu un lépreux parmi les Javanais qui y sont cantonnés.

Aussi est-ce avec raison que la lèpre est devenue dans ces derniers temps un sujet palpitant d'intérêt. Plusieurs articles ont été insérés dans les journaux, et des mémoires ont été publiés dans les Archives de dermatologie. Les uns sont dus à des médecins qui ont observé sur les lieux mêmes où règne la maladie et ont pour base l'étude personnelle des malades; les autres, travaux plutôt de cabinet, sont remarquables surtout par l'érudition et par la discussion des faits signalés par des confrères exerçant sur des rives lointaines. Leurs auteurs se sont imposé la tâche ardue d'approfondir l'essence de la maladie, et d'en éclaircir la pathogénie. Enfin a paru le travail du Dr Leloir.

La question si importante de la contagiosité de la lèpre a été, tout naturellement, remise sur le tapis. Deux discussions mémorables ont eu lieu au sein de l'Académie. Des orateurs, de talent et de mérite incontestables, sont montés tour à tour à la tribune et ont soutenu avec une égale conviction, les uns la transmissibilité, les autres la non-contagiosité de la maladie. De sorte qu'à l'heure qu'il est, scientifiquement parlant, la question reste encore indécise pour la plupart des médecins qui, également révérencieux envers les promoteurs des deux doctrines diamétralement opposées et n'ayant peut-être jamais vu un seul spécimen de lèpre, sont à hésiter entre Hippocrate qui dit *oui* et Galien qui répond *non*.

Pour nous, qui observons la lèpre depuis des années sur les lieux mêmes où elle sévit avec acharnement, la question est loin d'être résolue. Et malgré tout ce qui a été affirmé récemment par des hommes de première valeur, on est en droit, sans être taxé d'anachronisme, de demander à la pratique la confirmation des théories séduisantes à l'ordre du jour. Il faut en appeler au tribunal suprême, au critérium clinique, « car c'est à la théorie à s'accommoder aux faits ». (Verneuil, *Académie de méd.*, 26 avril 1887.)

Notre savant et excellent ami, le Dr Vidal, nous écrivait il y a trois ans, à propos de la première discussion académique sur la lèpre : « Vous êtes à la source, et personne mieux que vous ne peut profiter des nombreuses observations que vous avez sous les yeux. » Et mon illustre maître Verneuil disait dans une lettre remarquable (*Gaz. méd.*, du 13 février 1885) : « Mon rêve serait de voir d'un bout à l'autre de la France (et j'ajoute, certain de son consentement tacite en homme universel qu'il est, témoin sa lettre à Billroth, d'un bout de l'univers à l'autre), s'élever un souffle puissant d'études et de recherches Je voudrais qu'on ne s'abritât pas derrière cette excuse de la paresse : qu'il n'y a en province ni bibliothèque, ni microscopes, ni laboratoires (que dirait-il de l'Orient?), quand on y possède, comme partout, l'immense et impé-

rissable laboratoire de l'observation clinique qui, à défaut
d'autres, peut suffire aux vrais et sincères travailleurs. »
Il incombe donc à tout médecin bien placé pour l'étude
de la lèpre, le devoir d'offrir son contingent, sa collaboration, en publiant ce que l'observation lui enseigne, et
cela sans parti pris, sans esprit d'opposition systématique.
C'est en scrutant les faits recueillis aux quatre coins du
monde et en comparant l'opinion des confrères *autorisés*,
que l'on pourra arriver à une conclusion définitive et
vraiment scientifique. Peut-être par la comparaison de ces
travaux d'origines diverses arriverait-on à la conclusion
que la lèpre, contagieuse dans certaines contrées, ne l'est
pas dans d'autres. Que sais-je? Pour ne pas être accusé
de faire table rase des observations des autres, c'est là la
seule concession que je puisse faire, quant à présent, à
en juger par ce que je vois moi-même, et jusqu'à nouvel ordre, aux défenseurs ardents de la contagiosité,
dont les décrets me paraissent tout au moins prématurés.
Considérer déjà la maladie comme indubitablement et
extrêmement contagieuse, c'est encourager les précautions exagérées, inhumaines, barbares des siècles passés,
qui dégénèrent en persécution contre ces malheureux
lépreux, qui sont honnis, vilipendés, traités comme des
parias, et mis encore à l'heure qu'il est, dans plusieurs
endroits que nous avons visités, hors la loi commune! On
en verra plus loin les preuves.

Cette terreur qu'inspirent les lépreux a augmenté partout, en Orient, depuis les discours éloquents des contagionnistes à la tribune de l'Académie de médecine de Paris, dont l'écho a retenti partout grâce aux journaux, et
depuis l'anathème lancé contre le fameux Chinois des
îles Sandwich.

Tout dernièrement le journal *Caspienne* nous apprenait qu'un certain nombre de Persans lépreux passaient par Bakou pour accomplir leur pèlerinage jusqu'à la Mecque. Les autorités russes les ont arrêtés et ont décidé leur rapatriement. Mais aucun navire n'a consenti à transporter ces malheureux. De sorte que le conseil municipal s'est vu dans l'obligation de les interner dans une petite île isolée, où ils seront hébergés aux frais de la ville.

Et voyez l'inébranlable entêtement de l'illogique humanité depuis l'antiquité jusqu'à nos jours! On n'isole pas les varioleux, ni les typhiques, les diphtéritiques, les scarlatineux, etc., dont la contagiosité immédiate est indiscutable (1). On ne craint pas les syphilitiques qui circulent librement et contaminent à foison. On ne prend, même dans les pays les plus civilisés, aucune précaution contre les tuberculeux, lorsque le danger pour ceux qui les entourent n'est plus à prouver; et l'on sonne l'alarme pour la lèpre dont la contagiosité est à démontrer et qui, de l'aveu même des contagionnistes les plus convaincus, ne se transmettrait que fort rarement et après dix et trente ans d'incubation.

Et qu'on ne croie pas, en lisant ces lignes, que je réclame pour les lépreux la liberté de vivre mêlés au public, comme cela se voit à Constantinople, de contracter des liens et de procréer. Je suis au contraire à demander à cor et à cri de les isoler et de leur défendre surtout le mariage. Mais je soutiens que la civilisation, et avant elle l'humanité imposent aux gouvernements le devoir de prendre soin des malades qui sont dans la misère, quelle que soit l'affection dont ils souffrent. Ils leur doi-

(1) L'isolement de ces malades dans les grands centres scientifiques ne date que d'hier. Il n'en est même pas question pour le moment en Orient.

vent des hôpitaux et des asiles convenables au lieu de
les laisser dans les rues ou de les parquer comme des
bêtes fauves dans des hangars puants où, dévorés par la
vermine et grouillant dans la plus affreuse promiscuité,
ils engendrent des lépreux et des avortons! L'humanité
et la morale se révoltent à la vue de ces débris humains
qui gémissent sur la paille, crèvent de faim et pourris-
sent dans leurs haillons inondés du pus de leurs ulcères (1).

La contagiosité de la lèpre constitue une question
scientifique et sociale des plus importantes. Pour être
traitée avec fruit, elle a besoin de documents puisés sur
les lieux mêmes où règne la maladie. Les deux ou trois
malades qui sont présentés annuellement aux élèves à
l'hôpital Saint-Louis, comme spécimen de l'affection, ne
suffisent pas pour élucider cette grave question, malgré
le talent incontestable de nos savants dermatologues dont
la médecine française s'enorgueillit avec raison. D'ailleurs
ces lépreux, admis dans les salles communes, ont-ils
fourni un seul exemple de contagion?

Pour passer au crible de l'observation un grand nombre
de malades, pour scruter ces documents vivants, il n'est
pas nécessaire de se rendre aux Antilles et jusqu'aux îles
Sandwich! Trois jours de distance environ séparent aujourd'hui Constantinople de Paris. Un voyage d'agrément
des plus délicieux, en même temps qu'il charmerait les

(1) Un gouvernement doit être le gardien vigilant de la santé publique;
une société civilisée ne doit pas laisser un de ses membres privé de
secours en cas de maladie ou de péril mortel. La solidarité humaine et
l'intérêt social bien compris exigent impérieusement l'institution de ser-
qices d'assistance organisés de telle façon que le malade soit soigné et
vue le moribond soit secouru (Le Temps, de Paris, à propos de l'assistance
publique). La France dépense annuellement près de 200 millions de francs
pour ses pauvres! Avis à nos charitables Levantins.

vacances des éminents contagionnistes militants, servirait la science et l'humanité. Peut-être notre erreur contribuerait-elle à faire triompher la vérité (1). Nos savants confrères pourront constater les faits sur place, *de visu;* ce qui vaut, sans conteste, bien mieux que de s'en rapporter aux assertions empruntées à des distances incalculables (2).

Et qu'on n'oublie pas que la parole du premier venu ne fait pas autorité dans le chapitre.

Pour observer fructueusement les lépreux, il faut des connaissances spéciales qu'on ne rencontre pas toujours, même chez les médecins instruits d'ailleurs. Il faut bien connaître la syphilis et ne pas ignorer la dermatologie. Quiconque a vu les erreurs flagrantes de diagnostic, commises par les médecins les plus haut placés dans l'orbite où ils se meuvent; quiconque a vu la syphilis avérée être prise pour la lèpre et réciproquement, par des confrères diplômés même de Paris, de Vienne et de Berlin; quiconque a vu la lèpre méconnue même par des docteurs qui avaient fréquenté le Midi et Saint-Louis, et lorsqu'ils pratiquent depuis dix et vingt ans à Constantinople, Chio, Métclin, Samos, Jérusalem, l'Égypte, etc., où la lèpre fauche annuellement de nombreuses existences : celui-là

(1) On est surpris de voir combien tout ce qui concerne l'Orient est en général inconnu en Europe, comme si la Turquie était aux antipodes, et comme si les murs de la ville de Constantin étaient aussi infranchissables que jadis les murailles chinoises. Sans parler de cet écrivain qui faisait du Pirée un homme, j'ai été étonné d'entendre dire à l'illustre homme d'État, au savant M. Thiers, que les Druses étaient une tribu chrétienne ! Et il y a quelque vingt ans un membre du clergé catholique instruit — ils le sont tous — me demandait si la nouvelle Rome (Constantinople) était à proximité de l'ancienne !

(2) Notre excellent ami et savant contradicteur, le Dr Vidal, nous avait promis, il y a deux ans, de venir à Constantinople voir nos lépreux. Mais, jusqu'à présent, nous avons été bien déçu dans nos espérances.

est bien en droit légitime, il me semble, de mettre quelque
peu en quarantaine les assertions de provenance inconnue,
qui nous viennent d'outre-mer magistralement procla-
mées, lorsqu'elles sont en contradiction complète avec
ce que nous voyons chaque jour par nos yeux.

Quelle confiance peut-on accorder aux renseignements
qui nous arrivent de Honolulu et de Molokaï, lorsque le
Dr Bolton, de l'île Maurice, affirme et le vétérinaire Olivier confirme par l'autopsie, qu'un jeune bœuf introduit
au Leper Asylum, y a succombé à la lèpre? Lorsque le
Pacific Advestiser nous rapporte qu'un médecin instruit
et intelligent pratiquant depuis plusieurs années aux îles
de Sandwich, assure que les porcs et les chiens ont la
syphilis et probablement la lèpre ; alors enfin que, selon
le R. P. Limbour, de Bourbon, les chats, les cochons et
tous les animaux de la basse-cour peuvent attraper la
lèpre par contagion !

D'ailleurs le lecteur trouvera partout dans le cours de
ces publications la justification de ce septicisme (1).

Quant à moi, non content de suivre depuis des années
minutieusement mes malades de Constantinople, les uns,
au nombre de trente, enfermés dans un hangar infect,
euphoniquement désigné sous le nom de léproserie de
Scutari, les autres atteignant et dépassant parfois le chiffre

(1) Tout dernièrement un confrère, exerçant à Constantinople depuis
des années, prétendait avoir rapidement guéri deux malades atteints de
lèpre tuberculeuse, grâce aux mercuriaux ! Et dans une consultation avec
le Dr Vassiadès, il nous a été impossible de convaincre un docteur d'une
des principales facultés d'Europe, qu'il s'agissait de lèpre tuberculeuse
et non de syphilis, chez une femme qu'il a amenée lui-même de Métclin,
pour nous consulter. Cette dame, pleine de tubercules lépreux, ayant le
masque le plus accusé de la maladie arrivée à son apogée, était soumise
aux mercuriaux. Notre confrère exerce à Mételin, un foyer de la lèpre,
depuis vingt ans.

de deux cents, libres, éparpillés dans la capitale et la banlieue, toujours mêlés à la population, ce qui fait ensemble un contingent assez respectable; non content d'étudier tous ces malades soumis à mon observation continuelle, sans laisser échapper aucun acte de leur affection, pour voir surtout ce que ces lépreux ambulants laissent sur leur passage et s'ils sèment autour d'eux, j'ai voulu étendre encore l'horizon de mes études. Et, après avoir visité les léprocomes de la Norvège, je me suis rendu successivement aux divers centres lépreux de l'empire ottoman, pour me livrer à des investigations nouvelles et pour me mettre aussi en relation directe avec les confrères qui y exercent. Je me propose donc d'exposer brièvement ce que j'ai vu dans ces divers voyages et les renseignements que je m'y suis procurés. Ainsi faisant, je mettrai le lecteur en état de tirer lui-même les conséquences qui en découlent. Tous ces matériaux, pour ainsi dire cosmopolites recueillis par nous-même, serviront plus tard, par leur synthèse, de base à une monographie dont je crains de précipiter la publication, me méfiant toujours des conclusions par trop hâtives.

I

LA LÈPRE EN ÉGYPTE.

La plupart des auteurs anciens sont portés à considérer le Nil comme le berceau de la lèpre. J'ai donc été très surpris d'apprendre, par les habitants d'Alexandrie et du Caire, qu'il n'y avait point de lèpre chez eux. Et, ce qui plus est, des confrères qui exercent depuis des années en Égypte m'ont répété et affirmé la même chose, à savoir, qu'ils n'ont jamais rencontré un seul lépreux sur la terre des Pharaons ! D'ailleurs, la stastistique officielle ne fait point figurer la lèpre parmi les maladies qui sévissent en Égypte. Néanmoins l'expérience m'ayant rendu méfiant et incrédule, j'étais presque sûr d'avance qu'en cherchant bien, notamment dans les quartiers misérables, je finirais par découvrir des lépreux méconnus et considérés comme syphilitiques ou comme atteints de maladies cutanées vulgaires. La suite m'a donné raison.

Plus tard mon excellent confrère et ami le Dᵣ Zancarol, qui dirige avec distinction l'hôpital grec d'Alexandrie, sa création, et certes un des plus beaux hôpitaux et des mieux organisés du monde, a bien voulu me montrer un malade indigène sur lequel pesaient des soupçons et qui était effectivement lépreux (1). Je priai enfin, lors de mon

(1) Je m'empresse d'ajouter que le Dᵣ Zancarol, médecin très répandu à Alexandrie, principalement dans la colonie grecque, a vu nombre de

départ, le Dr Valassopoulo, un jeune médecin très instruit,
élève de la faculté de Paris et de Saint-Louis, de faire
des recherches. Et aujourd'hui, malgré toutes les dénégations, il est prouvé que la lèpre n'est pas une rareté à
Alexandrie, au contraire. J'emprunte à une lettre que
m'a adressée mon aimable confrère, quelques mois après
mon passage d'Alexandrie, ce qui suit : « La lèpre, quoi
qu'en disent mes confrères d'ici, existe bel et bien en
Égypte. Elle est même très commune parmi les indigènes.
Dans un voyage que je viens de faire dans la Basse-
Égypte, j'ai su qu'il y a quantité de lépreux à l'intérieur. »

Arrivé au Caire, j'obtins la même réponse négative de
la part des habitants et des confrères qui y exercent. Il
n'y a point de lèpre ici, m'a-t-il été répété de tous côtés.
Entêté toujours dans mon incrédulité, je me suis mis à
la recherche de mes sujets dans les bazars et les quartiers
misérables et affreux de saleté des fellahs, où j'ai rencontré des spécimens de lèpre à ne pas en douter. J'ai
prié enfin le Dr Alphanderi, établi au Caire depuis quelques années et qui autrefois, à Constantinople, avait suivi
pendant longtemps ma policlinique et connaît parfaitement
la lèpre, de faire des recherches. Grâce à lui, j'ai entre
les mains de nombreuses observations de lèpre dûment
constatée parmi les habitants du Caire. La plupart de ces
malades ont été considérés comme des syphilitiques.
D'ailleurs les fellahs n'ont pas l'habitude de s'adresser
aux hommes de science, mais aux empiriques ; ou bien,
fatalistes convaincus, ils s'abandonnent avec résignation

---

lépreux grecs venant de Chypre, Candie, Chio, etc. ; il les a reçus à son
hôpital, dans ses salles communes, sans hésitation et sans crainte de
transmissibilité, ainsi qu'il l'a déclaré au congrès médical d'Athènes
en 1887, lors de ma communication sur la lèpre. Je parlerai plus tard de
la discussion sur la lèpre au sein du congrès hellénique.

aux décrets de la Providence, gardienne de leurs troupeaux et de leur santé. »

Quelle est donc la conclusion que l'on doive tirer de tout ce qui précède ? Que le manque de connaissances spéciales de la part des confrères, et la négligence des malades et des autorités, font que la lèpre est considérée comme n'existant point en Égypte, lorsqu'elle y règne tout au moins depuis l'Exode.

Ceci étant, que l'on suppose, pour un instant, que celui qui écrit ces lignes ne se soit pas rendu en Égypte à la recherche de la lèpre, et que par hasard un Chinois lépreux vînt à débarquer à Port-Saïd. Si quelques années plus tard quelque médecin se·fût livré à l'étude de la lèpre, *qui n'existait pas en Égypte de l'aveu de la population, des médecins et du gouvernement,* nul doute que ce confrère se serait cru autorisé, de bonne foi, à proclamer que la lèpre était d'importation nouvelle, et que son extension rapide était due à la contagiosité excessive qui a fait que dans l'espace de quelques années elle avait envahi Alexandrie, le Caire, la Basse Égypte etc. !... Et notre grand Français, dont l'œuvre colossale a prodigieusement facilité les communications avec l'extrême Orient, aurait été maudit par la postérité, comme ayant été la cause première de l'introduction de cette affection dont les Égyptiens auraient accusé la France, comme les Napolitains l'avaient fait jadis à propos de la vérole. Et voilà comment on écrit l'histoire !

A en juger par les faits dont je suis témoin depuis des années, et qui seront mentionnés dans la narration de mes voyages, le cas des îles Sandwich dont j'ai rencontré des analogues, pourrait être interprété de la même façon.

L'Égypte se trouve aux portes de l'Europe, pour ainsi

dire, ses communications avec toutes les parties du monde sont quotidiennes. De nombreux médecins instruits, appartenant à toutes les nationalités : Français, Anglais, Allemands, Italiens, Grecs, indigènes, y exercent depuis Méhémet-Ali le Grand. Or la lèpre y sévit en toute évidence, et pourtant elle est censée n'y point exister (1) !

On m'accordera de bonne grâce que cet argument, pour ne pas être induit de l'étude spéciale d'un malade, mais d'une constatation concernant un pays où la civilisation a pénétré, et avec elle la science médicale internationale, ne manque ni de force ni de logique.

Et maintenant voici le resumé succinct des recherches faites au Caire sur mes instances.

Le Dr Alphanderi m'écrit : « A mon arrivée ici les confrères avec lesquels je me suis mis en relations et qui exercent depuis de longues années au Caire m'ont affirmé que la lèpre n'y existait point. La lèpre est en effet tout à fait méconnue et confondue avec la syphilis, très commune dans ce pays. C'est ce qui avait lieu à Constantinople aussi, avant vos travaux. Qui est-ce qui se doutait vraiment que la capitale de la Turquie fût un foyer lépreux ? J'ai en ce moment en traitement plusieurs lépreux atteints de la variété exsudative tuberculeuse et psoriasique. Celle-ci affecte la forme de grands cercles saillants, siégeant au thorax et sur les membres, et circonscrivant

---

(1) Feu Godart, qui nous a donné la liste de toutes les maladies qui s'observent en Égypte, jusqu'au tænia, n'y fait pas figurer la lèpre, qu'il a pourtant étudiée à Jérusalem. Cependant il mentionne, en passant, le cas d'un lépreux qui, pour être guéri, fut frotté par un gros serpent cuit.
Nous saisissons l'occasion pour démentir l'assertion que Godart a contracté la lèpre en étudiant les lépreux. Il est avéré qu'il a succombé, aux environs de Jérusalem, à une affection intestinale aiguë qui emporte pendant la saison chaude plusieurs étrangers non acclimatés et imprudents. Or, cet exemple de prétendue contagiosité est nul et non avenu.

des îlots de dimensions variées, où la peau saine a cependant perdu toute sensibilité.

« Un homme soumis à mon observation, atteint de la variété psoriasique, marié et père de plusieurs enfants, vit dans sa famille dont tous les membres sont indemnes. »

Le Dr Alphanderi a rencontré la lèpre chez les Arabes et chez les Israélites. Tous vivaient chez eux sans la moindre précaution et sans exemple d'aucune transmission autour d'eux.

X..., lépreux, est en relation de famille avec les voisins et cela depuis plus de huit ans ; il est le seul lépreux dans son quartier et dans son cercle de relations.

La femme d'un restaurant en vogue au Caire est lépreuse, ignorée. Le monde y afflue depuis des années sans soupçon et aussi sans résultat fâcheux. Les recherches auxquelles s'est livré le Dr Alphanderi ne lui ont fait découvrir aucun cas de lèpre dans les relations de cette famille très répandue. Il en est de même, jusqu'à présent, des nombreux cas qu'il continue à découvrir.

Mon honorable confrère m'écrit dans une de ses dernières lettres : « Le Dr Vidal a cité à l'Académie le fait d'un lépreux qui aurait contracté la maladie en portant les habits de son frère mort de la lèpre. Mais ne se pourrait-il pas que la lèpre fût dans ce cas héréditaire ? Nous citerions au savant académicien de nombreux cas où des lépreux habitent avec leur famille sans la moindre précaution. Ils ont leur linge de ménage en commun ; ce linge est lavé ensemble, dans les mêmes auges, lors même qu'il y en a de souillé par le pus des ulcères lépreux ; tout le monde mange ensemble ; le mari sain cohabite avec sa femme lépreuse, et vice versa, sans que j'aie jamais pu constater la contamination. Les lépreux, me dit enfin le Dr Alphanderi, sont très nombreux au Caire ; j'en découvre tous les jours des nouveaux. »

Quant à mon honorable confrère d'Alexandrie, le Dr Valassopoulo, il s'exprime comme il suit dans sa dernière lettre à moi : « J'ai été à l'école de Besnier, et je suis *un peu* contagionniste. Je respecte aussi les traditions populaires. Et puis, selon la nouvelle *théorie*, la lèpre seule ferait exception parmi les maladies microbiennes. Je discute un peu comme les académiciens de Paris. J'ai pourtant un peu plus d'expérience qu'eux, *parce que j'exerce dans un pays à lèpre. Quoi qu'en disent mes confrères d'Égypte*, la lèpre existe bel et bien ici, comme à Constantinople et comme partout en Orient. Elle est très commune, surtout parmi les indigènes, ainsi que j'ai l'occasion de le constater à l'hôpital grec dans ma consultation des malades externes. »

Il me cite en finissant un fait qu'il croit devoir interpréter en faveur de la contagiosité. Je transcris en abrégeant : « Il y a dans l'intérieur de l'Égypte, dit-il, une famille grecque originaire de mon pays natal, la Sparte, où la lèpre n'existe pas, que je sache. Un jeune homme de cette famille a présenté, il y a deux ans, les signes de la lèpre exsudative ; j'ai fait une enquête et j'ai trouvé qu'un indigène, employé de la maison, est lépreux. Cet employé a des filles chez lesquelles on doit chercher la source du mal, je crois. » Je ferai remarquer d'abord que la fille d'Ève en suspicion n'est pas lépreuse elle-même. Mon distingué confrère d'Alexandrie, qui respecte *les traditions populaires*, manque de respect, dans cette occasion, envers l'adage populaire qui prétend que la plus belle fille du monde ne peut donner que ce qu'elle a.

J'objecterai en second lieu qu'il n'a pas été fait d'enquête qui prouvât que la lèpre n'existe pas à Sparte. Et nous savons qu'elle existe un peu partout en Grèce.

Enfin, voici mon dernier argument. Un Européen habitant depuis des années un pays étranger, où sévit une maladie endémique quelconque, finit par acquérir l'aptitude à la contracter en s'identifiant aux indigènes. D'ailleurs ce fait est par trop vague et trop en contradiction avec ce que l'observation journalière nous enseigne, à propos des ménages dont un membre, la femme ou le mari, atteint de lèpre n'a point transmis la maladie à l'autre conjoint, bien qu'ils aient continué à cohabiter et à enfanter pendant dix, vingt ans et au delà, et jusqu'à la période ultime de la maladie.

II

LES LÉPREUX DE JÉRUSALEM.

La lèpre n'a jamais cessé de figurer dans les narrations des voyageurs qui ont visité les lieux saints et d'impressionner les âmes sensibles qui s'y rendent par dévotion ou pour agrément. Mais cette compassion a toujours été platonique. Tandis que les dons affluent de la part de toute la chrétienté au Saint-Sépulcre, jamais le moindre secours n'est accordé aux pauvres lépreux (1).

Selon le Dr Sandreczky, le nombre des lépreux serait en Palestine de six cents environ. Quant à moi, l'expérience m'ayant prouvé que la maladie reste méconnue, cachée et même tolérée pendant deux ou trois ans et jusqu'à ce qu'elle ait produit des ravages frappants à la figure ou aux membres, j'évalue à huit cents tout au moins les lépreux de cette contrée.

A une certaine distance des portes de la ville, on rencontre toujours un certain nombre de ces malheureux mutilés, défigurés, exposés toute la journée aux rayons cuisants d'un soleil ardent, pour demander l'aumône qui est également partagée par tous les camarades ; car ces malheureux mènent une vie fraternelle dans leur cénobion.

---

(1) Les trois cents moines latins établis à Jérusalem recevraient à eux seuls, pour leur entretien, 400,000 fr. par an! (Godart, *Voyage à Jérusalem*).

Il y a à Jérusalem deux établissements consacrés aux lépreux. Une société allemande de bienfaisance, présidée par un confrère philanthrope anglais, le Dr Chacplin, a réuni les fonds nécessaires pour bâtir un asile et pour veiller à son entretien. Le Dr Chacplin a habité Jérusalem pendant trente ans. Il est membre de la Société protestante *pour convertir les juifs de Jérusalem*. Je doute que ses efforts aient été couronnés de succès pour ce qui concerne la conversion. Mais ce qui lui crée un titre de bonne action et des droits à la reconnaissance de plusieurs malheureux, c'est sa léproserie, située au bout du village fondé par la colonie allemande, à un quart d'heure environ des portes de Jérusalem. Et, soit dit en passant, cette colonie, dont les habitations touchent presque aux murs fort peu élevés de l'asile, ne craint point cette proximité. L'organisation de cet établissement est parfaite. Le directeur est Allemand, marié et père de plusieurs enfants ; il y demeure depuis trois ans avec toute sa famille. Une diaconesse également Allemande soigne les lépreux depuis des années. Elle est indemne. L'hôpital est bâti en pierre. Il est vaste, bien aéré et entouré de grands jardins. Le comité, toujours en quête pour ses protégés, dispose de 10,000 marcs par an, rien que pour l'entretien des malades et sans compter les appointements des employés. Un confrère instruit et aimable, le Dr Einsler, a succédé au Dr Chacplin, fondateur de l'œuvre qui porte le nom de *Jesus Hilfe* (secours du Christ). Cet hôpital fonctionne depuis une vingtaine d'années. Tout lépreux, quelle que soit sa religion ou sa nationalité, n'a qu'à s'y présenter pour être immédiatement reçu. Cependant il est presque vide, puisqu'il ne contient que vingt-quatre malades. Et pourtant les lépreux y sont parfaitement soignés, bien traités, bien nourris, proprement entretenus ; tandis qu'à vingt minutes de là, dans le *Miskinhané* (léproserie municipale), grouillent dans les immondices et mourant de faim, un grand nombre de ces malheureux qui refusent absolument de se faire admettre au *Jesus Hilfe !* On en verra la raison plus bas.

Le Dr Einsler a voulu utiliser les quelques grandes salles inoccupées de l'hôpital au profit d'un autre ordre de malades abandonnés à leur sort et pourrissant ainsi sur pied, par les progrès d'une affection qui ne trouve aucune grâce auprès des gens bien pensants ; car elle est certes l'œuvre de Satan, tandis que la lèpre peut être un don du ciel ! j'ai nommé les vérolés. Le règlement s'oppose à leur admission dans *Jesus Hilfe.* Et comme aucun dispensaire ou hôpital n'existe pour la syphilis, très commune dans cette contrée, on en constate des ravages épouvantables. Les nombreux syphilitiques circulent partout librement, sans être ni molestés ni soignés, et propagent ainsi une maladie sûrement contagieuse et autrement inoculable que la lèpre. Il y en a qui, pris pour des lépreux, ont accès à l'asile. L'autorité en a cantonné aussi quelques-uns dans le *Miskinhané* (léproserie municipale) par suite d'une erreur de diagnostic.

L'asile allemand peut servir de modèle aux léproseries que l'on doit créer en Orient. Il est aussi bien tenu que les asiles de la Norvège que nous avons visités en 1884. Il renferme six femmes et seize hommes. Les sexes sont séparés. Il y a des chrétiens et des musulmans. La paix règne parmi eux ; ce qui contraste avec le spectacle navrant offert par les chrétiens des diverses communautés, qui s'insultent et se bataillent pour des raisons futiles, même pour leur tour de balayage sur le tombeau et le

berceau de leur Dieu. Ils s'entr'égorgeraient sans la présence des soldats turcs qui, l'arme au bras, dans l'église
même, les empêchent d'en venir aux mains (1).

Les musulmans admis à l'asile allemand pratiquent
leur culte en toute liberté. Mais ils ont la faculté aussi
d'assister *à la lecture et à l'interprétation de la Bible ;* c'est
là une satisfaction accordée aux fondateurs et à ceux qui
contribuent à l'entretien de l'œuvre, plus chrétienne
qu'humanitaire. Et si quelqu'un de ces malheureux, repoussé par tous et accueilli par l'asile, se laissait convaincre par le pasteur, ce médecin de l'âme qui porte le
baume dans les cœurs ulcérés, nul doute qu'il ferait le
bonheur de la diaconesse et du Dr Chaeplin dont le pro-
testantisme prime la science ; car, il ne faut pas l'oublier,
l'instigateur de l'œuvre est, avant tout, membre de la Société protestante dont le but est la conversion des âmes
égarées de Jérusalem.

Arrivons maintenant à l'étude analytique succcincte des
lépreux de l'asile. J'y ai rencontré la lèpre phymatode,
la mutilante et la tropho-nerveuse ou rétractile. Cette
dernière est la plus fréquente à Jérusalem. Il n'y a ni la

_____

(1) Un jour les grecs, par excès de dévotion, ont usurpé le droit des
catholiques, en balayant le tombeau du Christ lorsque c'était le tour de
ces derniers. De là, bataille dans l'église même, menaçant de prendre des
proportions dangereuses. Le gouverneur, accouru sur les lieux et craignant que l'incident ne fournît encore un nouveau prétexte à des notes
de l'ambassadeur de Russie, défenseur de l'orthodoxie, et de l'ambassadeur de France, protecteur du catholicisme en Orient, dont les réclamations successives ont placé maintes fois la Sublime Porte entre le marteau
et l'enclume, trouva bien vite dans les ressources de son esprit une idée
lucide : il donna l'ordre aux Grecs d'aller chercher la récolte de leur
balayage et de l'éparpiller sur place comme *ante bellum.* Ceci fait, il invita
les catholiques à user de leur privilège en balayant. Ainsi tout danger
de conflit fut promptement conjuré. Salomon n'aurait pu rendre une
sentence plus sage !

maculeuse ni l'ulcéreuse. Un seul sujet était atteint de la variété psoriasique.

Une femme à peine âgée de vingt-cinq ans est déjà arrivée à la dernière période de cette forme atrophique. Les muscles des régions thénar et hypothénar ont tout à fait disparu. Il n'y reste que les os décharnés dont le creux squelettique est couvert par une peau mince. Les paupières inférieures atrophiées laissent saillir les yeux qui n'en sont plus protégés. Cette lagophtalmie amènera bientôt la perte des organes. La mère de cette malade a succombé à la lèpre phymatode.

Une fille de vingt-deux ans, toute réduite, comme atrophiée dans son ensemble, en porte bien soixante. Elle est tout défigurée ; ses yeux perdus sont remplacés par des moignons rouges, comme fongueux, exubérants ; le nez, atrophié et fendu de haut en bas, à sa partie gauche, et jusqu'à ses os, ressemble, par son affaissement et sa déformation, à un nez syphilitique ; le palais et les fosses nasales présentent des ulcérations étendues et profondes ; les doigts sont mutilés ; la sensibilité cutanée a tout à fait disparu au tiers inférieur des avant-bras, au dos des mains, à la moitié inférieure des jambes, au dos des pieds, aux orteils et aux joues. Elle est conservée aux doigts, aux paumes des mains et à la voûte des pieds. Et je dirai, à ce propos, que l'examen attentif de plusieurs lépreux m'a démontré que parfois la sensibilité disparaît par places sur les membres thoraciques et pelviens, tout comme chez les hystériques, sans aucune altération appréciable de la peau. On rencontre ainsi des placards insensibles isolés qu'on peut circonscrire avec une plume trempée dans l'encre. La paume de la main, la région de la saignée, le creux poplité, conservent presque toujours leur sensibilité chez les lépreux, lors même que celle-ci a disparu sur toute l'étendue de leurs membres. Il m'a été donné aussi d'observer que la peau qui recouvre le dos d'une phalange quelconque, sans hiérarchie constante, soit seule frappée d'insensibilité tactile et thermique, les segments des doigts situés au-dessus et au-dessous demeurant à l'état normal.

Un lépreux phymatode présente aux régions sourcilières et dans l'espace qui les sépare, une série de gros tubercules du volume de petites noix, rangés de manière à figurer des arcades saillantes symétriques. J'ai rencontré une disposition pareille chez un lépreux de l'île de Chio.

L'étude des autres malades de cet asile n'offre rien de particulier.

Une lépreuse accoucha à l'hôpital d'un enfant très chétif qui succomba le troisième mois, à la diarrhée. Le premier mari de cette femme, sain, l'a vendue au mari actuel lépreux, pour le prix de 40 piastres (9 francs); ils font toujours ménage ensemble; il va sans dire qu'il ne demeure pas dans l'asile, où la femme n'est venue que pour faire ses couches.

Lorsque feu le Dr Godart a entrepris son voyage à Jérusalem, où il a succombé non pas à la lèpre, comme on l'a prétendu, mais à une affection gastro-intestinale aiguë, qui tue plusieurs étrangers imprudents, la marchandise était en hausse, puisqu'un lépreux payait sa femme 400 piastres; c'était en 1862 (1).

Pour terminer tout ce qui concerne l'asile allemand, j'ajouterai que j'y ai rencontré, parmi les lépreux, deux syphilitiques et un lupique.

(1) Notes posthumes publiées par le professeur Robin.

Le Dr Landouzy a visité les lépreux de Jérusalem
en 1887, il y a reconnu aussi plusieurs syphilitiques
parmi les lépreux. Il a emporté de leur sang pour l'exa-
miner au microscope. Mon excellent ami le Dr Josias m'a
écrit que le Dr Landouzy n'a rien rencontré de remarquable dans ce sang. Selon M. le Dr Frien, médecin du
gouvernement français à Jérusalem, le Dr Landouzy serait porté à admettre la non-contagiosité de la maladie.

LE MISKINHANÉ OU LÉPROSERIE MUNICIPALE DE JÉRUSALEM.

De l'autre côté du ravin desséché qui limite le village
allemand, à une demi-heure de la ville de Jérusalem, à
une petite distance du puits de Joab, la municipalité a
fait bâtir une sorte de hangar divisé en quatre comparti-
ments, où la saleté la plus repoussante, l'aspect le plus
écœurant, l'infection la plus sordide, contrastent avec la
bonne tenue et la propreté de l'asile allemand.

Dans ces quatre pièces ignobles où les animaux même
tenus en horreur par les juifs et les musulmans, ne sau-
raient vivre, habitent trente-six lépreux musulmans et
une chrétienne grecque. Dans chacune de ces pièces
dont l'atmosphère suffoque, comme celle d'un dépôt de
chiffons et d'os, on voit cinq vases en terre, sortes de
jarres ventrues ayant hauteur d'homme. C'est là que les
lépreux gardent leurs provisions en céréales qu'ils vont
mendier, pendant la moisson, chez les cultivateurs des
environs. En effet les plus valides parmi les éclopés font
à pied des tournées de trois ou quatre jours, en compagnie d'un âne galeux que l'on charge des offrandes. Ces
impotents se traînent ainsi par un soleil dont les rayons
ardents font monter le thermomètre parfois à plus de

60° centigrades. Ils passent leurs nuits à la belle étoile et
couchent sur la terre nue, exposés à une rosée qui les
inonde et à un froid qui les transit. Nous verrons plus
loin combien sont grands les écarts du thermomètre, du
jour à la nuit, à Jérusalem et aux environs, où souvent à
une journée brûlante succède une nuit glaciale.

Des nattes pourries et des haillons ramassés dans les
ordures constituent les grabats où restent accroupis et
couchent pêle mêle des célibataires et des couples.

Le principe de Thomas Malthus est ignoré par les lépreux, dont les plus estropiés même et qui se trouvent
dans l'impossibilité de lutter pour l'existence, prennent
femme. J'ai même rencontré dans cette léproserie, un
lépreux en possession de deux femmes !

C'est le kéhaya qui prononce le mariage, au nom de
Dieu et par procuration de l'imam de Jérusalem, qui n'ose
aller chez les lépreux et d'autant plus qu'il n'y aura rien
à toucher.

La vie conjugale est donc permise, dans ce cloaque, et
se consomme dans la plus monstrueuse promiscuité. Ici
couche un ménage hideux dont le corps en ulcères n'est
jamais ni pansé ni lavé ! A côté, sur un tas de chiffons
répugnants, se repose un lépreux privé des douceurs de
l'hyménée, et ainsi de suite ! Quelles scènes immorales et
nauséabondes ne doivent-elles pas se passer dans ce pan-
todinium ? Personne ne s'en soucie ! ni le gouvernement,
ni la société, ni la morale, ni la religion ! Et à côté de ce
temple de la misère où grouillent des êtres mutilés, ron-
gés par les ulcères, aveugles, aphones, misérables, dont
parfois tout acte intellectuel et même instinctif a disparu,
mourant de faim, tremblant la fièvre de la suppuration
et de la septicémie ; à côté de ce tableau navrant, de ce

charnier où des êtres humains en putréfaction agonisent lentement, la mort n'accomplissant son œuvre destructive que par étapes, frappant successivement les membres et les organes un à un, toutes les religions ont élevé des temples monumentaux dont le luxe et les illuminations éblouissent. Des milliers de cierges et de lampes consomment leurs mèches baveuses et fumantes dirigées vers le ciel. Des dons en argent et des bijoux affublent les images et les saints qui n'en ont que faire ! Et le premier principe de toute morale, le devoir de secourir son semblable, n'est prêché par aucun de ces chefs qui ont charge d'âmes. Bossuet a beau répéter que *la fin de la religion, l'âme des vertus, c'est la charité*. Si l'équivalent monétaire d'une partie de ces illuminations permanentes, qui réduisent en fumée infecte tant de matières grasses, servait au soulagement de ces infortunés lépreux, quelle œuvre sensée et charitable n'aurait-on pas faite !

Parmi les trente-six malades du Miskinhané, il y a vingt-deux femmes et quatorze hommes. Leur chef appelé kéhaya, choisi parmi eux à la majorité des voix, constitue le président de cette petite république. C'est l'équivalent du grand maître des chevaliers hospitaliers de Saint-Lazare, dont la qualité de lépreux était aussi de rigueur. Il est nommé à vie, très respecté et obéi. Bien que lui-même lépreux, il est le plus valide de tous, lors de son élection du moins. Il s'occupe des affaires de ses administrés, partage entre eux, sur le pied de l'égalité, les aumônes recueillies, et veille à ce que la vie s'écoule chez eux dans la plus parfaite fraternité. C'est touchant de voir combien ces pauvres gens s'aiment entre eux. Dès que l'état de l'un empire, chacun, selon sa validité, lui offre ses soins ; celui qui n'a plus de doigts est nourri par le compagnon qui en conserve encore quelques-uns ; l'aveugle est conduit par celui qui entrevoit encore ; s'il s'agit d'un célibataire alité, le kéhaya ou président, charge, à tour de rôle, un de ses administrés les plus valides de le soigner ; ce qui est fait avec empressement ; car chacun aura son tour, et, selon l'exemple qu'il aura donné, il sera lui-même soigné par les camarades survivants. Le dévouement conjugal des lépreux est à imiter par ceux qui ne le sont pas.

Il y a fort peu de naissances dans cette nécropole de vivants, qu'on nous passe le mot, où Dante, s'il l'avait connue, aurait placé ses tristes héros, de préférence à son enfer imaginaire et à coup sûr inférieur ! Néanmoins si quelque coup d'aile du Cupidon éclopé qui plane parfois dans l'éther suffocant de ce cloaque infect portait juste, il y aurait vers le troisième ou quatrième mois de la grossesse expulsion d'un produit décomposé ; car cette expulsion n'a lieu, en général, qu'après la mort du fœtus par infection ou par misère physiologique. Si la résistance à l'empoisonnement lent par un sang maternel charriant des éléments de destruction puisés sur les vastes ulcères du corps, rien moins que nourricier, arrosant ainsi un germe déjà infecté dans sa double source — car père et mère sont ici lépreux — permettait au produit de cette grimace d'intimité d'atteindre son terme et de naître, l'enfant succombera promptement dans le marasme après avoir sucé, pendant quelques jours ou tout au plus quelques semaines, un sein tari, et respiré les miasmes infects du lit nuptial qui sert aussi de berceau.

Tous les lépreux que j'ai vus à Jérusalem proviennent des environs, principalement de Ramala, de Malha, Zifna et Néapolis, petites villes situées la première à trois heures, la seconde à six quarts d'heure de distance de Jérusalem; les autres se trouvent un peu plus éloignées. Chose remarquable! il n'y a pas un seul lépreux natif de Jérusalem.

Le Dr Sandreczky (1), qui a exercé pendant treize ans à Jérusalem, affirme n'avoir jamais rencontré un seul cas de lèpre parmi les habitants des villes, ou parmi les gens aisés. Cette remarque concorde avec ce que nous avons relaté dans nos divers voyages aux foyers lépreux de l'empire ottoman, et avec ce que j'observe continuellement à Constantinople. C'est le contraire de ce qui est signalé pour la Chine, le Japon, les îles Canaries et Sandwich, etc., où les riches mêmes deviendraient lépreux. La lèpre aurait sévi aussi parmi les seigneurs du temps des croisés. Mais j'ai des raisons pour croire que ceux-ci étaient plutôt atteints de la syphilis que de la lèpre. Je ferai valoir ailleurs mes arguments.

A Jérusalem et dans ses environs, le peuple, de par la tradition judaïque, considère la lèpre comme excessivement contagieuse. Dès qu'un individu porte une éruption persistante et défigurante, il est envoyé à Jérusalem. Le médecin municipal prononce alors la sentence irrévocable. S'il l'inscrit comme lépreux, il l'expédie au Miskinhané. Il ne pourra plus à jamais quitter ce domicile, si ce n'est pour mendier sur les grandes routes, ou bien à une cinquantaine de mètres des villes et des villages. Or l'honorable confrère, de son propre aveu, ne connaît pas la lèpre, et, mettant de côté toute question d'amour-propre, il m'a avoué avoir profité de ma présence pour étudier la maladie, afin de prononcer à l'avenir son arrêt fatal et

(1) *Revue médico-pharmaceutique de Constantinople*, 30 avril 1889.

sans appel, en connaissance de cause. Chose étrange ! en général, la plupart des médecins qui exercent partout où la lèpre sévit et qui coudoient chaque jour les lépreux, ignorent cette maladie et ne sont pas en état de la diagnostiquer. Aussi qu'arrive-t-il ? Dès qu'un individu porte une éruption profonde, surtout à la face, il est considéré comme lépreux. On voit confondus avec ces derniers, des syphilitiques, des lupiques, des scrofuleux et nombre de malades atteints d'affections cutanées vulgaires, chroniques. D'autre part la lèpre peut rester méconnue pendant plusieurs années, lorsqu'elle marche lentement et tant qu'elle n'a pas altéré les traits et défiguré sa victime.

Malgré la terreur qu'inspire la lèpre et la crainte effrénée de sa transmission, il y a toujours des accommodements même avec les contagionnistes les plus timorés. Les lépreux qui ont quelques petits moyens, souvent, rongent tranquillement leurs croûtons chez eux, évitant de se montrer au public ; ou bien ils s'isolent en s'installant dans une cabane bâtie au milieu de leur jardin ou de leur vigne, où ils continuent à vivre avec leur famille, et à recevoir les amis et connaissances.

Et pourtant l'idée de la contagiosité effraye tellement le peuple, qu'il craint souvent de rencontrer un lépreux même en plein air ; le vent qui soufflerait sur son corps pourrait transmettre la maladie en effleurant un individu sain ! Cette crainte date de Moïse ; car dans ce pays archaïque, les habitudes, les erreurs et les superstitions se conservent depuis et de par la Bible. Du temps du législateur juif, les lépreux étaient tenus d'avoir leurs vêtements décousus et d'éloigner d'eux tout passant, pour ne pas l'infecter par leur haleine ! Et dire que les teigneux, les galeux, les psoriasiques, les vénériens et *tutti quanti* atteints de diverses affections cutanées, étaient considérés tous comme lépreux par le prophète mal inspiré. Et l'on se sert de ces élucubrations mêmes, comme arguties en faveur de la contagiosité, lorsqu'on parle de la tradition des peuples.

Cependant, pour effacer cette répugnance et pour intéresser ses adeptes à leur sort, Mahomet a eu la condescendance de manger avec les lépreux. Et dans le même ordre d'idées, saint Louis nourrit de sa main royale le religieux Léodegare, aveugle, mutilé, ulcéré, puant par le fait de la lèpre. La reine Blanche, beaucoup de seigneurs et de nobles de la cour se sont faits les auxiliaires des frères de Saint-Lazare, ordre institué pour soigner les lépreux. Elzéar de Sabran et sa femme, en Hongrie, sainte Élisabeth, la fille du roi, et en Pologne sainte Cunégonde, en ont fait autant. Malgré tous ces actes de sacrifice et d'abnégation du mahométisme et du christianisme, la frayeur inspirée par Moïse ne s'est point dissipée au berceau même de ces religions, elle a même dégénéré en cruauté sauvage vis à vis des misérables lépreux. Dois-je ajouter que la contagiosité de la lèpre défendue avec talent et éloquence et pour le moins avec tout autant d'exagération dans ces derniers temps, a amené une recrudescence des procédés anti-humanitaires des populations vis-à-vis des malheureux lépreux?

A la banlieue de Jérusalem à côté des fontaines, il y a de grands réservoirs, espèces de petites piscines, où on peut laver du linge et à la rigueur se baigner. Nombre de gens ne s'approcheraient à aucun prix de ces fontaines, même pour puiser de l'eau qui jaillit directement de la source, de crainte qu'un lépreux de passage ne se fût

lavé dans la piscine! Nous avons dit ailleurs qu'à la
Mecque on ne donne jamais une pièce de monnaie à un
lépreux, de crainte que, par sa circulation, elle ne trans-
mette la lèpre.

Mais, illogicité humaine! lorsque la montagne ne vient
pas à nous, nous nous rendons à la montagne. Nous nous
sommes trouvé à Jérusalem pendant la semaine sainte qui
coïncidait avec le pèlerinage des musulmans au tombeau
de Moïse que l'on place à une petite distance de la ville, lorsque l'histoire prétend que le législateur juif n'a jamais foulé
la terre sainte. Quoi qu'il en soit, il y avait dans la ville
une affluence considérable des représentants de toutes les
religions et de toutes les nationalités. Des processions
nombreuses et bigarrées se suivaient dans les rues. Les
unes se rendant au tombeau de Moïse, étaient précédées
du croissant, surmontant des bannières rouges ou vertes,
sur lesquelles étaient inscrits des versets du Coran et accompagnées de tambours, tambourins et fifres étourdis-
sant par leur vacarme. Les autres, précédées de la croix,
des chérubins et de fanons, conduisaient, en grande pompe,
les patriarches des diverses sectes, au Saint-Sépulcre.
Or, pendant cette affluence cosmopolite d'étrangers, venant de tous les coins de l'univers, et d'indigènes, les
logements étant insuffisants, des paysans des environs
pauvres ou économes, vont chercher l'hospitalité gratuite
à la léproserie. Il y séjournent sept à huit jours, partageant l'existence parfois même la couche des lépreux. Et
pourtant il est sévèrement défendu à ces mêmes lépreux
d'entrer dans les villages de leurs hôtes, d'en traverser
même les rues (1)!

---

(1) Godart raconte qu'un fils, craignant de contracter la maladie, a tué

Il n'y a dans ce Miskinhané que trois cas de lèpre exsudative et un seul malade atteint de la forme ulcéreuse ou lazarine. La forme tropho-nerveuse ou rétractile y prédomine. Ainsi les doigts sont rétractés, grimaçants, en griffes. Ils ont éprouvé des déformations bizarres, par la chute de certaines phalanges en totalité ou en partie; il y en a qui n'en conservent qu'une ou deux. Les muscles des régions thénar, hypothénar, des avant-bras et même des bras sont atrophiés. Les pieds ont les orteils distordus. Les maux perforants sont communs; il y en a de cicatrisés et d'autres en pleine activité. J'ai constaté chez tous ces malades les cicatrices spéciales de pemphigus aux genoux; ce qui constitue pour moi un signe initial de la lèpre tropho-nerveuse et qui manque rarement.

Enfin l'atrophie des paupières inférieures, le défaut d'expression de la physionomie et parfois la paralysie faciale, uni ou bilatérale, complètent le tableau symptomatique de ces malades. Parmi ces tropho-nerveux, j'ai trouvé une jeune fille qui était aussi paraplégique, et marchait sur les genoux. C'est la première fois que j'ai vu dans la lèpre trophique la lésion nerveuse remonter si haut vers l'axe cérébro-spinal.

Lors de mon voyage à Bergen, notre savant confrère, le Dr Danielsen, m'avait déjà montré quelques sujets chez lesquels la lèpre s'était enfin arrêtée spontanément dans sa marche envahissante et destructive. Bien que cet arrêt de la maladie soit rare, j'en ai rencontré plusieurs exemples dans mes divers voyages effectués pour étudier la lèpre en Orient. Et parmi mes deux cent et quelques malades que j'observe à Constantinople, je compte quel-

sa mère lépreuse pour être revenue à la maison, après qu'elle a été chassée de son village!

ques faits pareils. Pour ces derniers je me flatte de croire
que la médication que j'applique à ces malheureux y est
pour quelque chose. Serait-ce illusion?

Il y a dans ce Miskinhané deux exemples de guérison
spontanée de la lèpre. Eminé y est internée depuis vingt-
cinq ans. Elle a été atteinte de la forme mixte (exsudative et tropho-nerveuse). Comme preuves irréfragables de
l'affection, son corps présente des cicatrices d'ulcères
caractéristiques sur la face et les membres, ainsi que les
traces indélébiles d'ancien pemphigus à grosses bulles, aux
régions des genoux. Les deux derniers doigts de chaque
main sont rétractés et conservent leur direction arquée,
lors même que les autres doigts sont dans l'extension
forcée, active ou passive. Or cette femme n'a eu depuis
dix ans le moindre signe de l'activité de la maladie : ni
ulcères ni nouvelle rétraction tendineuse. Elle conserve
une perte de la sensibilité cutanée, tactile et thermique,
aux deux tiers inférieurs des jambes et au dos des pieds.

Il en est de même de la nommée Aïché : la lèpre trophique reste silencieuse chez elle depuis plus de huit ans.
Est-ce que la maladie va se réveiller un jour et marcher
de rechef? Cette persistance de l'anesthésie prouverait-
elle que la lèpre n'est pas radicalement guérie, comme
le professeur Charcot le signale pour l'hystérie? A en
juger d'après ce que j'ai observé jusqu'à présent, il y a des
cas où la marche de la lèpre se trouve définitivement
enrayée, et cela au milieu de la plus profonde misère
et de toute inobservance hygiénique.

Dans un coin obscur de ce dépôt de mendicité et de
misère, sur un matelas pourri, gît un débris d'être hu-
main dans un état de mutilation et de décomposition
impossibles à décrire. Sa face est hideuse ; le nez écrasé

et réduit à un petit lobule informe ; à la place des yeux il y a deux champignons fongueux rouges, livides ; la bouche béante, grimaçante, tiraillée par des cicatrices, laisse voir un antre qui remonte jusqu'à la base du crâne et descend jusqu'au larynx ; les membres, décharnés et ramassés en pelote, sont couverts d'ulcères qui ne suppurent plus, faute de vitalité ; les mains ne conservent, en fait de doigts, que le pouce rabougri. Ce moribond ne diffère d'un cadavre en putréfaction, que par un petit cri plaintif, dernier vestige de la vie de relation, et par un souffle à peine appréciable, résultat exclusif du jeu du diaphragme répété dix fois par minute. Le pouls fait défaut à toutes les extrémités ; le cœur bat, d'une manière à peine appréciable, trente fois par minute. Cet état d'agonie lente dure depuis plusieurs mois, et il se pourrait qu'il se prolongeât pendant des semaines encore, ainsi que je l'ai vu plusieurs fois à la léproserie de Scutari, près Constantinople. Ce qui est vraiment touchant, c'est la désolation et le dévouement de sa femme qui ne quitte le chevet de son mari et lui prodigue sans cesse les soins les plus assidus !

L'interrogatoire des lépreux du Miskinhané nous a appris qu'il n'y avait qu'un seul cas imputable à l'hérédité : la mère a succombé à la forme exsudative ; la fille est atteinte de la forme trophique ou rétractile. Les autres malades ne compteraient aucun lépreux, soit parmi leurs ascendants, soit parmi leurs collatéraux ; ils n'ont jamais été en contact avec un lépreux non plus. Mais je ferai remarquer, à propos de l'hérédité, que plusieurs malades font une question d'amour-propre de ne pas appartenir à une famille de lépreux ; ils plaident ainsi la cause des parents qu'ils ont laissés à leurs villages, dans leur foyer,

et qu'ils défendent d'une tare héréditaire. Ils prétendent
que c'est Dieu qui leur a envoyé la maladie et endurent
toutes leurs souffrances avec résignation. Cependant il
nous est souvent arrivé que, après les premières dénégations, notre interrogatoire minutieux fit avouer qu'un
géniteur ou un ancêtre a été bel et bien lépreux.

En me rendant à Jérusalem j'avais la certitude d'y
rencontrer la lèpre biblique, la lèpre de Moïse. Quelle
ne fut ma surprise, lorsque, malgré toutes mes recherches faites avec le concours de mon honorable confrère
le Dr Parlas, médecin de la municipalité, je n'ai pu découvrir qu'un seul Israélite lépreux, si tant est qu'il le soit!
Cet homme, porteur d'une éruption à la face, vit dans sa
famille et circule librement. Craignant un diagnostic
fatal, il m'a fui ; de sorte que je ne suis pas sûr, loin de
là, qu'il y ait même un lépreux juif à Jérusalem.

Les lépreux de Jérusalem sont des musulmans, des
Bédouins. Comment expliquer ce fait qui est en contradiction avec ce qui a lieu à Constantinople, où la lèpre
n'atteint, en fait d'indigènes, que les Juifs, à l'exclusion
de toute autre communauté religieuse, et de toute nationalité? Nous allons essayer de nous en rendre compte.

Le peuple d'Israël s'est trouvé jadis dans des conditions tout autres que celles des Juifs actuels de Jérusalem.
Il était nomade après l'exode, exposé à toutes les privations, au point de s'insurger contre Moïse, qui ne pouvait
lui procurer des oignons même et des fèves ; il souffrait
moralement et physiquement. Certes, il était privé des
soins hygiéniques les plus élémentaires ; le jour, il subissait
l'effet désastreux des rayons torréfiants d'un soleil ardent,
et le soir l'humidité excessive qui inonde cette contrée.

Aujourd'hui les Juifs vivent dans la ville et à leur aise.

La plupart sont boursiers de leurs coreligionnaires archimillionnaires, habitant les cinq parties du monde, qui accomplissent une œuvre pie en envoyant des masses des leurs, afin de dominer tous les autres éléments, dans l'espoir de refaire de Jérusalem une ville juive. Il y a aussi nombre de familles qui s'y retirent après avoir acquis un petit pécule, dans n'importe quel pays; car les Israélites désirent mourir à Jérusalem, pour être enterrés dans la vallée de Josaphat où le dernier jugement doit avoir lieu, selon les Écritures.

Cet envahissement par l'élément juif cosmopolite aisé a été tel, il y a deux ans, que le gouvernement ottoman s'en est ému et l'a en partie entravé, en défendant leur arrivée par masse et en caravane; ce qui ne les empêche pas de continuer à y pénétrer isolément et en faisant des détours, au lieu de débarquer en nombre à Jaffa.

Or les Juifs de Jérusalem se nourrissent d'une manière assez convenable. Ils sont assez propres relativement aux Bédouins, et mènent en général la vie du petit rentier.

Il est évident que la propreté, dans toutes ses applications, constitue la base essentielle de la religion de Mahomet. Le plus intelligent de tous les fondateurs de religion, voyant de près la malpropreté dans laquelle croupissaient les divers peuples qu'il se proposait de convertir, Mahomet, a voulu, dans sa haute prévoyance, imposer, de par la religion, les principes de la meilleure hygiène. Ainsi le musulman ne peut prier si son corps est malpropre. Il doit se baigner au moins une fois par semaine. Il doit s'abstenir de tout aliment qui ne satisfait pas aux exigences hygiéniques, et des boissons alcooliques. Il est facile de saisir les effets salutaires de ces prescriptions sages, notamment dans les pays chauds, où le grand prophète a jeté les fondements de sa religion. Si l'on compare cette hygiène du corps, imposée par le Coran, à la négligence de tout précepte de propreté ordonnée par les livres chrétiens, témoins irrécusables, et par la déposition personnelle des saints si sales de leur corps, on est frappé de la différence. Il est vrai que Moïse, impressionné par la saleté judaïque, avait déjà prescrit de se baigner au moins une fois par an et de laver les régions des écluses humaines après chaque expulsion. Mais il est inutile de remarquer que le peuple juif obéit en tout à Moïse, excepté en ce qui concerne la propreté, du moins en Orient.

Le christianisme, en interdisant de prodiguer des soins à la matière destinée à pourrir, au détriment de l'âme impérissable, la seule qui dût absorber les moments de la vie chrétienne, comme s'il n'était pas possible de concilier les deux propretés, la physique et la morale, a rendu le peuple dégoûtant. Saint Benoît interdisait aux moines de se baigner, si ce n'est à Noël et à Pâques. Les chrétiens dont la vie était consacrée exclusivement aux pratiques religieuses tiraient vanité de leur saleté corporelle! S'occuper surtout de la toilette de certaines régions, c'est fournir à Satan l'occasion de tenter les innocents ! Saint Labre est le modèle du bon chrétien méprisant la matière pour les aspirations célestes. Aussi est-il de notoriété chrétienne qu'il croupissait dans la crasse et la vermine. Les croisés, ces chrétiens fervents qui immolaient tout à leur foi, si ce n'est leur galanterie, aussi immonde que leur corps, puaient sous leurs armures. Aussi furent-ils décimés par la lèpre et la syphilis, qui existait déjà et depuis les temps les plus reculés de l'antiquité, quoi qu'on en dise, et pourrissaient dans l'infection ! Nulle part les recommandations de l'Église, de s'abstenir des soins hygiéniques corporels, ne sont aussi bien suivies qu'en Orient. Nous insistons beaucoup sur ce point, car une foule de maladies, de la peau surtout, dépendent de la saleté du corps et sont évitées par les musulmans, grâce à leur propreté (1).

Le Dr Monin, dans son livre *Sur la propreté de l'individu et de la maison*, prétend que les ablutions des mahométans laissent les gens aussi sales qu'ils étaient, parce que la crasse est constituée par la poussière atmosphérique qui s'attache à la peau, par la viscosité de la sueur, j'ajouterai et les sécrétions grasses des téguments. Or il y a, dans la crasse, des parties solubles et des parties insolubles ; les premières seules s'en vont par le simple lavage, même avec le savon. Mais le Dr Monin paraît ignorer que les musulmans vont au bain turc de par leur religion, au moins une fois par semaine, le vendredi, dont la veille est consacrée aux rapprochements sexuels, et qu'une fois au bain, après avoir bien sué, ils se font frotter tout le corps avec des espèces de gants d'un tissu dur, de manière à s'arracher la peau ; ce qui enlève tout ce que l'épiderme peut céder (2).

(1) Franklin, administrateur de la bibliothèque Mazarine, a publié sous le titre *De la vie privée d'autrefois*, des renseignements très intéressants sur la saleté du corps à travers les âges. Et notre ami, le Dr Gilles de la Tourette, a rappelé aux lecteurs du *Progrès médical* que le noble seigneur, le galant du temps de Louis XIV, *puait comme une charogne*. Les plus soigneux de l'époque se bornaient à promener le matin sur leur visage un petit tampon de coton trempé dans quelque parfum. C'était tout leur débarbouillage. Quant aux dames de la cour, leurs perruques pyramidales, gonflées de crin, chargées de poudre et de pommade, servaient de réceptacle à de nombreuses colonies; et l'étiquette permettait de se frapper coquettement la tête avec un doigt pour calmer les morsures de leurs hôtes !

(2) Le bain turc, ou hammam, est une vraie étuve. On sait que les *estuves* existaient en Europe jusqu'au moyen âge. Ce mot venait du latin *stuba*, et comme dans le vieux français — ainsi que le fait remarquer le Dr Prat

Ainsi le peuple musulman est le plus propre de tous les peuples de l'univers. Ceci est incontestable.

Mais les préceptes de la religion musulmane ne peuvent être remplis dans certaines contrées. Où est-ce que le Bédouin, vivant dans le désert, trouvera une source d'eau pure pour faire ses ablutions et se débarrasser de ces millions de bactéries dont chaque centimètre carré de poussière renfermerait 760,000, selon Miquel?! Le prophète perspicace, pour ne pas déroger à la recommandation de ce nettoyage corporel, et pour confirmer encore davantage l'importance des ablutions, ordonne d'en faire le simulacre, en l'absence d'eau, avec du sable ou de la terre. C'est là le cas des Bédouins de Jérusalem, dont le corps est très malpropre. J'en dirai autant des fellahs d'Égypte, qui ne peuvent prétexter le manque d'eau, mais qui sont instinctivement sales et par conséquent de très mauvais musulmans. Il en est de même enfin des Turcs de Castambol et des environs, dont les lépreux peuplent le Miskinhané de Scutari, près Constantinople.

Mais allons plus loin. L'alimentation du Bédouin consiste en pain de très mauvause qualité, mal préparé avec de la farine d'orge ou de millet, souvent altérée. Il abuse de l'huile d'olives trouble, tenant en suspension des détritus altérés, d'odeur repoussante, et de beurre également ranci. Aussi les affections cutanées sont-elles fréquentes chez lui.

Le Bédouin des environs de Jérusalem est berger ou

(*Méd. contemp.* du Dr *Duval*, avril 1884) — on ne pouvait prononcer les lettres *st*, on y ajoutait, au commencement des mots, les voyelles *i* ou *e*. On disait aussi *estatue* au lieu de statue, et cela jusqu'au seizième siècle. Il y a même des paysans qui continuent à dire *estatue;* chose curieuse! Les Turcs ajoutent aussi systématiquement un *i* aux mots qui commencent par *st :* ainsi ils disent *istatue, istatistique, isquelette, istéréoscope,* etc.

cultivateur. Il se surmène toute la journée, bien longue dans ce pays, exposé aux rayons d'un soleil très ardent. La plus grande partie de l'année, la température est de 30° à 60° centigrades. L'hiver, elle peut descendre jusqu'à — 4° et plus; ces oscillations ne s'observent pas seulement à la succession des saisons, mais aussi d'un jour à l'autre, et constamment du jour à la nuit. Après le coucher du soleil l'humidité devient de plus en plus excessive et inonde parfois sous forme de rosée. Ce qui est le plus à craindre dans les pays chauds, a dit avec raison Lesseps, c'est le froid.

Lorsque j'ai fait le voyage de Jaffa à Jérusalem, le 28 avril 1888, j'ai constaté une température diurne brûlante de plus de 36° (à l'ombre) et nocturne glaciale de 0° presque, sur les montagnes de Judas. Le froid y est humide et très pénétrant. Le malheureux Bédouin ne porte qu'une chemise en coton et un mince burnous; et cela invariablement le jour et la nuit, l'hiver et l'été. Il couche tel quel partout où le hasard le jette. Et lorsqu'il a un chez lui, c'est un habitat dégoûtant qu'il partage avec ses bestiaux. Les habitations des paysans égyptiens, dit aussi Volney, sont des huttes de terre où l'on étouffe de chaleur et de fumée, et où les maladies causées par la malpropreté, l'humidité et les mauvais aliments viennent souvent les assiéger.

Ainsi donc les rôles ont été intervertis. C'est le Bédouin qui vit aujourd'hui comme le Juif de l'Exode. C'est lui qui mène une existence de misère et d'exténuation; qui se nourrit d'aliments de mauvaise qualité, et dont le corps subit l'effet nocif de ces alternatives brusques de température; trois facteurs que l'on doit toujours rechercher lorsqu'on étudie la pathogénie de la lèpre, à moins qu'elle ne soit héréditaire. Aussi la lèpre a-t-elle changé de nationalité. Elle est devenue bédouine, de juive qu'elle était jadis; et la preuve, c'est qu'à Constantinople où le Juif sale, misérable, se nourrit, chose inconcevable vraiment, de toutes sortes de pourritures : œufs pourris, poissons pourris, huile rance, oranges pourries, etc., il reste toujours l'unique indigène possesseur de la lèpre. Et s'il n'est pas lépreux, il sera, généralement, porteur d'une affection cutanée invétérée quelconque.

Cependant, pour être véridique, je dois ajouter que la saleté seule du corps est insuffisante pour occasionner la lèpre ; puisque j'ai rencontré, même à Jérusalem, le vendredi, à 2 heures de l'après-midi, plusieurs Juifs d'une saleté sordide, appuyés sur le mur extérieur de la mosquée d'Omar que l'on considère comme ayant appartenu au temple de Salomon, et où ils se réunissent chaque semaine pour se lamenter et pleurer la destruction du temple. Il n'y avait point de lépreux parmi ces Juifs. D'où je conclus que la saleté corporelle est un facteur important mais insuffisant pour produire la lèpre dans les contrées où celle-ci est endémique.

Le Dr Einsler, médecin de la léproserie allemande, croit aussi que la malpropreté et la mauvaise nourriture sont tout dans le développement de la lèpre et qu'il s'agit là d'une altération du sang.

Après avoir essayé sans le moindre succès plusieurs médications prônées, il a vu la maladie s'arrêter dans sa marche et même reculer chez des malades reçus à son hôpital, à la suite du repos, de la propreté, d'une bonne diététique, et sans aucune intervention thérapeutique.

Nous avons dit qu'il y a deux léproseries à Jérusalem : le Miskinhané, espèce d'étable d'une saleté inimaginable,

où l'on a parqué les lépreux auxquels la générosité municipale se borne à jeter un pain par jour et par tête (1);
et l'asile allemand, où les lépreux sont parfaitement
nourris et soignés. Et pourtant les Bédouins refusent
absolument d'entrer dans ce dernier. Voici les raisons
qu'ils ont alléguées, lorsque nous leur avons demandé
pourquoi ils s'entêtaient à rester dans le Miskinhané :
Dans l'asile allemand, m'a dit leur supérieur, le kéhaya,
on adore comme *Dieu* le prophète Jésus, tandis qu'il n'y
a qu'un Dieu; une fois reçu, on perd toute sa liberté, le
règlement s'opposant à ce que l'on franchisse les murs
des jardins, à moins de quitter définitivement l'établissement; enfin, le mariage y étant défendu, on nous séparerait
de nos femmes. Et ils se sont mis tous à crier : « Qu'on
nous coupe plutôt la tête que de nous y placer! » Me
voyant accompagné par le médecin de la municipalité, ils
m'ont cru chargé de la mission de les interner de force
dans la léproserie germaine.

Le premier argument est seul partagé par le gouvernement ottoman, qui ne demanderait pas mieux que de se
débarrasser de tous les lépreux de Jérusalem, au grand
profit de ces malheureux. Du reste, si la société philanthropique allemande dispensait ses charités au nom du
Père, plutôt, reconnu par toutes les religions, mais relé-
gué au second plan par elle, que du Fils, tous les lépreux
seraient secourus. Que ce serait donc beau et grand de
soulager les misères humaines sans spéculer sur le

_____

(1) On apprendrait aussi avec étonnement que les lépreux du gouvernement sont placés hors la loi et la commisération municipale; à tel
point que le médecin des indigents, qui est payé par la ville pour accorder
ses soins gratuitement aux pauvres, refuse ses services aux lépreux,
même pour les maladies ordinaires, les pneumonies, les pleurésies, les
rhumatismes, etc.

malheur, sans attenter à la conscience de chacun, et sans usure remboursable dans la vie future, comme c'est universellement pratiqué aujourd'hui par le monde chrétien, sous l'égide de ses plus grandes autorités! Ainsi Massillon a dit: « L'aumône est un gain, c'est une usure sainte! » Et Boiste : « Il n'y a qu'une manière équitable de placer son bien à usure, c'est de le donner au pauvre. » Il faudra donc être à toute force usurier pour être utile à son semblable! Et il ne suffirait pas de faire le bien pour le bien, comme le pratiquait Littré, sans arrière-pensée, sans récompense en perspective.

En l'état actuel des choses, il incombe au gouvernement de transformer ce hangar infect, dit Miskinhané, en asile convenable; d'y cantonner tous les lépreux qui circulent et mendient sur les grandes routes, de les nourrir et de les entretenir. Ce qui serait facilement obtenu en imposant, en faveur de ces déshérités de la nature, une taxe minime à chaque voyageur qui se rend à Jérusalem le gousset plein. « Une société civilisée ne doit pas laisser un de ses membres privé de secours en cas de maladie ou de péril mortel. La solidarité humaine et l'intérêt social bien compris exigent impérieusement l'institution de services d'assistance organisés de telle façon que le malade soit soigné et que le moribond soit secouru. » (*Le Temps*, de Paris, 5 février 1889) (1).

La toute première mesure à prendre d'ores et déjà, c'est l'interdiction du mariage des lépreux. Pour cela il faudra placer dans le Miskinhané au moins deux infirmiers qui

(1) Il est bon de rappeler qu'en France on dépense près de 200 millions de francs par an pour secourir les malades pauvres et les infirmes, savoir : bureaux de bienfaisance, 40 millions; hôpitaux, 140. Il y a en outre les enfants assistés, les aliénés, les sourds-muets, etc., etc. Jamais Paris ne rit ni ne s'amuse sans faire la part du pauvre!

auront soin des impotents. Car le but principal du mariage entre ces malheureux, est de se compléter l'un par l'autre, au milieu des ravages et des mutilations que leur inflige la lèpre. Ainsi un aveugle épouse une femme privée de doigts; un ulcéré une femme capable de le panser, et ainsi de suite.

La vue des lépreux de Jérusalem, comparés aux nombreux éléphantiasiques que j'ai rencontrés dans mes voyages scientifiques, soit en Orient, soit en Norvège, m'a confirmé dans l'opinion que la lèpre avancée fait disparaître le type anthropologique de l'individu; de manière que tous les lépreux se ressemblent absolument, à un moment donné. Lorsque l'affection a progressé, elle imprime un masque spécial, pathognomonique, en défigurant d'une manière toujours la même, selon la forme de la maladie, les traits caractéristiques de la race; à tel point que le Norvégien, le Grec, le Turc, le Juif, l'Arabe, tous présentent le même port, le même masque, et ne peuvent être discernés quant à leur origine.

L'étude des lépreux de Jérusalem m'a persuadé que la maladie marche et tue d'une manière plus rapide ici qu'ailleurs. Cette remarque est surtout applicable à la forme tropho-nerveuse ou rétractile, dont plusieurs victimes avaient déjà atteint la dernière période de l'affection, à l'âge de vingt-quatre à vingt-six ans! tandis que nous savons qu'en général elle marche très lentement ailleurs et qu'elle permet de vivre jusqu'à soixante, soixante-dix ans et même au delà.

Tous les renseignements que j'ai puisés à Jérusalem, sur place, devant mes honorables confrères, le Dr Einsler et le Dr Parlas, médecin de la municipalité, déposent contre la contagiosité. Toutes les femmes qui ont cohabité avec leurs maris lépreux pendant des années, sont restées indemnes; et réciproquement, aucun des maris qui ont vécu conjugalement avec leurs femmes lépreuses pendant dix, quinze et même vingt ans, n'a contracté la lèpre. Plusieurs de ces malades sont restés auprès de leurs parents pendant longtemps, jusqu'à ce que leur face, hideusement défigurée, ait poussé la population à réclamer leur isolement. Pas un membre de la famille n'a gagné la lèpre. Une lépreuse a eu quatre enfants qui sont morts en bas âge (?). Son mari a continué à vivre avec elle et à l'approcher jusqu'à la dernière phase de la maladie, c'est-à-dire pendant plus de quinze ans. Après sa mort, le mari a contracté de nouveaux liens, il y a de cela douze ans : cet homme est sain et sauf.

Dans une famille qui ne compte aucun éléphantiasique parmi ses membres, ni de près ni de loin, et qui n'a jamais été en contact avec des lépreux non plus, parmi les cinq enfants, un seul, qui n'a jamais quitté le foyer paternel, devint lépreux. La lèpre n'existe ni dans son village ni dans les environs.

Le D\ Einsler m'a cité plusieurs ménages dont un membre lépreux n'a jamais transmis la lèpre à l'autre, bien qu'ils aient cohabité et enfanté pendant quinze et vingt ans. Aussi notre honorable confrère a-t-il été conduit, par expérience, à se ranger dans la phalange des anticontagionnistes. Il nous a montré à son asile des infirmiers soignant et vivant avec les lépreux, couchant même dans la même pièce, sans un seul exemple de transmission. Il y a une femme allemande qui lave et panse les plaies et les affreux ulcères des lépreux, depuis près de trente ans, sans prendre la moindre précaution. Elle est resté indemne.

Le Dr Einsler est partisan de l'hérédité. Il a vu la lèpre sauter une génération. Par exemple, le grand-père étant lépreux, ses enfants ne le sont pas, tandis que ses petits-fils ou ses arrière-petits-fils le deviennent. Notre honorable confrère a eu à son service particulier une domestique qui a offert un tel exemple. Il n'a pas craint de la garder chez lui pendant longtemps, bien que les manifestations lépreuses fussent patentes.

Le Dr Sandreczky, de Jérusalem, s'exprime de la manière suivante : « Le résultat de mes recherches me donne la conviction que la lèpre n'est nullement contagieuse. En conséquence, l'exclusion et l'isolement des malades est une mesure inutile et cruelle. » Il a eu pendant quatre ans, dans son hôpital d'enfants, un petit garçon lépreux qui fut toujours en contact avec les autres petits malades et souvent aussi avec ses propres enfants, sans transmission aucune. Il a eu souvent des lépreux ulcérés à l'hôpital. Depuis vingt-cinq ans que l'asile de Jérusalem existe, dit-il, aucun des employés n'a contracté la lèpre, pas même de ceux qui les pansent chaque jour et qui lavent leur linge. Selon ce confrère, la lèpre se développe spontanément, surtout lorsqu'il y a déchéance générale organique d'un individu ou d'un peuple. Notre confrère admet l'hérédité, qui peut respecter une génération pour se montrer à la suivante.

Selon les cheiks des villages, la lèpre serait en diminution, même en Palestine, sous l'influence de la civilisation et de l'amélioration de l'état général de la population. Et pourtant Dieu sait avec quelle lenteur et quelles difficultés les progrès sont acceptés par ces peuples primitifs et si tenaces pour leurs habitudes et leurs erreurs traditionnelles !

Je ne voudrais pas insister longuement ici sur les causes de la lèpre à Jérusalem. J'y ai retrouvé les mêmes conditions productives que partout ailleurs. Les mêmes accusations sont formulées par les médecins et par les patients aussi. Je ne ferai que les rementionner rapidement.

La mauvaise hygiène y figure en première ligne. La saleté des Bédouins est proverbiale. Elle égale celle des fellahs. En effet, ils ne se baignent jamais, ils ne se lavent même pas. Ils travaillent énormément et s'épuisent ainsi en se restaurant d'une manière insuffisante par des aliments de très mauvaise qualité : mauvais pain, préparé le plus souvent avec du millet, huile d'olives rance, beurre également ranci, fromage en putréfaction, etc. Enfin ils sont exposés à des variations de température excessives, ce qui influe indubitablement sur la circulation capillaire de la peau. Et nous savons les modifications qu'éprouve la circulation cutanée chez les lépreux.

Jérusalem se trouve à 2 500 pieds au-dessus du niveau de la Méditerranée. Elle est entourée de montagnes rocheuses, dites de Judas. On rencontre, dans ses environs, tantôt des terres fertiles, tantôt un sol écailleux ou argileux ; de sorte que le voyageur est frappé des contrastes de la nature, lorsqu'il parcourt cette partie de la Palestine que l'on désigne sous le nom de Terre sainte. Les conditions climatériques y sont également variées. Le Dr Slamatiadès, un confrère instruit, ancien médecin de l'hôpital français et qui a exercé avec distinction pendant près de dix ans à Jaffa et à Jérusalem, s'est livré à des études météorologiques extrêmement intéressantes qu'il a bien voulu me communiquer. J'en transcris ici un aperçu succinct. On rencontre, dit-il, sur la Terre sainte toutes les variétés climatériques possibles : ici c'est un climat tempéré, plus loin c'est un climat froid, glacial, et un peu au delà une localité brûlante, torride.

On est étonné de voir les oscillations que subit le thermomètre à Jérusalem, pendant les diverses saisons et les divers mois, ses fluctuations même d'un moment du nycthémère à l'autre. En voici un tableau comparatif :

	Maximum. — Degrés centigrades.	Minimum. — Degrés centigrades.	Différence de la température dans le même mois. — Degrés centigrades.
Janvier.............	22,5	4,0	26,0
Février	25,0	1,0	26,0
Mars...............	31,2	1,0	30,2
Avril...............	30,0	1,2	28,8
Mai................	39,5	6,2	33,3
Juin	39,8	8,8	31,0
Juillet.............	37,0	9,5	27,5
Août...............	44,5	16,5	29,0
Septembre.....	38,0	5,9	32,1
Octobre............	36,0	0,0	36,0
Novembre..........	32,0	1,8	30,2
Décembre..........	23,0	2,8	20,2

Toutes ces températures ont été prises à l'ombre, bien entendu. Ainsi il peut y avoir, dans le même mois, 30°, 33° et même 36° de différence, comme cela se voit pendant le mois d'octobre. C'est le vent de Sodome qui amène la température torride. Heureusement qu'il ne souffle pas, en général, plus de trois jours consécutivement. Les maxima et les minima du jour à la nuit sont aussi très écartés. D'où la chute abondante de la rosée, dès que la température est tombée, par suite de la saturation de l'air qui, on le sait, maintient d'autant plus de vapeur d'eau en suspension que sa température est plus

ZAMBACO.   4

élevée. La plus grande humidité nocturne s'observe en
août. On prétend qu'elle coïncide avec l'inondation du
Nil. Enfin la température change aussi d'un moment de
la journée à l'autre, selon les vents, dont la direction
peut varier maintes fois par vingt-quatre heures.

Les observations qui précèdent ont été faites dans la
ville même de Jérusalem. Mais à la campagne, dans certains villages des environs, dans la plaine surtout, la
température est bien plus élevée et la nuit autrement
humide. Il convient aussi d'ajouter que les travailleurs ne
restent pas à l'ombre, mais qu'ils travaillent en plein soleil.

Donc le climat de Jérusalem et des environs est extrêmement humide, surtout l'hiver, à cause des pluies torrentielles qui commencent en octobre pour se terminer
en mars. Il n'est pas rare de voir tomber la neige pendant les mois de décembre, janvier et février.

Il serait à désirer qu'on eût des renseignements ther-
moscopiques aussi précis sur tous les pays à lèpre. Malheureusement aucun autre confrère d'Orient ne s'est
livré à des études météorologiques aussi patientes et
aussi sérieuses. Je suis convaincu par mes observations
personnelles, bien que faites *grosso modo*, que les grandes
oscillations de température et l'humidité jouent un grand
rôle dans le développement de la lèpre; car je les ai
toujours constatées dans les localités où elle sévit.

Me réservant de traiter ailleurs ce sujet *in extenso*, je
dirai ici, pour me résumer et une fois pour toutes, que la
lèpre est, selon moi, une maladie dyscrasique, dans laquelle le sang est vicié par suite d'une existence anti-
hygiénique et surtout d'une nourriture composée d'aliments de mauvaise nature et en décomposition, et cela
au même titre que pour la pellagre, pour le béribéri,

voire même pour le développement des affections cutanées vulgaires, comme dans la production de l'urticaire
après l'ingestion des moules et dans bien d'autres éruptions qui se manifestent dès que certains aliments ont été
ingérés (1). Le sang charriant ainsi des principes nuisibles, des ptomaïnes peut-être, que sais-je, agit sur le
système nerveux, qui se trouve toujours influencé et
atteint dans la lèpre; témoins l'anesthésie, les rétractions,
les troubles trophiques variés et une foule de phénomènes nerveux que l'on observe constamment dans cette
maladie. On peut donc définir la lèpre : *Une affection nerveuse, consécutive à une dyscrasie du sang.*

Et le microbe, me dira-t-on? De grâce, qu'on ne se
presse pas de nous accuser d'ignorance. Nous ne nions
ni le microbe ni son importance. Nous sommes au courant de tout ce qui a été observé, dit et écrit sur lui.
Nous avons même envoyé des fragments de la peau
de nos lépreux à MM. Cornil, Bouchard, Vidal, Poncet.
Nous nous réservons de traiter la question *in extenso* ailleurs et un peu plus tard, lorsqu'elle aura mûri dans notre esprit et après de nouvelles recherches exigées par la
gravité du sujet. Qu'il nous suffise de dire pour le moment que dans *certains cas* où la lèpre ne faisait que débuter, bien avant la production de ces exsudats, et lors-

---

(1) On sait qu'il y a des individus qui ne peuvent goûter aux crustacés,
au fromage et même aux fraises sans voir leur corps se couvrir d'éruptions dans l'espace de quelques heures. Quelle meilleure preuve de l'action
des aliments sur la peau? Tout le monde accepte aujourd'hui, avec le
professeur Bouchard, que les fermentations digestives vicieuses et la
résorption des produits septiques peuvent enflammer la peau par dyscrasie
et par le passage des produits septiques dans les capillaires du derme. Le
plus souvent ce n'est que lorsque les aliments ont subi une altération
qu'ils sont toxiques (Brouardel, Gabriel Pouchet et Loye, *Congrès
d'hygiène.* Paris, 1889.

qu'il n'y avait que ces congestions fugaces de la peau, érysipélatiformes, qui pour nous ne sont pas les précurseurs, mais bel et bien le symptôme initial de la lèpre dûment déclarée ; dans certains cas de lèpre commençante, dis-je, le microbe n'a pu être constaté. MM. Vidal, Siredey, directeur du laboratoire d'histologie des hôpitaux, et Marfan, interne du Dr Vidal en 1886, n'ont pu le trouver dans les pièces provenant de certains de mes lépreux. Il a fait défaut aussi sur certains spécimens de biopsie envoyés par le Dr Einsler aux micrographes les plus distingués de Vienne. Enfin dans une publication récente, le Dr Sudakewitsch, étudiant les modifications survenues dans les corpuscules de Pacini par la pénétration des bacilles de la lèpre et dans les nerfs qui se rendent à ces corpuscules, signale la destruction de ces nerfs et l'atrophie du corpuscule. Les bacilles se trouveraient donc aussi dans les vaisseaux qui abordent le corpuscule, d'où une dégénération secondaire des racines nerveuses. Mais l'auteur est forcé d'admettre aussi ces mêmes lésions chez certains lépreux, *sans la moindre constatation de bacilles.* (Extrait des *Schmid's Jahrbücher*, année 1889, v. 332, p. 121. — Je dois cette traduction au Dr Macry, ancien interne distingué des hôpitaux de Paris).

Et maintenant, puisque nous nous occupons de la lèpre des lieux saints, il ne serait pas intempestif, nous semble-t-il, de voir quelles sont les croyances de la théologie actuelle sur la lèpre, et de quelle manière on ferait de la science si on l'amalgamait avec la religion !

Un révérend père, qui aurait mieux fait de s'occuper de mystères et de miracles que de médecine, considère la lèpre comme la conséquence du libertinage, des abus et de la mauvaise vie ! Mais comme, d'autre part, il y a eu des personnes pieuses et saintes qui ont eu la maladie, le révérend père divise la lèpre en lèpre de Dieu et en lèpre du diable (1)? La première est celle des religieuses et des révérends pères. Dieu l'a accordée à la vierge Eunymia, fille de Clotaire II et sœur de Dagobert Ier, qui demanda à Dieu et obtint la faveur d'être lépreuse, pour éviter les noces humaines et se consacrer à Dieu!

L'*Illustraded catholic missions* du mois d'août 1888 s'exprime comme il suit dans un article sur les lépreux de Jérusalem : « Aux yeux de l'Église et de ses vrais enfants, la lèpre est un don du ciel, et l'histoire nous a transmis les noms de ceux qui ont demandé de Dieu d'être affectés d'une lèpre incurable. Ainsi Raoul Fitz Giroie, un roi d'illustre origine, un des guerriers de William le Conquérant, vit sa prière s'exaucer. »

La seconde variété de la lèpre, selon le révérend père, est celle des infidèles et des coquins. Quant au diagnostic différentiel, il ne pourrait être établi que par le confessional! Et ces excellents chrétiens qui se sont battus contre les infidèles pour leur arracher le berceau du Christ, les croisés, qui pourrissaient de la lèpre et d'autre chose itou, à quelle catégorie le révérend père les rangerait-il?

Veut-on encore une preuve de la manière dont s'acquittent les prêtres et les religieux envers la médecine, lorsqu'ils se mettent à en faire? Tandis que les expérimentateurs les plus sérieux et les observateurs les plus méticuleux n'ont jamais pu inoculer la lèpre aux animaux, le R. P. prétend que les chats, les chiens, les perruches, les poules et les pigeons deviennent aussi lépreux

(1) *La lèpre est contagieuse*, par le révérend père.....

par contagion. Il y aurait même un âne du lazaret de la Guyane française et nombre de cochons qui ont gagné la lèpre ! Les révérends pères englobent, certes, sous le nom de lèpre, toutes les affections de la peau ; et leurs notions sur la lèpre sont celles de Moïse, bien qu'ils en soient séparés par une distance chronologique de 2 300 ans ! Voilà ce que vaut la médecine théocratique et comment elle peut contribuer aux progrès de la science !

Le rédacteur de l'article de l'*Illustraded catholic missions* n'est pas aussi fougueux que le R. P. Il ne fait pas une classification des lépreux, qu'il désigne indistinctement sous les dénominations anciennes de *malades de Dieu* et de *chers pauvres*. Il parle d'un noble pèlerin qui leur vient en aide et dont les visites sont surtout réclamées lorsque *la mort approche et que les conversions sont plus faciles*. Il nous apprend enfin que la marquise de Bute a exprimé, après sa conversion, le désir de fonder et d'entretenir à Jérusalem un hôpital pour trente-trois lépreux, nombre égal aux années que le Christ a passées sur terre. Les *chers pauvres* auraient certes désiré que le passage du Christ sur terre fût bien plus long, pour qu'un plus grand nombre d'entre eux pût être secouru. Cependant nous avons dit plus haut que les lépreux de Jérusalem sont presque tous des musulmans inébranlables dans leurs convictions religieuses et qu'ils préfèrent souffrir et mourir dans la misère que de se convertir au christianisme.

III

LA LÈPRE A L'ILE DE SAMOS.

L'île de Samos, tout en faisant partie intégrante de l'empire ottoman, possède de par les traités un *self government* sous l'hégémonie d'un prince nommé par Sa Majesté impériale le sultan. Sa population est actuellement de 42 000 âmes environ, appartenant exclusivement à l'Église grecque, dite orthodoxe.

Le prince actuel, Carathéodory Pacha, docteur en droit de la Faculté de Paris, un homme d'une intelligence supérieure et d'une vaste érudition, a bien voulu faciliter par tous les moyens possibles mes recherches scientifiques sur la lèpre. Je lui en exprime toute ma gratitude. Le Dr Philoctète, médecin de la municipalité, Samien d'origine et exerçant dans son pays depuis plus de trente ans, a eu l'amabilité confraternelle de m'accompagner partout et d'assister à l'enquête scientifique minutieuse à laquelle je me suis livré pendant mon séjour à Samos.

Mais, soit par patriotisme, pour défendre la réputation de l'île contre l'opinion générale qui la range parmi les foyers lépreux d'Orient, soit parce qu'il ne s'est jamais occupé de la question, toujours est-il qu'il a soutenu avec ferveur, lors de ma première visite chez le prince, que la lèpre n'existait presque plus à l'île depuis un certain nombre d'années. L'optimisme de mon honorable con-

frère était entaché d'erreur. D'ailleurs le prince m'a remis lui-même, séance tenante, un compte rendu imprimé
officiel (1) dans lequel le nombre des lépreux de son domaine se trouvait évalué, sur les rapports des maires, à
quarante-trois, dont vingt et une femmes et vingt-deux
hommes. Deux seuls de ces lépreux résident dans les villages; cinq d'entre eux, ayant le strict nécessaire, vivent
retirés dans leurs vignes. Les autres sont cantonnés dans
des cabanons ou dans les monastères. Les secours ac-
cordés à ces malheureux étant insuffisants, ils sont obligés de recourir aussi à la mendicité. Il est à remarquer
que parmi ces lépreux officiellement reconnus, il n'y en a
pas un seul provenant de la capitale. Cette statistique officielle est bien au-dessous de la vérité. Je ne doute point
qu'il n'y ait à Samos des centaines de lépreux. Et la
preuve c'est que j'ai rencontré à Vathy même, capitale
actuelle de l'île, dans les rues, les cafés et les tavernes
que j'ai fouillés moi-même, plusieurs malades méconnus
dont l'affection était à son début et que je diagnostiquai
à distance, grâce à l'expérience que j'ai acquise par mes
études spéciales. Or, en me basant sur ce que j'ai vu, sur la
découverte de ces cadastrés qui circulent dans la ville même
où se trouve la résidence princière et souvent méconnus
par l'autorité, la population et les confrères, voire même
par le médecin de la municipalité, auquel il incombe cependant le devoir de séparer l'ivraie d'avec le bon grain,
je crois être en droit de porter tout au moins à cent cinquante les éléphantiasiques de Samos. Ainsi faisant, je
suis certain de ménager encore l'amour-propre de mon
honorable confrère samien.

(1) *Compte annuel de la principauté de Samos*, année 1886, par Stama-
tiades, directeur du Bureau du gouvernement princier.

Tous les médecins que j'ai vus à Samos sont anticontagionnistes. Ils m'ont cité, à l'appui de leur opinion, des
exemples nombreux de lépreux restés dans leur famille
pendant des années, sans qu'aucun de leurs parents ou
des amis qui les fréquentaient fût contaminé, et des ménages mixtes dont le mari ou la femme éléphantiasique
n'a point transmis la maladie à son conjoint, lors même
qu'ils ont engendré des enfants lépreux. Tous les Samiens
avec lesquels j'ai été en rapport, qu'ils appartinssent au
peuple ou à l'aristocratie, m'ont cité nominalement une
foule de tels exemples, sans me signaler par contre un
seul cas qui y fît exception. Néanmoins, le peuple a une
telle frayeur de la lèpre qu'il ne voudrait pas traverser de
suite la rue dans laquelle viendrait à passer un lépreux !
Et pourtant ils ne manquent pas de les coudoyer chaque
jour aux églises, aux marchés, aux cafés, partout enfin,
souvent à son insu, mais parfois aussi en toute connaissance de cause.

Parmi les causes que la rumeur publique et les médecins accusent comme productrices de la maladie, c'est
surtout le *tarama* ou caviar rouge putréfié dont le peuple
se nourrit toute l'année, l'huile d'olive de mauvaise qualité qui sert à culiner les légumes secs pendant les in-
terminables jeûnes, que l'on peut évaluer à deux cent
cinquante jours par an, le poisson salé et l'abus des spiri-
tueux ; c'est toujours le fameux alcool dont Trieste expédie annuellement des milliers de barils pour régaler et
empoisonner l'Orient, à bon marché (1).

---

(1) Un décret princier vient de prohiber l'introduction de cette boisson
ignoble, désignée sous la dénomination flatteuse de rhum, qui constitue
une insulte à la chimie moderne et une nouvelle acquisition de la toxi-
cologie !

La saleté du peuple samien, qui rivalise dignement avec celle des Crétois, des Chypriotes et des *tutti quanti* qui habitent les pays à lèpre, doit figurer dans l'étiologie de l'éléphantiasis.

Aucune loi n'empêche un lépreux samien de contracter mariage. De telles unions sont fréquentes, grâce à l'apport d'une dot lucrative, ou à la perspective d'arrondir son champ, notamment au début de la maladie et avant que celle-ci ne soit confirmée et officiellement inscrite. Mais lorsque plus tard, par les progrès de l'affection, le malheureux lépreux porte l'étiquette lisible de son affreux mal sur les régions exposées aux regards, le peuple s'en émeut, l'arrache brutalement à sa famille et l'expulse sans retard ni sursis. Et cela lorsqu'il a vécu pendant cinq et dix ans en toute communication avec lui, sans crainte ni souci! Le pourchassé se réfugie alors dans un des couvents dont je parlerai plus bas; ou bien il s'installe dans un village situé près de Néochori, où une colonie de lépreux vit dans des huttes misérables qu'elle s'est construites. Le conjoint bien portant use alors de son droit au divorce; ou bien il associe son sort à celui du malheureux lépreux et continue à vivre maritalement avec lui, tout comme par le passé, et à produire des candidats à la lèpre (1).

(1) L'Assemblée de Samos, à l'instigation de son prince, a voté les fonds nécessaires pour la construction d'un asile où les malheureux lépreux seront accueillis et soignés. Les sexes y seront séparés et le mariage interdit. S. E. Carathéodory-Pacha a acquis un titre impérissable à la reconnaissance des Samiotes par cet acte humanitaire. Je me flatte de penser qu'en attirant l'attention, comme je le fais, depuis quelques années, sur l'état lamentable des lépreux en Orient je contribuerai à l'amélioration de leur sort par la construction de léprocomes dans les divers centres de lèpre. S. E. Fahry-Bey, gouverneur de Métélin, s'occupe aussi de la construction d'un asile. Dieu fasse que le gouvernement si bienfaisant de Sa

Malgré cette terreur universelle, tout le monde sait à
Vathy que trois lépreux y résident et circulent librement,
mêlés à la population. La face de ces malheureux est déjà
criblée de tubercules exsudatifs. J'ai découvert en outre,
ainsi que je l'ai déjà dit, par-ci par-là, dans les endroits
fréquentés par le peuple, plusieurs personnes dont l'affection à son début passe inaperçue et qui sont bel et bien
lépreuses pour le médecin qui s'y connaît (1).

Une conviction enracinée chez la populace à Samos,
c'est que, pour préserver quelqu'un de la lèpre, il suffit de
lui faire manger en cachette de la viande d'un chien noir !
Qu'on se base, après cela, sur les simples traditions po-

Majesté impériale le sultan, toujours empressé à secourir le malheur et
à soulager la misère, décide aussi la construction d'une léproserie à
Constantinople, où vivent, dans l'abandon et le plus complet dénûment,
dans les plus terribles privations et les plus affreuses souffrances, plus de
deux cents lépreux éparpillés dans les divers quartiers de la capitale. Plusieurs de ces infortunés, mariés, perpétuent la maladie dans leur souche.
Nous avons en effet en observation, même des enfants âgés de moins
de deux ans, issus de parents lépreux, qui portent déjà les preuves irrécusables de leur héritage pathologique.

(1) Je ne saurais résister à l'envie de citer le fait suivant, dû au plus
heureux des hasards, et qui est venu me donner raison sans réplique
possible de la part de mon interlocuteur. Pendant mon enquête scientifique, je ne me suis soumis à aucune restriction pour avoir des documents nécessaires à l'étude de la lèpre. Mon honorable confrère, le
Dr Philoctète, m'a conduit dans une taverne très fréquentée par le peuple.
Assis dans un coin, j'y scrutai une à une les faces et les mains des personnes présentes, lorsque ma vue s'est arrêtée sur un jeune homme
attablé à 4 mètres environ de nous. Il avait cette tuméfaction quasi
érysipélateuse, cet habitus caractéristique de la lèpre débutante. J'ai
signalé le malade à mon confrère, qui me répondit qu'à ce prix j'accu-
serais tout le monde d'avoir la lèpre à Samos. J'étais en train de me
torturer l'esprit sur la manière de démontrer au docteur que j'avais
raison, lorsqu'un confrère s'est approché de nous et m'a demandé une
consultation que j'acceptai. Quelle ne fut pas ma satisfaction, une heure
après, lorsque j'ai vu que la consultation devait avoir lieu précisément
pour ce jeune homme du café! Notre examen a péremptoirement prouvé
qu'il s'agissait de lèpre.

pulaires pour faire de la science et fonder une doctrine!
Le *vox populi vox Dei* est une injure au bon sens et une
entrave au progrès.

Le couvent de la Sainte-Ceinture, situé à une heure et
demie de la capitale, a cédé un petit lopin de ses terres,
extra muros, à quelques lépreux qui y ont construit des
cabanes et vivent de la charité publique. L'archimandrite
de ce couvent remplit ses fonctions depuis 1839. J'ai eu
une longue conversation quasi-scientifique avec ce prêtre
intelligent et instruit. Il a vu et observé des centaines de
lépreux. Il ne croit pas à la contagion. Il a vu des parents
de lépreux les accompagner ici au cloître et vivre dans
leur intimité, pendant dix et quinze ans sans transmission. Il y a ici, en ce moment, une femme dont les enfants sont lépreux. Depuis quatorze ans elle vit avec eux.
Elle est indemme. L'archimandrite ne connaît pas de cas
de contagion.

Un homme atteint d'une maladie cutanée vulgaire, d'ecthyma profond, a été envoyé ici à cause de son aspect
hideux qui effrayait tout le monde. Son corps était toujours le siège de vastes suppurations. Il a vécu avec les
lépreux, sans contracter la lèpre, pendant vingt ans! Le
révérend père nous a cité de nombreux ménages dont un
membre seul a souffert de la lèpre sans que l'autre, qui a
continué à partager sa couche, en fût atteint. Enfin l'archimandrite se donne aussi comme exemple pour justifier
son opinion; il vit parmi les lépreux depuis quarante-
huit ans sans prendre la moindre précaution et sans avoir
gagné la maladie. Mais il croit à l'hérédité et nous signale
des exemples de transmission des grands-parents à leurs
petits-enfants qu'ils n'ont parfois ni approchés ni vus, et
lors même que ceux-ci sont venus au monde plusieurs an-

nées après la mort des premiers, et qu'ils ont habité des
endroits très éloignés du village où avaient vécu leurs
grands-parents.

Quant aux causes productrices de la lèpre, le révérend
père accuse surtout la prostitution et le libertinage. On
voit qu'il est d'accord en cela avec le missionnaire catholique auteur de la brochure: *La lèpre est contagieuse.*

Mais voici encore une nouvelle injure à la logique :
d'une part on considère, dans les cercles religieux, la
lèpre comme une punition ou la suite d'une existence
impure et corrompue et, d'autre part, on désigne la maladie sous le nom de ἱερὰ νόσος, *maladie sacrée!* comprenne
qui peut. A Samos et dans plusieurs îles de l'Archipel on
gratifie encore la lèpre de cette dénomination divine. Et
c'est de cette expression que s'est servi l'archimandrite
du couvent de l''Ἁγία Ζώνη.

La malpropreté, le tarama, les poissons salés, l'huile
et les légumes secs sont aussi rangés par lui parmi les
causes de la maladie. Enfin il complète les renseignements
qu'il me donne en disant que la lèpre femelle (exsudative)
ne permet de vivre que huit ou tout au plus dix ans;
tandis que la lèpre mâle (la tropho-nerveuse) laisse vivre
trente et quarante ans. Des lépreux trophiques ont atteint
ici jusqu'à l'âge de quatre-vingts ans.

Le supérieur du couvent, ou archigumène, est au monastère depuis 1835. Il a vu et suivi la marche de la
lèpre sur plus de deux cents malades qui sont morts ici.
Ses idées ne diffèrent pas de celles de l'archimandrite.
Chez un malade dépourvu d'exsudats, il a vu la lèpre faire
tomber tous les doigts, tous les orteils et plus tard les
pieds et les mains; après quoi la maladie s'est arrêtée
spontanément. Cet homme avait conservé une force her-

culéenne, et, ne pouvant vivre dans l'inactivité, il se
faisait attacher la bêche aux jambes pour travailler à la
terre, et la serpette aux avant-bras pour tailler les
vignes. Il nous cite à son tour, en les désignant par leur
nom, de nombreux ménages dont le mari ou la femme
lépreuse n'a point contaminé l'autre conjoint. Il ne connaît pas d'exemple de contagion. Il a souvent vu des
enfants de lépreux rester indemnes jusqu'à leur mort,
arrivée à un âge avancé, et les enfants de ces derniers
devenir lépreux. Il a même vu la lèpre sauter par dessus
deux générations pour atteindre les arrière-petits-enfants.
En général, dit-il, les lépreux issus de parents lépreux
meurent plus tôt que ces derniers. En ce moment il y a
ici une femme lépreuse phymatode âgée de cinquante ans.
Sa fille, atteinte de la lèpre également exsudative à treize
ans, a succombé à l'âge de vingt-deux ans.

Un lépreux trophique, nommé Yaoudji, a vécu ici
jusqu'à l'âge de soixante-dix ans avec sa femme restée
indemne. Il a été lépreux à partir de trente ans. Leurs
trois enfants, deux fils et une fille, n'ont pas été lépreux.
La fille a elle-même une fille, âgée aujourd'hui de trente
ans, saine ; mais les deux enfants de cette dernière, l'un
de quatorze et l'autre de douze ans, sont déjà lépreux.
Dans ce cas la lèpre a sauté deux générations.

La femme de X... est lépreuse depuis vingt-cinq ans.
Le mari sain vit toujours avec son épouse. Leurs deux fils
et leur fille sont indemnes. Celle-ci a des enfants également
sains jusqu'à présent. Jamais les enfants n'ont été séparés de leurs parents. Tous ces faits et bien d'autres,
dit l'archimandrite, m'ont convaincu que la lèpre n'est
pas contagieuse.

Parmi les malades logés dans les cabanons, près du

couvent de la Sainte-Ceinture, je ne citerai que ceux qui
offrent le plus d'intérêt.

Le moine Kyrilos a soixante-douze ans. Il est des environs de Colova. Pas d'hérédité. Il attribue sa maladie à
un refroidissement intense qu'il a eu il y a dix-sept ans,
après s'être endormi dans un champ ; à son réveil il était
transi ; tout son corps était raide et douloureux ; les
mouvements respiratoires même étaient pénibles. Peu de
temps après cet état rhumatismal général, les doigts
auriculaires ont commencé à se rétracter. Il n'a jamais eu
ni exsudats ni mutilations. Lors de mon examen, le 10
avril 1888, j'ai trouvé tous les doigts rétractés ; les phalanges métacarpiennes sont fortement étendues sur la
main, les secondes et les unguéales au contraire sont
fortement fléchies, ce qui produit une attitude très curieuse des mains. La phalange unguéale du pouce est
aussi très fléchie sur la métacarpienne ; les éminences
thénar et hypothénar sont très atrophiées. Tous les
ongles des doigts et des orteils sont très épaissis et ressemblent à des sabots. Les mains ont perdu toute sensibilité à leur face dorsale ; il en est de même de la région
hypothénar, qui est le siège d'engourdissements fréquents.
La région thénar et les pulpes des doigts ont conservé leur
sensibilité. Les mains suent très facilement, excepté aux régions hypothénars. Le dos des pieds et le côté externe des
jambes, à leur quart inférieur, sont insensibles. La plante
des pieds conserve sa sensibilité. Ce malade est très frileux
et souffre de la moindre baisse de la température. Il se sent
bien pendant les grandes chaleurs, qui sont excessives à
Samos (40° et 41° centigrades). La paupière inférieure gauche est renversée en ectropion ; cicatrices de pemphigus
aux genoux ; ce malade marche comme un ataxique.

P..., trente-six ans. Pas d'hérédité, dit-il; mais ses
deux frères utérins ont été lépreux. Sa mère a convolé en
secondes noces après la mort du père de P... Marié il y a
sept ans, il eut, un ans après, un enfant, mort le vingtième
jour. Il a vécu maritalement avec sa femme pendant
quatre ans, après la constatation populaire de la lèpre
chez lui. Sa femme est saine. P... n'a ni sourcils, ni cils,
ni exsudats, ni modification de la peau de la face; mais le
nez, écrasé dans toute sa longueur, est au niveau des
joues ; seul le lobule se détache et proémine un peu.
Chevelure abondante. Aux coudes, cicatrices d'ulcères
anciens qui ont longtemps suppuré. Peau des avant-bras
ichtyosique; celle du dos des mains uniformément noire,
pigmentaire, comme celle d'un mulâtre. A partir de 2 centimètres au-dessus de l'olécàrne, tout le membre thoracique est insensible, du côté de l'extension, y compris
le dos des mains et des doigts. La sensibilité est au contraire conservée partout dans le sens de la flexion. Cicatrices de pemphigus aux genoux ; cuisses et jambes très
ichtyosiques, à leur tiers inférieur. Les jambes présentent à leur côté externe de grandes cicatrices irrégulières,
de 6 à 7 centimètres sur 4 et 5 de largeur, violacées et à
peau dure. Ce sont les résultats d'ulcères qui se sont
cicatrisés et réouverts plusieurs fois. Les jambes, aux
environs de l'articulation tibio-tarsienne, et les dos des
pieds ont la peau épaissie, hypertrophiée, pachydermique, avec lignes blanches entre-croisées dans tous les
sens, que j'appelle lignes des plâtriers à cause de leur
ressemblance, comme aspect, avec la peau des ouvriers
qui travaillent dans le plâtre. Les jambes sont insensibles
à partir de leur quart inférieur, ainsi que les dos des
pieds ; mais les orteils restent sensibles ainsi que les

plantes des pieds à leur partie moyenne. La peau du talon
et de la région métatarsienne est d'ailleurs très épaissie
et cornée. Rien autre à noter. Cet homme est donc atteint
de la lèpre ulcéreuse ou lazarine.

Hélène Lambrou, cinquante ans, au couvent d'Aguia
Zoni depuis huit ans. Le père de sa grand'mère maternelle, un prêtre, était lépreux. La mère d'Hélène, Zafira,
âgée de quatre-vingts ans, n'a jamais quitté sa fille. Elle
est indemne. Zafira a eu dix enfants, dont trois morts de
la lèpre, savoir : deux fils trophiques à vingt-deux et vingt-
trois ans et une fille phymatode à trente-trois ans. C'étaient
ses enfants aînés. Les villageois les avaient chassés devant
eux et poursuivis jusqu'à la montagne, sans pitié, sans leur
fournir un abri ; aussi l'un de ces malheureux a-t-il été dé-
voré par les chacals ! Les enfants puînés sont indemnes
jusqu'à présent ; ils ont trente-cinq et dix-huit ans.

Hélène est lépreuse depuis vingt ans. Les doigts auriculaires et les pouces sont rétractés, distordus, tout
petits et minces, atrophiés, leurs phalanges unguéales
surtout. Il n'y a pas eu élimination d'os. Tous les autres
doigts sont mutilés : qui a perdu une phalange, qui deux.
Ils sont sujets à des ulcérations fréquentes et autrefois à
des onyxis à répétition. La peau des mains et des avant-
bras est, du côté de l'extension surtout, comme momifiée,
brune, ridée, desséchée et insensible. La région de la saignée, les pulpes des doigts et la paume des mains ont
seules conservé leur sensibilité. Les orteils mutilés sont
souvent le siège d'ulcérations ; ils sont insensibles, ainsi
que les pieds, les jambes et les genoux jusqu'à deux travers de doigt au-dessus de la base de la rotule. La région
poplitée conserve toute sa sensibilité. Cicatrices sur les
genoux et les coudes. Les deux paupières inférieures sont

atrophiées, de façon qu'elles ne peuvent contribuer à lu-
brifier et à clore les globes oculaires; d'où opacité de la
cornée à sa partie inférieure et staphylome. Consécutivement, la vue est sérieusement atteinte.

Démétrius Lambrou, portefaix, travaillant dans la capitale, frère d'Hélène, âgé de cinquante-cinq ans, a vécu
pendant plusieurs années avec sa mère et sa sœur. Il y a
quinze ans, il a éprouvé des engourdissements, et par
moments des élancements violents mais fugaces, principalement dans la main droite. Plus tard la main gauche
a éprouvé les mêmes phénomènes. Il y a sept ans, il a eu
au coude d'abord des phlyctènes et consécutivement des
ulcères et des croûtes adhérentes, pendant plusieurs
mois.

Actuellement, les doigts annulaires et auriculaires des
deux côtés sont rétractés à moitié; impossibilité de les
ouvrir. Atrophie des régions thénar et hypothénar, qui sont
creusées, comme si on en avait enlevé toutes les chairs par
un instrument tranchant, recourbé. Au dos des mains, les
premiers espaces interosseux sont creux, de façon que le
premier et le second métacarpien sont décharnés, saillants
et couverts uniquement par une peau mince. La sensibilité de l'avant-bras jusqu'au-dessus du coude, notamment du côté de l'extension, est très obtuse à la piqûre
et à la température. Cicatrices de pemphigus aux genoux, ichtyose des jambes. Cicatrice grande comme la
main, violacée, irrégulière, à la face antérieure de la jambe
droite. Sensibilité très émoussée sur toute la longueur
des membres inférieurs, à partir du milieu des jambes et
progressivement jusqu'aux orteils. Rien autre à noter.

Sandalis, dix-sept ans. Pas d'hérédité, dit-il; ânier, il
est toujours exposé au soleil; la lèpre est tout à fait à

son début. Il n'a comme signes que l'aspect luisant, comme lardacé des téguments de la face qui est légèrement gonflée et parfois très rouge par des congestions éphémères et à répétition. Chute commençante des sourcils. Il n'y a pas encore d'exsudats saillants ; mais en plissant la peau avec les doigts, on voit que le pli est plus épais que celui des téguments normaux. La sensibilité de la peau aux régions sourcilières est un peu diminuée ; pas d'autre symptôme. Ce malade est d'une saleté dégoûtante. Il ne se nourrit que de salaisons. Il est donc à prévoir que la lèpre va marcher au grand galop chez lui, à cause de sa mauvaise hygiène et de son exposition, toute la journée, aux rayons ardents du soleil.

Ces deux malades ont été visités par moi dans le cabinet même du préfet de police qui a eu la complaisance de faire chercher, pour que je les étudie, tous les lépreux attestés de la capitale. Or des lépreux circulent librement dans Vathy d'une manière ostensible au vu et su de tout le monde.

Voilà encore une nouvelle preuve des inconséquences du public qui, ici, chasse brutalement un lépreux à la montagne avec furie, sans lui donner le temps de se construire un gîte pour s'abriter contre les chacals qui le dévorent, et cela après que ce lépreux a vécu cinq et dix ans dans la société indifférente ; tandis que là, dans la capitale même, les lépreux avérés et reconnus offrent chaque jour leurs services au public, qui les accepte sans crainte ni souci de leur contact de tous les instants ! Et l'on répète partout que le bon sens est synonyme de *sens commun*. L'Académie devrait réformer, dans la nouvelle édition de son dictionnaire, cette élocution erronée et la remplacer par celle de *sens rarissime*.

Le voyage de Vathy au couvent de Ζωοδόχος Πηγή (Zoodokos Pigui) offre des difficultés inouïes. C'est une ascension qui nous a pris une heure et demie. Il faut grimper toujours, en suivant un sentier large de 35 à 40 centimètres, creusé par les torrents pluviaux dans des rochers escarpés. Dieu sait le nombre de siècles qu'il a fallu à l'eau de pluie, se précipitant ainsi des plateaux de la montagne vers la mer, pour ronger ces amas volcaniques d'une dureté extrème ! Il faut suivre ce lit des torrents, sec pendant tout l'été, au risque de se casser la tête à chaque pas ou d'être lancé dans les précipices ! J'ai admiré la dextérité de ces chevaux qui grimpent comme des chèvres sauvages sur la lisière des précipices dont la vue seule donne le frisson ! Il suffirait d'un faux pas pour y rouler. Sans l'amabilité extrème du Dr Philoctète, médecin de la municipalité, et du préfet de police qui ont bien voulu m'accompagner, je n'aurais jamais osé entreprendre ce voyage périlleux. La végétation est très luxuriante le long du chemin. Les arbres résineux, les églantiers, la lavande sauvage et le chèvrefeuille embaument par le mélange de leurs parfums. Sur le plateau de la montagne, à 100 mètres environ du niveau de la mer, dit-on, se trouve le couvent dont la construction remonte à cent cinquante ans. L'archihégumène ignore l'altitude exacte de son couvent. Il est au monastère depuis quarante ans. Il n'a jamais eu plus de quinze à dix-huit lépreux à la fois ici, me dit-il. Il a vu la lèpre masculine (tropho-nerveuse) laisser vivre pendant trente et quarante ans ; tandis que la lèpre femelle tue bien plus vite, dans l'espace de cinq à douze ans. L'éphorie (1) accorde à chaque lépreux

---

(1) Jusque dans ces derniers temps les monastères de l'île de Samos avaient le droit de posséder : ils bénéficiaient des biens provenant de

2 medjidiés par mois, près de 10 fr. Mais elle s'empare
de tout ce qui peut lui appartenir, champs, vignes
maison, etc. Cette somme modique est bien insuffisante
pour l'entretien de chaque lépreux, qui a souvent femme
et enfants. Aussi jouit-il du privilège, tant qu'il peut se
traîner, d'aller mendier en ville et dans les villages, parcourant souvent, à pieds nus et tout ensanglantés, plusieurs kilomètres à travers des sentiers encombrés de
ronces et de cailloux ! J'en ai rencontré en route dans le
sentier, remontant vers le couvent, exténués, arrêtés pour
reprendre haleine, ayant les jambes et les pieds saignants,
couverts d'ulcères à aspect diphtéritique, phagédénique,
gangréneux. Ces lépreux, demi-pensionnaires de l'éphorie,
se nourrissent comme ils veulent ; et chose curieuse, à
Samos comme partout, ils sont friands surtout de salaisons, de poissons taris, d'huile d'olive, de tarama, le tout
altéré et pourri, pour être obtenu à bon marché !

Autrefois les moines prenaient cure des lépreux et pou-
vaient les entretenir des restes de leur table. Mais aujourd'hui il ne s'agit plus de restes ; il n'y en aurait même
pas suffisamment pour eux.

Ainsi, tout en éprouvant une grande terreur de la lèpre
lorsqu'elle a réduit ses victimes à un état hideux, le peuple et le gouvernement samien leur permettent de circuler partout, tant que la maladie n'a pas produit de
grands dégâts apparents, capables d'épouvanter. C'est
donc plutôt la répugnance que la crainte de la contagion,

---

donations ou de testaments en leur faveur. La Chambre des députés, à
l'instar de celle du royaume d'Italie, s'est emparée de tout ce qui appar-
tenait aux couvents, dont les revenus serviraient maintenant à l'instruction publique. Une éphorie gère les propriétés des couvents et ne cède
aux moines que le strict nécessaire pour leur entretien, en tout 1,500 fr.
par an.

qui fait fuir les lépreux. Aussi les femmes viennent-elles voir leur mari lépreux, en toute liberté, ainsi que les autres parents. Tous restent pendant des journées avec eux, en toute communication.

L'archihégumène ne croit pas à la contagion. Il n'a jamais vu la lèpre se transmettre d'un époux à l'autre, ni d'un membre de la famille à un autre. Il a vu des lépreux dont les enfants sont restés définitivement sains jusqu'à un âge très avancé. Il a vu un lépreux avoir six enfants indemnes, bien qu'engendrés pendant que la lèpre était en toute activité chez lui. Quelques-uns des petits-enfants des lépreux le sont à leur tour, bien que leurs générateurs directs ne le fussent pas. Il croit donc à l'hérédité ; d'après ce qu'il a vu, le plus souvent les enfants des lépreux deviennent eux-mêmes lépreux.

L'archihégumène qui a précédé celui-ci au couvent avait un frère lépreux. Deux de ses enfants ont eu la lèpre aussi ; les trois autres, ainsi que sa femme, sont restés indemnes, bien que cet homme ait vécu plus de vingt ans avec toute sa famille, sans la moindre précaution. J'ai passé en revue tous les lépreux du monastère et j'ai noté tout ce qu'ils présentaient d'intéressant. En voici un résumé succinct.

Gabriel, monachos (moine) du village Vourliato, soixante-dix ans. Il a présenté la rétraction de l'auriculaire gauche à l'âge de dix ans. Cela a suffi pour que ses compatriotes l'isolassent de suite. On le plaça dans une cabane qu'on lui construisit aux portes du village. Quelque temps après, les autres doigts se sont rétractés. Ce n'est qu'à onze ans que la main droite a été prise. Sa mère était lépreuse phymatode. Quatre frères, nés avant Gabriel, et une sœur venue au monde après lui, sont restés in-

demnes, ainsi que leurs enfants. Le père a vécu plus de
vingt ans avec leur mère qu'il a soignée avec dévouement, jusqu'à sa mort. Il s'est remarié et a eu d'autres enfants qui sont sains. Ce moine est visité continuellement,
depuis qu'il est au couvent, c'est-à-dire depuis quarante-
sept ans, par les habitants des villages des environs, qui
restent pendant de longues heures avec lui et partagent
ses repas. Aucun fait de transmission n'a été constaté
chez les personnes qui le fréquentent depuis tant d'années.

Lors de ma visite au couvent, ce moine était dans l'état
suivant : pas un seul doigt à la main gauche ni à la droite.
Les doigts se sont mutilés par étages pour ainsi dire :
c'est d'abord la phalange unguéale qui est tombée après
une sorte de panaris profond, très douloureux, avec gonflement considérable, précédé de frissons violents et
de fièvre intense. Quelque temps après survenait la chute
de la seconde phalange ; et, après un laps de temps plus
ou moins long, c'était le tour de la phalange métacarpienne. Ce n'est que quinze ans après la première mutilation de la main, que les pieds ont passé par les mêmes
phases qui ont abouti au sphacèle de la plupart des orteils. Deux de ceux-ci manquent complètement ; les trois
autres sont tout petits, réduits à leurs parties charnues, les
os ayant été éliminés. Ces lésions sont symétriques, des
deux côtés ; insensibilité cutanée des mains et des avant-
bras, des pieds et des jambes. La barbe, les sourcils, les cheveux sont abondants. Il n'y a pas de paralysie des orbicu-
laires des paupières. En un mot il n'y a chez ce moine que
la mutilation des extrémités. C'est là un bel exemple de la
lèpre mutilante et qui ressemble énormément au panaris
analgésique du professeur Verneuil et du D' Morvan.

Le moine Benjamin, du village Mételinio, a quatre-vingt-trois ans. Sa mère était atteinte de la lèpre exsudative. Elle n'a point été expulsée de son village où elle a succombé, en parcourant tous les stades de la maladie et en communication constante avec tous les habitants. On n'a constaté aucune contamination autour d'elle. Le père, âgé de quatre-vingts ans, vit encore, indemne. Il a pris une seconde femme dont il a eu quatre enfants sains.

B... a eu quatre sœurs et cinq frères utérins dont deux plus jeunes que lui. A l'âge de huit ans il se mordait les genoux, en s'amusant, sans éprouver aucune douleur. Il avait donc de l'anesthésie, déjà à cette époque. Ce signe, très important pour nous, n'a attiré l'attention de personne. B... se croit lépreux depuis quinze ans seulement. Cependant cinq ans après cette anesthésie, accidentellement constatée, l'auriculaire de la main droite commença à se rétracter ; quelques mois après, l'annulaire et le médius ont subi le même sort. Un prêtre alors l'a soumis à l'épreuve du pain sec sans sel, pendant quarante jours. Ce régime hâterait le développement des lésions et démontrerait bien vite la présence de la lèpre. Effectivement B... perdit rapidement ses forces, devint très sensible au froid et, bien qu'il n'y ait pas d'hiver à Samos, il recherchait le feu. Mais dès qu'il s'en approchait, les parties exposées à la chaleur se couvraient de phlyctènes de dimensions variées qui se rompaient et disparaissaient, sans laisser de traces.

Je dois faire remarquer que, chez les lépreux, l'approche du feu fait gonfler l'épiderme et produit des ampoules. Ce phénomène doit être noté. On dirait qu'il y a moins de résistance à la chaleur, comme au froid qui occasionne, à un degré modéré même, des engelures et des rhagades. Ces phlyctènes ne doivent pas être confondues,

dans leur mode de production, avec celles consécutives
aux brûlures par contact des corps chauds, contact non
perçu par les malades, à cause de leur anesthésie. Je suis
porté à les attribuer à un vice de la circulation capillaire
et de la nutrition des téguments.

B... continua encore à vivre pendant un an dans sa
famille; après quoi on le plaça dans un cabanon, à proximité du village.

État lors de mon examen. Je constate des traces de
pemphigus ancien aux genoux. Ces cicatrices sont d'une
grande importance et constituent presque toujours, avec
les lésions des coudes, — cicatrices et parfois modification
de la peau qui recouvre l'olécrâne et qui revêt l'aspect du
raisin sec de Malaga, sans ulcération préalable, — le premier symptôme palpable de la lèpre trophonerveuse, lorsque l'insensibilité partielle de la peau, qui précède souvent
l'apparition de ces signes, n'a pas attiré par hasard l'attention du malade. La face est partout sensible, excepté au
menton; les membres thoraciques sont insensibles au
contact, à la piqûre, à la température, à partir de deux
travers de doigt au-dessus de l'olécrâne, et sur toute leur
étendue, excepté à la région de la saignée et à la pulpe
des doigts. Le malade apprécie la pression que l'on exerce
sur toutes ces parties et le poids des corps que l'on place
dans ses mains. La sensibilité ou plutôt les sensibilités
diverses sont également abolies aux membres inférieurs,
jusqu'au tiers inférieur de la cuisse, dont le côté interne
conserve cependant quelque sensibilité. Les fesses sont
insensibles. La région poplitée conserve sa sensibilité normale, ainsi que cela a lieu presque toujours; les deux
pouces présentent la griffe spéciale des lépreux tropho-
névrosiques, savoir: le doigt est dans l'abduction, la pha-

lange unguéale, fortement fléchie, forme un angle droit
avec la phalange métacarpienne; ce que ne peut jamais
effectuer un pouce à l'état normal et qui réclame, comme
cause productrice, une forte rétraction du fléchisseur
propre et une modification consécutive de la dernière
articulation qui s'ankylose et rend impossible toute extension, même passive, du pouce. Le doigt ainsi estropié ne
rend plus aucun service. Atrophie des régions thénars;
lésions absolument identiques à droite et à gauche. La
peau qui correspond à la tête des métacarpiens, au dos de
la main, présente quatre durillons grands chacun comme
une pièce de cinquante centimes, et séparés par des intervalles où la peau a conservé son état normal. C'est là encore une modification très fréquente chez les lépreux tro-
phonévrosiques, ainsi que les rhagades profondes qui
siègent sur le trajet des sillons normaux de la paume de
la main. Chez ce malade on en voit une sur le trajet de
la ligne qui, partie du bord externe de la main, sépare
transversalement la région thénar de la base de l'index
et qui s'incline plus loin en décrivant une courbe à concavité externe qui délimite la région thénar. La partie
horizontale de ce sillon est profondément fendue, comme
par un instrument tranchant. Il y a là un ulcère à bords
boursouflés, d'un demi-centimètre environ de profondeur,
à fond suppurant, sanieux, et qui persiste depuis deux
mois; même rhagade profonde et de 3 centimètres de longueur, sur le talon. Ces lésions existent identiques à droite
et à gauche. Barbe, sourcils, cils, cheveux conservés. Rien
autre à noter. Ce moine intelligent a vu mourir ici quatre-
vingts lépreux. Les exsudatifs, dit-il, vivent tout au plus
quinze ans, après le début de la lèpre; les trophonerveux
pendant quarante ans et au delà. Un tel lépreux a vécu

soixante ans, après le début de l'affection. Il a souvent vu
des lépreux avoir des femmes non lépreuses, vivre avec
elles maritalement pendant dix et vingt ans, faire des enfants, sans que jamais la lèpre fût transmise à la femme et
réciproquement, de l'épouse lépreuse au mari sain. Il y a
en ce moment au couvent une femme qui vit depuis douze
ans avec son mari lépreux, sans avoir contracté la maladie.
D'ailleurs tout le personnel du couvent est anticontagionniste.

J..., du village Nichoraki, ancien professeur, cinquante-
quatre ans. La lèpre a débuté chez lui d'une manière différente, mais qui démontre la nature essentiellement nerveuse de la maladie. Vers l'âge de trente ans, il a éprouvé
une faiblesse musculaire générale avec engourdissements
et fourmillements des membres, notamment des doigts.
L'auriculaire gauche était plus atteint, plus engourdi que
les autres. Bientôt le malade y ressentit un froid glacial au
point qu'il ne parvenait pas à le réchauffer. Quelques semaines après, le doigt commença à se rétracter. L'engour-
dissement des autres doigts alla aussi en croissant. Un sentiment de froid glacial s'est emparé d'eux aussi, surtout
de leur bout. Après ces phases de modifications dans leur
température et leur sensibilité, survint aussi leur rétraction
progressive. Ce n'est que cinq ans après, que la main droite
a été atteinte de la même façon, et que la paralysie de la
paupière inférieure amena l'épiphora. Lors de mon examen, tous les doigts sont fortement rétractés et ont acquis
une attitude qu'on ne peut forcer. Ainsi les phalanges
métacarpiennes des quatre derniers doigts sont dans l'extension forcée, avec impossibilité de les fléchir tant soit
peu. Les tendons des extenseurs sont tendus comme des
cordes, sur le dos de la main. Les secondes phalanges et

les unguéales sont au contraire fortement fléchies, de
façon que les pulpes des doigts touchent presque la tête
des métacarpiens. L'extrémité de l'index gauche est tout
amincie, par résorption, par atrophie des deux dernières
phalanges. Il n'y a pas eu d'élimination d'os. Il n'y a jamais eu d'onyxis ni de panaris. Les extrémités des doigts
sont discordantes : leurs phalanges unguéales sont comme
luxées, les unes à droite, les autres à gauche de l'axe des
doigts ; les ongles sont déformés, épaissis, raboteux, écail-
lants. Les pouces sont eux-mêmes rétractés. Ils présentent
une griffe spéciale : le métacarpien est dans l'abduction
forcée, la phalange métacarpienne dans l'extension forcée
et la phalange unguéale fortement fléchie et comme luxée
sur la précédente, de manière qu'une spatule pourrait à
peine être introduite dans l'angle que forment ces deux
phalanges. Il importe de noter que toutes ces positions
vicieuses sont permanentes, par l'épaississement des liga-
ments et l'ankylose. Ces lésions, bien que symétriques,
sont plus accusées à la main gauche qui a été aussi la
première atteinte. Les régions thénar et hypothénar sont
tellement excavées par l'atrophie de leurs muscles, que
la paume de la main est devenue saillante. On y voit se
dessiner, sous forme de cordons, les tendons fléchisseurs
rétractés. Des rhagades profondes siègent sur les sillons
de la main. La peau du dos des mains est sèche, amincie,
ridée comme les raisins secs. La sensibilité dans tous ses
modes est partout annulée sur les membres thoraciques,
jusqu'au-dessus du coude ; mais, comme toujours, les
régions de la saignée restent sensibles. Le gros orteil
gauche est très gonflé, violet et paraît atteint dans sa charpente. Le malade y éprouve des élancements violents, et
fréquents ; et comme la sensibilité physiologique y est

absolument nulle, il y a pratiqué lui-même des incisions profondes avec le rasoir, sans rien sentir. Il a voulu faire saigner et enlever l'os aussi ; mais il n'y parvint pas. Les autres orteils, tant droits que gauches, sont rétractés, bistordus, grimaçants, déformés, avec altération de la sécrétion cornée dans le même genre que celle des doigts. Cicatrices de pemphigus aux genoux. Les membres inférieurs sont insensibles sur toute leur étendue, jusqu'à trois travers de doigt du ligament de Fallope. Seule la région poplitée conserve un peu de sensibilité. Les fesses elles-mêmes ne perçoivent ni le contact ni les piqûres. Cependant en explorant attentivement j'y ai découvert trois îlots, grands comme une pièce de deux francs, où la piqûre était douloureuse. Lagophthalmie par atrophie des paupières inférieures ; épiphora ; pas de cils, peu de sourcils ; pas d'exsudats nulle part. La sensibilité de la face est en général très obtuse partout, et presque nulle autour de l'orbite, à la région sourcilière et à la sous-orbitaire. Le malade est d'une santé générale assez bonne ; mais de temps en temps il éprouve des frissons et de la fièvre, lorsque ses orteils sont le siège d'une inflammation, comme il a été dit plus haut.

Cet homme, fort intelligent et instruit, nous a fourni tous les renseignements voulus, avec une grande précision. Son père, mort à soixante-dix-huit ans, n'était pas lépreux ; pas plus que sa mère, morte à trente-cinq ans. Mais le père de sa mère, qu'il n'a pas connu d'ailleurs, était lépreux phymatode. Le fils du frère de son père, c'est-à-dire son cousin-germain, a eu aussi la lèpre exsudative, à trente ans ; il en est mort à trente-cinq. Il n'était point en relations avec lui. Ainsi il y a chez lui double hérédité : par la ligne maternelle et par la souche paternelle. Néanmoins les

deux frères et la sœur de J... sont indemnes. Ce malade se
maria à trente-cinq ans; il a eu trois enfants; les deux premiers sont morts, l'un de la rougeole, l'autre de bronchite,
en très bas âge. Le dernier enfant, âgé de dix-neuf ans, vit
indemne, ainsi que sa mère âgée de quarante-huit ans, et
qui a cohabité pendant sept ans avec J.., lorsque la lèpre
était en pleine évolution chez lui. Cet homme nous affirme
avoir vu ici, au monastère, des parents lépreux dont les
enfants étaient indemnes jusqu'à l'âge de cinquante et de
soixante ans.

Despina, célibataire, quarante-six ans; réglée à quatorze; ménopause à quarante. Elle est de Nichoraki, d'où on
l'a chassée, il y a seize ans, bien qu'elle soit atteinte depuis
plus de vingt ans. Père, mère sains; mais le frère de celle-ci
était atteint, comme D..., de la lèpre rétractile (trophonerveuse). Elle a deux sœurs et trois frères tous indemnes. Jamais de rapports avec des lépreux. Bien que la maladie fût
très accusée chez elle, elle a continué à servir pendant plusieurs années dans les maisons, comme domestique ou
journalière, sans qu'elle eût transmis la maladie à qui que
ce soit.

Voici ce qu'elle offre de particulièrement intéressant.
Fait exceptionnel, l'affection a débuté chez elle par la.
rétraction du pouce droit. Tous les doigts sont à présent
fortement rétractés et forment la griffe caractéristique,
comme chez le malade précédent : la phalange inguéale
du pouce est fortement fléchie sur la métacarpienne, sur
laquelle elle est appliquée avec impossibilité de l'en éloigner, par suite d'ankylose. Les pouces et les auriculaires
exceptés, tous les autres doigts ont subi des déformations
par élimination de séquestres; atrophie des éminences
thénar et hypothénar; tubercule calleux sur chaque tête

de métacarpien, du côté dorsal, et sur chaque os pisiforme. Ces callosités n'ont rien de commun avec les exsudats de la lèpre phymatode. Ce sont des durillons qui
ne suppurent et ne se vident jamais; ce sont des épaissis-
sements des téguments, comme des cors. Sensibilité nulle
sur les membres thoraciques jusqu'à la région du coude
inclusivement; la région de la saignée et la pulpe des
doigts seules perçoivent la piqûre de l'aiguille. Les orteils ont leurs phalanges métatarsiennes fortement tendues
sur le pied. Je ne parvins pas à les redresser, malgré toute
la force que j'ai déployée. Les deux dernières phalanges
sont au contraire fortement fléchies, de façon que la pulpe
des orteils est appliquée sur la plante des pieds, avec impossibilité de les étendre. L'épiderme des pieds est très
épaissi, calleux. Les membres pelviens sont insensibles
jusqu'à trois travers de doigt au-dessus du genou. La
région poplitée conserve sa sensibilité. Le côté interne des
jambes et des cuisses sent le contact, la piqûre et la température, mais d'une manière très diffuse. Atrophie des
paupières inférieures; de manière que celles-ci, réduites
et appliquées presque à la base de l'orbite, ne remontent
point vers le globe oculaire pour le lubréfier ou le recou-
vrir, lors du sommeil; aussi la malade dort-elle avec les
yeux ouverts; les globes oculaires ne sentent pas le contact du doigt. La face est toute insensible jusqu'à la base
du maxillaire et les limites du cuir chevelu. Le cou, les
tempes, le lobule du nez et surtout les lèvres conservent
leur sensibilité; c'est en appliquant celles-ci qu'elle juge
de la température des corps. La lèvre supérieure est rétractée et comme raccourcie dans sa totalité, et cela depuis
quelques années. Les environs de la base des orbites, les
paupières y comprises, sont les parties les plus insensibles

de la face; sourcils et cheveux conservés; cils rares et petits, minces, couchés dans tous les sens; les inférieurs sont appliqués sur le globe oculaire; le rebord de la paupière, atrophié, ne constitue plus qu'une ligne presque mathématique.

S..., originaire d'Antivari, village distant de quatre heures de Vathy, capitale de Samos, vers le nord, cinquante ans. La grand'mère de son père était lépreuse, aucun autre lépreux dans la famille. Il n'a jamais été en contact avec des lépreux; ses deux frères, plus jeunes que lui, sont indemnes; malade depuis quinze ans et marié depuis treize; femme saine. Il se plaint d'être très sujet à l'*anémopiroma*, mot par lequel on désigne, en grec vulgaire, l'érysipèle. Pas de sourcils; barbe, moustaches et chevelure abondantes. La maladie suit une marche très lente chez S.... Ainsi, bien que malade depuis tant d'années, il ne présente encore que trois tubercules sous-cutanés à la joue gauche: toute la face est rouge, gonflée; la physionomie est altérée par cette tuméfaction qui grossit et déforme les traits, comme s'il s'agissait d'un érysipèle à son déclin. Le côté droit du nez est gonflé et spontanément douloureux. C'est sa charpente qui est malade. Les cartilages et les os vont tomber, et le nez éprouvera bientôt l'affaissement que nous constatons très souvent chez les lépreux, savoir l'écrasement de l'organe; ce qui fait faire comme une culbute au bout, de manière que les orifices se dirigent en avant; par l'irrégularité de ces derniers, le gonflement de la muqueuse, concomitant, et l'obstruction des fosses nasales, la respiration par les narines devient difficile et bruyante. La sensibilité est très obtuse; mais nulle part elle n'a entièrement disparu, soit à la face, soit sur les membres. Ainsi que cela a lieu presque toujours, l'insensibilité est plus accusée du côté de l'extension. On voit, sur le côté externe des avant-bras et des cuisses, de grands placards allongés d'eczéma sec. La moitié postérieure du palais et toute la base de la luette sont occupés par une exulcération à bords irréguliers, à fond chagriné, avec points jaunâtres, parsemés, quasi diphtéritiques. Les dimensions approximatives de cette ulcération superficielle sont de 2 centimètres de long sur 1 de large. A première vue on pourait penser à la syphilis ; mais elle n'a ni l'aspect des plaques muqueuses ni celui des manifestations muqueuses tardives. Elle ne ressemble pas non plus à ces excroissances quasi épithéliales, saillantes, en chou-fleur, que nous rencontrons chez plusieurs lépreux ; c'est une ulcération spéciale à la lèpre, caractéristique, impossible à confondre avec quoi que ce soit, lorsqu'on en a vu un certain nombre. Cet homme descend en ville et mendie ; et pourtant il est propriétaire de quelques vignes dont s'est emparée l'éphorie au profit de tous les lépreux en général. Sa femme et ses trois enfants, dont l'aîné a trente-deux ans, sont indemnes.

J'ai voulu, pendant mon séjour à l'île de Samos, me livrer à toutes les investigations possibles, causer avec la plupart des confrères qui y exercent depuis de longues années, et connaître aussi l'opinion du peuple et des gens les mieux placés dans la société locale, afin de ne rien négliger pour obtenir tous les renseignements nécessaires. D'ailleurs c'est là la manière dont je procède toujours dans mes voyages entrepris pour étudier la lèpre.

Le Dr Panas, avant de s'établir à l'île de Samos, a exercé à l'île de Léros, qui compterait cent lépreux sur ses 5,000 habitants. Il y a vu bien des lépreux épouser des femmes saines, vivre pendant des années avec elles, engendrer même, sans que la lèpre fût transmise à l'épouse,

et réciproquement. Le peuple de Léros ne croit pas à la
contagion. La plupart des lépreux y vivent dans leur famille, sans exemple de contamination. Le Dr Panas est
anticontagionniste ; les nombreux faits qu'il a observés lui
donnent cette conviction. Son père a exercé pendant plus
de trente ans à Samos. Il s'est livré à des études sur la
lèpre, qu'il a publiées et qui l'ont conduit à conclure que
la lèpre n'est pas contagieuse. Le Dr Panas a ajouté, lors
de notre entretien : « Bien que mon expérience dépose
absolument contre la contagion, la lecture des travaux
récents sur les bacilles m'embarrasse ! »

M. Zambounis a été pendant de longues années se-
crétaire général de la principauté de Samos, et par conséquent en position de savoir tout ce qui se passe sur
l'île. Il a vu plusieurs ménages dont un conjoint était lépreux sans que l'autre le devînt jamais. Lorsque M. Aris-
tarchi était prince de Samos, il y a quelques années de
cela, un village a voulu expulser brutalement une femme
devenue tout à coup lépreuse et appartenant à une des
meilleures familles de l'endroit. Le prince a envoyé un
rapport circonstancié sur cette femme lépreuse à Vienne,
et un autre à Paris, pour demander s'il devait obtempérer
aux réclamations des villageois et isoler cette malade. Les
deux facultés concluaient à la non-contagiosité de la
lèpre et conseillaient de laisser cette pauvre femme tranquille chez elle. Bazin, Cazenave, Devergie, Gibert, étaient
parmi les signataires des sommités françaises ; Hébra et
Sigmund parmi les autorités viennoises. Ces rapports médicaux ont été communiqués au peuple de Samos, officiellement, et par les journaux. Cette femme a vécu pendant quinze années dans sa famille, sans que personne
contractât la lèpre.

M. Zambounis a vu une lépreuse accoucher d'un enfant lépreux couvert de taches et présentant même des tubercules au moment de sa naissance. La maladie a marché très lentement chez cet enfant qui n'a succombé à la lèpre qu'à l'âge de vingt-cinq ans. Sa mère est morte cinq ans après l'accouchement.

Une très jolie demoiselle et de bonne famille s'amourache d'un lépreux débutant qu'elle épouse malgré tout ; le mariage avec un ou entre lépreux n'étant pas interdit à Samos, ainsi que je l'ai dit. Elle a vécu huit ans avec son mari qui, par jalousie et par égoïsme, a essayé de lui communiquer la maladie, par tous les moyens possibles ; il ne voulait pas qu'elle lui survécût. Ainsi il l'embrassait à chaque instant sur la bouche, il lui donnait sa langue à embrasser pendant des quarts d'heure, lorsqu'il portait des ulcères étendus du palais, etc., etc... Il l'a même inoculée à plusieurs reprises. Rien n'y a fait. Le mari est mort lépreux. La femme vit encore saine et sauve.

Dans certains villages, les lépreux continuent à vivre chez eux pendant de longues années. Ces pauvres gens vont puiser de l'eau aux puits à cordes et à poulies avec leurs mains ulcérées ; après eux viennent se livrer au même exercice les femmes et les enfants des villageois et s'écorchent souvent les doigts. C'est toujours la même corde municipale qui sert à tout le monde. Il n'y a aucun exemple d'inoculation, de transmission, me répète-t-on de tous côtés.

Malgré l'opinion des médecins, des fonctionnaires et de chaque Samien, en particulier, du moins de tous ceux avec lesquels je me suis entretenu et dont plusieurs ont eu à fréquenter des lépreux parmi leurs parents ou leurs amis, opinion formellement anticontagionniste, la populace a une telle frayeur de la lèpre, qu'elle s'oppose à ce que la léproserie projetée soit à moins de six heures de distance de la capitale.

Avant que je ne quittasse l'île, le prince a bien voulu me consulter sur ce qu'il y avait à faire pour extirper la lèpre de Samos et pour adoucir le sort des malheureux lépreux. Voici dans quels termes j'ai formulé ma réponse.

Pour atteindre ce but, ait-je dit, il faudra :

1º Instituer une léproserie à une certaine distance des habitations, conformément aux règles hygiéniques, et loin des régions où la maladie sévit endémiquement. Car partout où je me suis rendu pour étudier la lèpre, j'ai constaté qu'il y avait des localités à l'abri du fléau et d'autres où elle régnait constamment (1) ; de manière qu'on est obligé d'admettre que, toutes choses égales d'ailleurs, certaines conditions météorologiques et telluriques, inconnues jusqu'à présent, ne sont pas étrangères, loin de là, à cette prédilection de la part de la maladie. Ce conseil est à l'avantage des lépreux, que l'on doit soustraire à ces influences fâcheuses, dans le but d'améliorer leur état et d'en guérir même quelques-uns ; puisque la guérison spontanée, même chez les malades placés dans les plus mauvaises conditions, a été dûment constatée par nous.

2º Réunir dans cet asile tous les lépreux, à tous les degrés, qu'une commission médicale, en état de diagnostiquer la lèpre dès son début, désignera par certificats.

3º Défendre le mariage aux lépreux et même à toute

_____

(1) A Samos, c'est le village Néochori qui est le foyer de la lèpre.

personne suspecte, jusqu'à ce que le médecin inspecteur
conclue à l'autorisation.

4° Proscrire de la nourriture des lépreux les salaisons,
les poissons taris, le tarama, l'huile, le porc, et rendre
obligatoire tout au moins un bain par semaine.

5° Faire soigner les lépreux thérapeutiquement; car
l'expérience prouve qu'il y en a qui guérissent et la plupart s'améliorent par la bonne hygiène et les soins médicaux intelligemment dirigés.

6° Isoler tous les enfants des lépreux et les placer en
observation jusqu'à l'âge adulte, d'ordinaire terme extrême de la manifestation de la lèpre héréditaire.

7° Faire rédiger et distribuer au peuple une petite
brochure où seront formulés les conseils hygiéniques
concernant surtout la propreté et la nourriture, et dont
la négligence me paraît avoir pour effet de favoriser le
développement de la lèpre, dans les pays où elle est
endémique.

Le peuple samiote ne se baigne jamais, pas même à
la mer. J'ai interrogé des Samiotes d'une saleté sordide,
sur leurs habitudes hygiéniques. Plusieurs d'entre eux
m'ont dit, avec naïveté, qu'ils ne se lavaient qu'une fois
par an, lorqu'ils allaient communier. On peut ainsi s'ima-
giner dans quel état se trouve le corps des gens du peuple,
sans parler de celui des lépreux.

Ma conviction est que, en appliquant d'une manière
sévère les préceptes qui précèdent, la lèpre diminuera
rapidement dans les pays où elle revit avec tant de fréquence et de violence. Mais disparaîtrait-elle tout à fait
par l'isolement et par la défense inexorable faite aux
lépreux de contracter mariage? Je ne le crois pas. La
lèpre a pour cause principale la misère; elle ne dispa-

raîtra définitivement que lorsque le peuple, moins malheureux, pourra se mieux nourrir, se mieux loger et
s'entretenir proprement. Mettre le peuple en état de
réaliser ces préceptes fondamentaux de l'hygiène, c'est
l'arracher à la misère profonde dans laquelle il croupit
partout où la lèpre sévit encore. Extirper la lèpre est
donc synonyme de supprimer la misère.

IV

LES LÉPREUX DE CHYPRE.

Je ne saurais dire si les habitants de l'île de Chypre
ont beaucoup gagné, en toutes choses, de la décision di-
plomatique de 1878, qui les a enlevés à la domination
turque pour les placer sous l'égide de l'Angleterre. Mais
ce que je puis affirmer, c'est que les lépreux de cette île
bénissent les puissances qui ont opéré ce remaniement et
se trouvent ainsi, je pense, en opposition de sentiments
avec leurs compatriotes valides.

En effet, le sort des lépreux cypriotes ne différait
guère de celui des éléphantiasiques des autres villes et
îles d'Orient, faisant partie de l'empire ottoman. Chassés
de leur domicile par la populace timorée et farouche, dès
que la maladie commençait à imprimer son cachet spécial à la face, ils étaient relégués à un Miskinhané situé
à une demi-heure environ de Nicosie et à six heures de
Larnaca, ancienne capitale de l'île. Ce Miskinhané ressemblait en tout à ceux que nous connaissons déjà. La saleté,
la misère et la promiscuité y régnaient à qui mieux
mieux, dans toute leur licence. L'autorité se croyait
acquittée envers ces malheureux en leur accordant un
morceau de pain noir qu'on aurait pris pour de la boue
desséchée a ufour, ou plutôt, par économie, en plein midi ;
car le soleil se chargerait bien de la besogne à Chypre

pendant une grande partie de l'année, ainsi qu'on le verra plus loin. Il est vrai que la munificence municipale leur accordait en outre le privilège de mendier sur la grande route, et de s'approcher, chaque samedi, des villas et des villages pour demander l'aumône, en promenant à dos d'âne et en exhibant, au son d'une clochette enrouée, le plus estropié, le plus ulcéré, le plus hideux d'entre eux !

Un vétéran m'a raconté que les lépreux cypriotes ont voué à l'exécration la mémoire d'un gouverneur nommé Kutchuk Mehmed qui, trouvant que ces malheureux n'étaient que des bouches inutiles et des objets d'horreur, avait donné l'ordre de les placer en peloton et de les faire canonner jusqu'à extinction !

Cet excellent administrateur, tout en ignorant l'existence de Platon et de ses œuvres, partageait les principes du grand philosophe et des magistrats de Sparte qui éliminaient de la société les mal conformés et les nuisibles à la grandeur de l'État. La femme charitable d'un consul plaida la cause de l'humanité et se les fit accorder en toute propriété par le Pacha, à condition qu'elle les nourrirait. Si cette histoire n'est pas un mythe, elle doit remonter bien loin dans l'histoire. D'ailleurs, elle se trouve en contradiction flagrante avec les ordres du Prophète qui, pour empêcher toute persécution et tout mauvais traitement, donna personnellement, un jour, l'exemple de la tolérance et de la compassion, en partageant son frugal repas avec les lépreux.

Quoi qu'il en soit, dès que le drapeau anglais a été hissé, la direction médicale de l'île a été confiée à un confrère instruit, humanitaire et d'une activité fiévreuse. Le docteur de Heindestam, bien que d'origine suédoise, est un homme international, un vrai médecin. Il parle admirablement la langue de son pays d'adoption, auquel il consacra toute son intelligence et toute sa vie, comme si c'était le sien propre. Déjà avant la prise de possession de l'île par les Anglais, il y occupait le poste de médecin sanitaire. C'est à cet homme de cœur que Chypre doit la création d'un asile pour les lépreux qui y trouvent tous les soins hygiéniques et médicaux capables d'adoucir la cruauté de leur sort et de soulager leurs souffrances.

Le Dr de Heindestam a utilisé l'ancien bâtiment de Miskinhané en le modifiant. Il y a ajouté deux pavillons en pierre et se propose d'en construire de nouveaux chaque année, dans la mesure des économies qu'il pourra réaliser sur la subvention annuelle de 600 livres sterlings accordée aux lépreux par le gouvernement anglais, mais prélevée, bien entendu, sur la caisse des municipalités.

Les logements de cet asile sont très convenables et bien aérés; les malades, très propres sur eux, y sont bien couchés et bien nourris avec du laitage, de la viande et des légumes; et, qui plus est, chacun touche trois piastres par jour, comme boni, pour tabac et douceurs. De temps en temps, pour égayer leur triste existence, l'Archiâtre leur envoie même de la musique et les fait danser.

Dès qu'un lépreux est signalé quelque part, le Dr de Heindestam s'y rend sans retard, l'examine et l'envoie d'office à l'asile, s'il est réellement éléphantiasique.

Les communications avec l'extérieur sont censées interdites; et, à part le médecin, l'aumônier et la blanchisseuse, personne n'y pénétrerait. Cependant les parents des pensionnaires les visitent deux fois par semaine, à

des heures déterminées. Les sexes ne sont pas encore
complètement séparés dans des enceintes spéciales; mais
notre confrère espère pouvoir le faire prochainement.
Les lépreux étrangers à l'île de Chypre n'y sont pas admis
et avec raison : car, sans cette rigueur, tous les lépreux
d'Orient y afflueraient, à la charge des Cypriotes.

Le directeur de l'asile est lui-même lépreux tropho-
névrosique ; il a cinquante et quelques années. La maladie est chez lui stationnaire depuis trente ans ; il compte
plusieurs lépreux dans sa famille ; il est marié à une
jeune lépreuse atteinte de la même forme que lui, et à
marche très lente. C'est lui qui va chaque jour chercher
les provisions en ville et qui constitue l'autorité de l'établissement. Il touche un shelling par jour, en dehors de
sa nourriture ; il porte les stigmates indubitables de la
lèpre trophique : point de sourcils, paupière inférieure
droite atrophiée et paralysée ; écartement de plus d'un
demi-centimètre des paupières de ce côté, lorsqu'il veut
les rapprocher; les quatre derniers doigts de la main
droite sont dans la demi-flexion et ne peuvent être étendus ; le premier espace interdigital présente un creux très
prononcé du côté dorsal; cicatrices de pemphigus aux
genoux ; enfin insensibilité cutanée des extrémités.

D'après le règlement de l'établissement, chaque lépreux
valide est chargé, à tour de rôle et pendant une semaine,
de la surveillance de ses camarades de misère. En cas de
dérogation à la consigne, la punition consiste en la suppression plus ou moins prolongée des trois piastres du
boni quotidien. Lépreux et lépreuses se promènent dans
le même parc. Mais le moindre trait de galanterie de la
part d'un lépreux est promptement puni, lors même que
le provocateur ne ferait que pincer l'objet de sa convoitise

à une région charnue du corps; ce qui est considéré chez le peuple d'Orient comme une déclaration.

Fait remarquable : la lèpre diminue à Chypre depuis l'occupation anglaise.

La lèpre, il faut le crier bien haut, est une maladie de misère. Toutes nos études viennent à l'appui de cette opinion qui est partagée aussi par le Dr de Heindestam.

Si les Cypriotes aisés et riches se trouvent lésés dans leurs intérêts et bénéfices depuis que les fils d'Albion traitent l'île en pays conquis et l'écrasent par de lourds impôts, pour accorder de gros émoluments à l'administration tout anglaise qu'ils y ont installée, à l'instar de ce qu'ils faisaient jadis aux îles Ioniennes et aujourd'hui encore en Égypte et partout où ils s'insinuent, il n'en est pas moins juste de reconnaître que le sort du villageois et du manœuvre s'est sensiblement amélioré. Celui-ci gagne au minimum un shelling par jour, lors même qu'il ne casserait que des cailloux sur les routes que les Anglais ouvrent dans tous les sens. Il commence à avoir quelque bien-être, à se bien nourrir et à déroger progressivement à sa saleté sordide proverbiale, grâce au contact de l'Anglais qui sait imposer sa volonté et ses habitudes partout où il pénètre. Veut-on une démonstration mathématique de l'influence de la misère sur le développement de la lèpre? La voici : les mauvaises récoltes, qui augmentent la pauvreté, amènent aussi un accroissement du nombre des lépreux à Chypre ; le fait est enregistré dans le rapport officiel.

Déjà avant de me rendre à Chypre, on m'avait assuré que la lèpre n'existe presque pas chez les Cypriotes musulmans. Son Altesse le grand vizir actuel, Kiamil-Pacha, originaire de l'île, m'en avait informé. Cette assertion, j'ai pu la vérifier moi-même, lors de mon voyage ; et le fait est constaté aussi dans le rapport du chef de l'office médical de l'année 1884, au haut commissaire.

Il est généralement reconnu que les chrétiens des îles de l'archipel, le peuple j'entends, sont excessivement sales ; ils ne se baignent jamais, et se lavent rarement. Je répéterai cela toujours et partout à satiété, dans l'espoir que ma remarque pourra servir à quelque chose. J'ai été frappé de l'état dégoûtant des boutiquiers et des gens que j'ai rencontrés dans les rues de Larnaca même et de Nicosie. J'ai fait remarquer à l'archevêque qu'il était peu digne d'autoriser les prêtres de se montrer au public dans cet état qui fait horripiler de dégoût, et que le peuple est porté à imiter. Ils exhalent en effet une odeur qui infecte à distance, comme les boucs. Leur chevelure et leur barbe croissent dans l'abandon le plus complet, sans être contrariées par l'eau, le savon ou le peigne. Leur béret est imprégné de quatre à cinq travers de doigt de crasse luisante. Je passe sous silence l'état de leurs habits, de leurs mains et de leurs pieds (1).

---

(1) Le génie anglais, frappé de la sécheresse de l'île, consécutive en grande partie, d'après les documents historiques, au déboisement, a fait planter partout des arbres et préparé des forêts, en promulguant une loi draconienne contre les destructeurs. Un prêtre grec, se croyant encore au temps de la domination précédente, qui fermait les yeux sur tout acte de vandalisme, n'a trouvé rien de mieux que de faire bois des plantations. Arrêté pour cette contravention, il a été conduit en prison. Mais le règlement pénitencier anglais impose la propreté à tous les prisonniers. Le directeur de la prison a fait savonner, baigner, lessiver l'inculpé ; mais la chevelure et la barbe étant réfractaires à tout défrichage, il fit tailler courte la première et raser la seconde ! Grand émoi dans toute l'île. Le rite grec attache un sentiment de respect et presque de vénération à la barbe des popes. Le peuple cypriote s'est plaint amèrement au Parlement et à la Reine de cette offense faite à son clergé. Le directeur

Comparez donc ce pope au correct clergyman, ou à l'imam dont le linge et le turban resplendissent de blancheur !

Le Cypriote, comme le Candiote, porte, jour et nuit, de grandes bottes à la Napoléon qui le préserveraient des morsures des serpents. Une fois qu'il s'est ainsi botté, il ne quitte plus sa chaussure que lorsqu'elle l'abandonne spontanément. Il change rarement de linge. D'aucuns croient le purifier en l'exposant une fois par semaine, sans le mouiller, au soleil brûlant qui aurait la propriété de tuer les nombreux parasites qui l'infestent. Voilà pour les *applicata*.

Arrivons aux habitats et aux *ingesta*.

Le peuple ne mange, en fait de viande, que du porc dont il abuse. Chaque famille a son pensionnaire qu'elle nourrit de tous ses détritus et *excreta*.

Du temps des Turcs, il était défendu de tuer l'animal immonde en public, dans la rue ou sur les terrains vagues et non clôturés. Car, si par hasard un musulman venait à passer près de l'égorgé, il aurait pu être éclaboussé par son sang ou ses ordures. La vue même de cet assassinat lui était on ne peut plus désagréable. Enfin, respirer l'odeur du sang et la vapeur exhalée par le cadavre du maudit, c'était souiller la pureté requise par la loi religieuse pour faire le *namaze* (la prière). Aussi le pauvre

de la prison s'est justifié en alléguant la malpropreté inouïe du délinquant et en niant toute intention d'offense. D'ailleurs, dans tout l'Orient, la moustache et la barbe sont des symboles de dignité. Tel ambassadeur anglais qui voulait prendre des domestiques indigènes n'a pu s'en procurer à cause de la condition qu'il imposait de se faire raser la moustache. Lorsqu'il s'agit d'une gageure ou d'une chose impossible à obtenir, les gens du peuple se servent de l'élocution suivante : « Si cela arrive, je me rase la moustache. » Les dignitaires ottomans, après avoir laissé croître leur barbe, ne peuvent plus la raser.

pratiquait-il le sacrifice dans son réduit, dans son galetas, presque en cachette. Il négligeait même la précaution d'enlever toutes les impuretés provenant de ces tueries, et qui pourrissaient en son domicile. Aujourd'hui il y a défense expresse de faire ainsi. Les cochons sont égorgés loin des habitations, dont l'hygiène est d'ailleurs surveillée, depuis l'occupation anglaise. L'animal découpé est rangé cru couche par couche, avec abondance de gros sel, dans de grandes jarres. Le paysan le consomme tel quel, cru, ou bien après l'avoir fait revenir dans la poêle.

Bien que les musulmans de Chypre ne soient pas des Turcomans transplantés, mais des renégats originaires de l'île, comme les chrétiens, ils sont d'une propreté extrême. Ils se baignent souvent; ils font régulièrement leurs ablutions et ne touchent, au grand jamais, bien entendu, à la viande du porc. Enfin ils ne sont pas aussi misérables que les chrétiens (1).

Il y a dans la léproserie de Chypre 52 malades dont 2 seuls musulmans. Les formes tuberculeuse, anesthésique et maculeuse, considérées comme trois expressions du même état morbide, s'y rencontrent. Le Dr de Heindestam nous dit avoir observé toutes les trois formes réunies sur le même sujet. Il a aussi vu la lèpre coïncider avec la syphilis. C'est la forme trophonerveuse ou rétractile qui domine à Chypre, avec sa symptomatologie ordinaire : atrophie et paralysie des paupières inférieures, épiphora

(1) S. E. Saïd-Pacha, actuellement ministre des affaires étrangères, a été pendant plusieurs années gouverneur de l'île de Chypre. Il m'a affirmé qu'il y a, parmi les Cypriotes, des gens qui sont *des musulmans imparfaits, désignés sous le nom de* ROUGES CEINTURES, qu'ils portent d'ailleurs. C'est parmi ces musulmans que la lèpre s'observerait de temps en temps, ce qui pourrait être attribué, soit aux infractions commises à l'hygiène, soit à l'hérédité. Il n'y aurait jamais de lépreux parmi les bons musulmans.

et altérations consécutives des globes oculaires; paralysie faciale légère; doigts rétractés; auriculaires raccourcis, atrophiés jusque dans leur charpente, etc.

Chez un lépreux dont tous les doigts à moitié fléchis formaient la griffe la plus caractéristique, l'annulaire et l'auriculaire surtout étaient rapetissés, amincis, réduits à la moitié de leurs dimensions. Il n'y a eu aucune élimination d'os; les ongles conservés ne sont pas déformés; les muscles des régions thénar et hypothénar ont disparu; il n'y reste que le squelette de la main couvert par la peau; c'est une atrophie de la totalité de l'appendice (1). Par contre, j'ai vu chez un lépreux trophonévrosique les condyles des phalanges symétriquement hypertrophiés et comme exostosiques.

Deux lépreux phymatodes ont des physionomies étranges par la disposition des exsudats. L'un présente une dizaine de tubercules sous-cutanés gros chacun comme une forte noix. Les traits de la face ne sont pas autrement altérés; mais quatre de ces tubercules pédiculés pendent au lobule du nez et à la lèvre inférieure. L'autre malade avait les arcades sourcilières couvertes de grosses saillies inégales, sous forme d'arcs très proéminents, comme on en figure sur certains masques de carnaval. Le Dr de Heindestam a eu l'amabilité de me promettre la photographie de ces malades.

Il y a dans l'asile deux enfants dont l'un de sept et l'autre de dix ans. Bien que fils d'une mère lépreuse qui y est morte, et d'un père également lépreux qui y vit

(1) Je viens de montrer au Congrès de dermatologie et de syphiligraphie les moules des pieds d'une lépreuse trophonévrosique de Scutari. C'est un véritable pied chinois; le tarse et le métatarse sont très atrophiés, raccourcis et certains orteils mutilés. Ces moules sont déposés au Musée de Saint-Louis.

encore, ils ne présentent, quant à présent, aucun signe
de la maladie.

Notre distingué confrère, le Dr de Heindestam, m'a fourni
des renseignements curieux sur la lèpre de Chypre. Il est
de mon devoir de relater ici avec toute impartialité aussi
bien ce qui concorde avec mes observations antérieures
que ce qui paraît les combattre. Car après tout, quel a été
le but de mes voyages lointains, parfois si pénibles, si ce
n'est de recueillir des documents propres à élucider les
questions en litige, notamment la contagiosité, l'hérédité
et l'étiologie de la lèpre ? Le lecteur appréciera si les faits
cités présentent toutes les garanties exigées par la science
qui, en juge inflexible, doit trier, peser et opter avec sévérité, lorsqu'il s'agit surtout de faits invoqués pour asseoir une opinion ou pour ériger une théorie.

La lèpre se développe à Chypre entre quinze et quarante-cinq ans ; rarement débute-t-elle avant la puberté. Le
Dr de Heindestam n'a rencontré aucun cas dans l'enfance.
Sa marche, lente au début, devient de plus en plus rapide
par les progrès de l'âge. La forme exsudative met de huit
à dix ans pour atteindre sa période ultime. Parfois la
maladie s'arrête ; elle recule même au point de donner le
change et de faire croire à la guérison ; mais bientôt elle se
réveille, fait une nouvelle irruption et affecte alors une allure rapide. Il arrive aussi, bien que rarement, que la lèpre
commence à un âge avancé ; sa marche est alors torpide.

La légende populaire prétend que la lèpre a fait son apparition à Chypre, il y a plus de trois siècles (1). Elle ne serait
pas sortie précisément des flots d'azur qui ont transporté
Vénus à Paphos. Deux prêtres lépreux arrivent ici de

(1) Amurat II s'empara de Chypre en 1571.

Jérusalem. Ils sont installés au monastère de Kico et prennent à leur service un jeune garçon pour tout faire... Ce jeune homme fut inoculé... et voilà le premier lépreux cypriote. A ce moment-là, il s'est trouvé aussi, dans le couvent, des habitants des deux villages voisins : Morfou et Lapithos, qui, depuis cette époque, ont toujours compté quelques familles lépreuses. Cette étiologie fantasque a encore cours à Chypre. Ainsi on raconte que, il y a quelques années, un autre moine de Kirico a eu des rapports avec son domestique Haralambo, qui gagna la lèpre et vint mourir à la léproserie. Si les bons moines jouissent ainsi de la réputation séculaire de transmettre la lèpre, par compensation ils ont aussi le pouvoir de guérir toutes les maladies cutanées par des onguents et des baumes qu'ils fabriquent eux-mêmes et qu'ils distribuent gratis.

Un zaptié (sergent de ville) eut des rapports avec une lépreuse et contracta la lèpre. C'est l'arrière-grand-oncle des deux musulmans de la léproserie, qui proviennent tous les deux de la même souche, bien qu'ils ne se connussent pas. L'un d'eux habitait Larnaca et l'autre Mura, village situé près de Larnaca. C'est après avoir été placés tous les deux à la léproserie qu'ils ont établi leur généalogie et reconnu leur parenté.

Une jolie femme fut séduite par un riche lépreux. Elle est devenue lépreuse, dit notre honorable confrère. Mais heureusement la maladie a reculé et même disparu chez elle, grâce à la liqueur de Donovans, composée d'arsenic et de bichlorure de mercure. Dans ce cas, ne serait-il pas bien plus rationnel d'incriminer, au lieu de la lèpre, l'affection qui emprunte son nom à la déesse sortie de l'écume et patronne de l'île ?

Hadji Dimitri, du village Kilani, où il n'y a pas de lé-

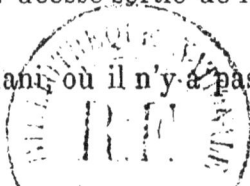

ZAMBACO.

preux, présenta à quarante ans les premiers symptômes de la lèpre, sans aucun contact ou rapport, et à la suite d'un grand refroidissement. Cinq ans après, sa femme, qu'il avait épousée avant d'être atteint, devint elle-même lépreuse. Ils ont eu quatre fils qui sont mariés et pères de famille. Aucun lépreux parmi eux.

Enfin, le Dr de Heindestam nous a parlé d'un dindon élevé à la léproserie, où il resta trois ans; il devint anesthésique de ses pattes, et plus tard il perdit tous les doigts (??).

Je ne sais si le fait a été observé par les vétérinaires chez les gallinacés; mais quant à moi, j'ai eu des faisans qu'on m'a apportés d'Asie et qui sont devenus paraplégiques chez moi; plus tard, les doigts se sont fortement contracturés et se sont sphacélés. D'ailleurs le Dr de Heindestam ne m'a cité ce fait que comme une curiosité et sans prétendre que le dindon eût gagné la lèpre.

Voilà donc les faits que le Dr de Heindestam met à l'actif de la contagiosité.

Mais, en vrai homme de science qui, sans parti pris, se livre à la recherche de la vérité, tout en inclinant plutôt vers la transmissibilité, il nous cite également des faits qui déposent contre elle.

Ainsi, depuis plus de dix ans, une blanchisseuse vient de la ville où elle habite, laver le linge des lépreux, et quel linge! Le soir, elle rentre au milieu de sa nombreuse famille dont tous les membres demeurent indemnes, à commencer par elle-même.

Une jeune femme née dans la léproserie même, de mère et père lépreux qui y sont morts, reste ici au milieu des malades qu'elle sert et soigne. Elle a vingt et un ans. Personne ne veut l'épouser à cause de son origine, bien qu'elle soit absolument indemne, jusqu'à présent.

Avant l'occupation anglaise, la prostitution était interdite et sévèrement punie. Les mœurs étaient très austères, du moins en apparence. Aujourd'hui il y a un quartier tout entier de la débauche réglementée. Quoi qu'il en soit, les filles de joie étant rarissimes autrefois, une lépreuse galante était très fréquentée par les citadins allègres. On ne sache pas qu'il y ait eu de cas de transmission. D'ailleurs à Chypre, comme partout, la lèpre ne sévit pas dans les villes, mais dans les villages et en général dans les bas-fonds de la société.

Voici un fait probant comme hérédité et qui dépose aussi contre la contagion : La femme Epistomie, née de parents lépreux, s'est mariée au village Acatou où la lèpre existe, à un homme sain, il y a de cela vingt-deux ans. Plus tard elle devint lépreuse et elle eut un fils lépreux. Le mari renvoie sa femme, après avoir cohabité avec elle pendant plusieurs années ; elle se réfugie dans le Miskinhané (cette même léproserie sous la domination ottomane). Deux ans après, elle a des relations clandestines avec un habitant d'Arlandja, devient enceinte, quitte la léproserie et accouche en ville d'une fille qu'elle abandonne aussitôt à la porte d'une église. L'enfant est accueillie et adoptée par une famille aisée qui ne compte aucun lépreux dans ses diverses ramifications. Bien que la petite n'ait jamais fréquenté de lépreux, à l'âge de dix ans elle commence à présenter les premiers signes de la lèpre phymatode qui se développe rapidement et oblige ses parents d'adoption de la placer, à leur grand regret, à la léproserie, à l'âge de quatorze ans. Le père de cette lépreuse vit et demeure sain. C'est après son admission à la léproserie que la fille, racontant son histoire d'enfant trouvée et les détails concernant son abandon, a ému Epistomie qui avoua alors être sa mère et l'avoir abandonnée pour cacher sa faute et pour la placer en dehors de tout contact dangereux! La famille dans laquelle cette fille a été soignée sans aucune précaution, il y a plus de dix ans, était en relations continuelles avec tous les habitants du village. Personne ne devint lépreux.

Christodulo, natif du village de Tricolo, a eu sa grand'mère et son grand-père paternels lépreux. Son père et sa mère sont sains; la lèpre a débuté chez Ch. à l'âge de trente ans, en sautant ainsi une génération. Il ne s'est jamais trouvé en rapport avec des lépreux.

Le Dr de Heindestam a visité à Stronguilo un lépreux, père de trois filles dont la plus jeune, âgée de treize ans, avait déjà les symptômes de la lèpre. Il n'y avait dans la famille, en fait de lépreux, qu'un grand-oncle maternel, prêtre, habitant le village d'Acatou et qui est mort à la léproserie. Cette jeune fille avait habité dans son enfance avec le grand-oncle. Une fille de la sœur de cette malade, c'est-à-dire une de ses nièces, était aussi lépreuse bien qu'elle n'ait jamais été en contact avec sa tante ni avec aucun lépreux. Le Dr de Heindestam qualifie ce cas d'héréditaire *par soubresaut.*

D'autre part le Dr de Heindestam a vu plusieurs lépreux épouser des lépreuses et néanmoins les enfants issus de ces mariages, à deux facteurs morbides, sont demeurés indemnes. Il nous a cité l'exemple d'un marchand de fruits à Nicosie, âgé de quatre-vingts ans, sain et sauf, bien qu'issu de père et mère lépreux morts dans la léproserie.

Notre savant confrère, le Dr Besnier, ne veut point admettre l'hérédité. Le fait est que nous avons souvent observé des enfants sains, à un âge même avancé, bien qu'un générateur, père ou mère, parfois même tous les deux, fussent lépreux. Mais il n'est pas moins vrai que nous possédons de nombreux cas où les petits-enfants, les neveux, les arrière-neveux de lépreux ont été atteints par la maladie, lors même qu'ils sont nés loin du lieu habité par les parents lépreux, qu'ils n'ont eu aucun contact ni avec ceux-ci ni avec d'autres lépreux, et qu'ils sont même venus au monde plusieurs années après la mort de leurs ascendants, ainsi éloignés comme parenté que comme lieu de séjour.

En somme, bien qu'il observe la lèpre depuis plusieurs années, le Dr de Heindestam n'est pas encore édifié sur l'étiologie et la transmissibilité de la maladie. Ce serait se hâter par trop, dit-il, que de vouloir trancher ces questions encore à l'étude. Il y a quatre ans, il était porté à admettre que la lèpre se transmettait par les organes génitaux, par le coït pour les adultes, et pour les enfants par une inoculation imperceptible, s'opérant pendant la parturition, lorsque l'enfant traverse les organes génitaux. Le germe ainsi contracté se développerait après dix et vingt ans d'incubation. Cette hypothèse fut démentie par nombre de cas observés par lui-même, depuis. Actuellement, il accepte une aptitude individuelle à contracter la maladie, aptitude qui diminue par les progrès de l'âge. Dans l'opinion du Dr de Heindestam, l'hérédité est incontestable. Elle décerne la prédisposition pour le développement spontané de la lèpre dans les endroits où elle est endémique. Ainsi l'un des générateurs, ou tous les deux, étant lépreux, les trois ou quatre enfants issus de leur union portent l'aptitude innée à devenir lépreux; ils le seront tous, ou quelques-uns parmi eux, lorsqu'ils seront exposés aux causes occasionnelles qui contribuent au développement de la maladie.

L'endémicité est la cause la plus puissante dans le développement de la lèpre, pour notre honorable confrère. Et sur ce sujet je suis absolument du même avis que lui. Je répète toujours que chaque pays a sa flore, sa faune et sa pathologie spéciale. Ainsi, il paraît que le camélia n'a jamais pu prospérer à Chypre, malgré les soins dont on l'a entouré. Les causes climatériques jouent le plus grand rôle dans le développement des maladies dites endémiques.

Dans son rapport au haut commissaire, déjà mentionné, le chef de l'office médical de l'île de Chypre dit d'abord n'avoir trouvé la trace d'une influence climatérique comme première cause de la production de la lèpre. Mais il fait remarquer, un peu plus loin, que le plus grand nombre des lépreux proviennent des parties les plus froides de l'île, et il considère la chaleur comme un facteur additionnel dans le développement de la maladie. Or cela ne voudra-t-il pas dire que la lèpre se développe surtout dans les localités exposées aux grandes oscillations thermiques?

Le Dr Hoad, médecin de l'hôpital de Larnaca, a eu la bonté de nous faire parvenir quelques renseignements sur la variabilité de la température à Chypre. En 1887, le maximum, à l'ombre, a été de 102°,8 Fahrenheit, ce qui se traduit par + 43° centigrades à peu près, et le minimum de 29°,3 Fahrenheit, ce qui veut dire — 3°,3 centigrades. Mais il ne s'agit que de la ville de Nicosie seulement, capitale actuelle. Ce qui importerait surtout, c'est de voir si ces oscillations du thermomètre ne sont pas surtout observées aux localités où sévit la lèpre.

Quant à la saturation de l'air, à l'humidité, qu'il nous importe aussi de savoir, les renseignements que j'ai pu obtenir laissent à désirer, comme détails et comme exactitude; mais je suis autorisé pourtant à en conclure qu'elle est excessive, soit entre le jour et la nuit, soit entre les diverses saisons.

Je ferai remarquer en terminant que Chypre est restée au pouvoir des Ottomans pendant plus de trois cents ans et que la plupart des employés du gouvernement, envoyés de la capitale, plusieurs avec femmes et enfants, y ont séjourné durant des années; que l'île a toujours eu une garnison turque composée de recrues asiatiques, et que de mémoire d'homme on ne connaît d'exemple de lèpre développée ni chez les uns, ni chez les autres. La lèpre n'a jamais atteint en Chypre que les indigènes.

Quant au traitement, les moyens employés par le Dr de Heindestam sont, après l'application le plus strictement possible des préceptes de l'hygiène, la liqueur de Donovan, composée de bichlorure de mercure et d'arséniate de potasse, *ana* un gros dissous dans 8 onces d'eau. Le Dr de Heindestam en fait prendre d'une drachme à quatre par jour; et l'huile de chomolgroa à l'intérieur et en frictions.

Les bains émollients, et même légèrement alcalins, soulagent les malades et améliorent l'état local.

Le Dr de Heindestam a vu deux guérisons : l'une se rapporte à une lépreuse phymatode, aveuglée par la lèpre et qui a habité la léproserie pendant dix ans; elle s'affirme depuis quatre ans. L'autre est une trophonévrosique qui est la nièce d'un prêtre lépreux. Il y a deux ans qu'elle est sortie de la léproserie comme guérie. Elle s'est mariée, et pour le moment rien ne fait soupçonner une récidive.

Contrairement à ce que nous avons vu à Jérusalem, la lèpre marche et se développe lentement à Chypre. Il vient de mourir dans l'asile une lépreuse âgée de quatre-vingt-dix ans; elle était atteinte de la lèpre mutilante à partir de l'âge de treize ans. La maladie a amené successivement la chute des doigts, des mains, des avant-bras, des bras, des orteils, des pieds, des jambes et des cuisses. En dernier lieu elle avait l'aspect d'un amputé des quatre membres qui ne garde que le tronc. C'était un vrai cul-de-jatte.

Le Dr Hoad, médecin en chef de la garnison de l'île, m'a dit avoir vu un grand nombre de lépreux aux Antilles anglaises, où il arrive souvent qu'un seul des époux soit lépreux. Il n'a jamais vu la lèpre être gagnée par l'autre conjoint. Il y a rencontré des femmes saines avoir des enfants lépreux. Il a vu un enfant de dix-huit mois déjà lépreux; le père seul était atteint. Un natif d'un village à lèpre a vu l'affection se développer chez lui lorsqu'il était fixé depuis nombre d'années à l'étranger, dans un lieu où il n'y avait point de lépreux. Mes observations sur ce sujet concordent avec celles de mon confrère anglais. Le Dr Hoad compare ce qui se passe pour la lèpre à ce qui a lieu pour l'impaludisme.

Ainsi j'ai souvent vu des gens qui, originaires d'un pays à lèpre, se sont expatriés jeunes et même enfants. Bien qu'ils n'aient jamais eu de rapports avec des lépreux et qu'ils habitassent dans des endroits où il n'y avait point de lèpre, ces personnes ont été atteintes de la lèpre à l'âge de vingt ou trente ans. Dans ces cas il m'est souvent arrivé, en questionnant bien ces gens, d'apprendre qu'il y avait eu déjà des lépreux dans leurs familles. C'étaient parfois des parents éloignés et qui n'avaient jamais eu de relations avec mes malades.

De même il arrive souvent que des soldats anglais, ayant passé plusieurs années à Chypre, ne soient pris d'accès de fièvre intermittente qu'après avoir été rapatriés. Ils ont ainsi emporté avec eux le germe de la maladie qui ne s'est développée que plus tard. On sait que la fièvre paludéenne est très fréquente et revêt parfois les formes les plus graves à l'île de Chypre. Pour se rendre compte de ces faits on n'a pas besoin d'avoir recours à la contagion.

On pourrait expliquer de la même manière le cas de lèpre présenté au congrès de dermatologie par le Dr Startin de Londres. Il s'agissait d'un soldat qui a servi pendant plusieurs années dans l'armée des Indes, et devenu lépreux après son rapatriement. Les Européens transportés dans un pays où règne une maladie endémique, se trouvant dans les mêmes conditions que les indigènes avec lesquels ils s'identifient après plusieurs années de séjour parmi eux, peuvent alors partager avec ces derniers l'aptitude à contracter les maladies qui y sévissent. C'est, qu'on nous permette la comparaison, comme les gens domiciliés à l'étranger où ils payent contributions et patentes à leur nouveau domicile. Cependant je dois déclarer que je n'ai pas rencontré un seul soldat turc qui fût devenu lépreux, après avoir tenu garnison, même pendant plusieurs années, dans une localité lépreuse de l'empire ottoman. Et à ce propos je dois citer le fait suivant, pour prouver combien il faut être attentif lorsqu'il s'agit d'enregistrer des cas exceptionnels auxquels on peut accorder une signification capable de bouleverser ce qui est généralement observé par les rigoristes. Le conseil sanitaire de l'armée m'a adressé, l'année dernière, un soldat atteint de la lèpre mutilante qui avait déterminé déjà la chute de plusieurs doigts. Ce soldat était renvoyé de l'île de Crète, où il avait fait cinq années de service, et était considéré comme ayant contracté la maladie, par contagion, pendant son séjour dans cette île. D'ailleurs il avait tout intérêt à soutenir cette thèse qui lui donnait droit à une pension de la part du gouvernement ottoman. En questionnant minutieusement ce malade dont j'ai pris l'observation détaillée, j'ai acquis la certitude, et je lui ai fait avouer à la fin, que la lèpre sévissait dans son village, situé près de Castambol, d'où proviennent tous nos lépreux de l'asile de Scutari. Je ne suis pas éloigné de penser même que la lèpre était héréditaire chez lui. Un observateur superficiel aurait enregistré ce malade parmi ceux qui plaident en faveur de la contagion.

En terminant tout ce qui a trait à la lèpre de Chypre, je dois mentionner les conclusions du rapport officiel du Dr de Heindestam au gouvernement anglais. Je transcris : « J'arrive à la conclusion que la lèpre est en diminution sur cette île et je pense qu'il y aura un temps où elle disparaîtra. Il y a deux points qui doivent attirer l'attention du gouvernement d'une manière spéciale : 1° l'amélioration générale des conditions hygiéniques et du bien-être des habitants ; 2° l'isolement de tous les lépreux. »

Pour mon compte mes études m'ont tellement convaincu que la lèpre, à part l'hérédité, reconnaît comme facteur essentiel la misère, que je suis certain que le jour où le sort du paysan amélioré lui permettra d'être plus propre, de se mieux vêtir, de se mieux loger et de se mieux nourrir, ce terrible fléau de l'humanité s'éteindra spontanément.

V

LES LÉPREUX DE L'ILE DE MÉTELIN.

L'île de Lesbos, réputée autant pour ses sages que pour le peu de sagesse de ses Sapho, expierait, selon les principes de l'étiologie théologique (1), le péché originel de ses ancêtres, à mœurs légères, par l'infliction de la lèpre du diable qui pèse lourdement sur leurs arrière-petits-fils.

Sur une population totale de 120,000 âmes environ, l'île de Mételin compte 75,000 musulmans dont, j'ai hâte de le dire, pas un seul n'est lépreux, à ma connaissance (2).

A Mételin, comme dans les autres pays à lèpre, Constantinople exceptée, la maladie se développe et sévit de préférence dans certains villages. Elle ne se rencontre

---

(1) Dans une brochure intitulée : *La lèpre est contagieuse*, par le Révérend Père *** ; la lèpre est divisée, eu égard à son origine, en deux classes : celle des personnes pieuses, qui la reçoivent du ciel, et celle des libertins, qui la doivent à leur mauvaise conduite. La première est la lèpre sacrée et la seconde celle de Satan !

(2) Il est inutile de revenir ici sur les motifs de l'absence de la lèpre chez les musulmans qui sont propres et s'abstiennent de tarama, de poissons salés pourris et d'huile rance. Le mufti de Mételin, qui a habité longtemps l'île de Candie dont la malpropreté, chez les chrétiens, égale celle de leurs coréligionnaires de Mételin, m'a dit avec beaucoup d'esprit et de raison : « Dans toutes les Cyclades la chrétienté est dégoûtante de saleté. Il faudrait, dans l'intérêt de l'humanité, qu'il surgît un saint qui défendît aux chrétiens de prier et d'aller à l'église sans être préalablement baignés et lavés ! »

presque jamais dans la capitale, ni dans les villes. Le
village de Plomari a surtout le triste privilège d'être
considéré comme le foyer de la lèpre. Aussi les lépreux
y ont-ils fondé, il y a plus de deux cents ans, un léprochori (village de lèpre) nommé Rahis, au bout de leur
pays d'origine, sur un monticule couvert d'arbres. Ils y
vivent dans des cabanons abominables.

On compte dans Rahis une cinquantaine de lépreux.
Les personnes âgées se rappellent y en avoir vu plus de
cent, il y a quelques années; il y avait deux fois plus
d'hommes que de femmes. Cependant les premiers résis-
teraient moins à la maladie que les secondes, puisqu'il y
a beaucoup de vieilles, tandis qu'on y voit rarement un
lépreux dépasser cinquante ans.

Les lépreux ne sont point privés des douceurs de
l'hyménée et même des satisfactions maritales extra-
légales, par unions bénévoles et clandestines. A Métclin
ce n'est pas comme à Chio, sa voisine ; autre île, autres
mœurs. L'archimandrite bénit les lépreux au nom de la
religion, en leur répétant les paroles sacramentelles :
aimez-vous et multipliez-vous. Ces ménages composés
d'un lépreux et d'une personne saine, — de la femme en
général, plus portée vers le sacrifice et l'abnégation, — ou
bien de deux époux identiquement atteints, sont stériles
ou fructueux. Et dans ce dernier cas, bien que de notoriété publique la lèpre soit considérée comme héréditaire à Métclin, comme partout ailleurs en Orient, il peut
y avoir des enfants sains et robustes qui, lors même
qu'ils ont été procréés par deux lépreux très avancés,
échappent à l'hérédité. De sorte qu'après plusieurs années
d'épreuve et de suspicion passées au léprochori, dans la
misère et la saleté la plus sordide, ils sont rentrés dans

la société, où ils se sont établis et mariés, sans que la suite ait pu faire regretter leur réintégration. Ils ont en effet vieilli sans donner de démenti à leur immunité. Mais leur succession nocive, de par l'hérédité, reste toujours ouverte à leur progéniture; car leurs petits-fils ou leurs arrière-petits-fils peuvent reprendre la série morbide, un instant interrompue.

Ce qui paraît ressortir de mes observations personnelles, c'est qu'une mère saine et robuste, le mari étant lépreux, a plus de chance pour donner le jour à des enfants indemnes; tandis que si la mère est éléphantiasique, les enfants sont plus fréquemment condamnés à le devenir. La fécondité des lépreux dépend ici comme ailleurs de la période de la maladie. Leur lubricité est proverbiale au début de l'affection; et la constance de leur procréation, alors, est une preuve de leur capacité génésique. Mais les progrès de la maladie amènent la caducité précoce, eu égard à leur jeunesse; ce qui n'empêche pas de voir des lépreux, dont le corps en voie même de décomposition, couverts d'ulcères et minés par la fièvre de la suppuration, obtenir les jouissances matrimoniales et les douceurs de la paternité. Néanmoins, dans ces circonstances, les avortements, à trois ou à quatre mois, sont très fréquents; ou bien les enfants chétifs et cachectiques, non viables, succombent, après avoir sucé pendant quelques mois le lait de leur mère lépreuse ou réduite à la misère physiologique, par les plus grandes privations. Cependant il se peut aussi que, grâce à leur force de résistance parfois vraiment inconcevable, ils survivent à tout cela, qu'ils se développent et qu'ils attendent leur adolescence pour payer leur tribut héréditaire. Il y a ainsi des exemples d'enfants issus de parents lépreux, qui,

beaux et forts, ont été adoptés par des familles stériles et
transportés dans des villages situés loin de tout lépreux.
Plusieurs de ces enfants soignés, bien nourris, élevés en
un mot dans les meilleures conditions hygiéniques et à
l'abri de tout contact, sont ramenés au léprochori, à l'âge
de dix ou quinze ans, atteints de la lèpre. Un enfant sous-
trait ainsi, dès sa naissance, à toute influence lépreuse, à
peine arrivé à l'âge de huit ans, a présenté les signes
non équivoques de la maladie. Chez lui la lèpre exsudative a marché avec une rapidité exceptionnelle, au grand
galop, et l'a emporté au bout de l'année. Sa mère et son
père étaient tous deux lépreux phymatodes. Contrairement à ce qui précède, il y a en ce moment au léprochori
de Plomari plusieurs ménages composés de la femme
saine et du mari lépreux qui ont des enfants de cinq à
quinze ans d'apparence saine.

Une femme du village Bourgoutji a vécu dix-sept ans
au léprochori avec son mari lépreux dont elle eut un fils.
Après la mort du père, elle est rentrée dans la société
avec son enfant indemne comme elle. Celui-ci a plus de
cinquante ans aujourd'hui et paraît être définitivement
à l'abri d'un avenir fâcheux.

La nommée Palogou Yanno-Yannéssa a accompagné
au léprochori sa mère et sa sœur, toutes deux lépreuses.
Elle a enterré successivement trois maris lépreux. Après
quoi, l'église grecque n'autorisant pas de se marier une
quatrième fois, elle a vécu, sans bénédiction nuptiale, avec
un quatrième lépreux. Celui-ci ayant aussi succombé, elle
rentra dans la société. Elle vit maritalement à Palæochori
avec un homme qui est son cinquième. Elle est indemne
et exerce la profession de sage-femme. Cette personne
extravagante, lorsqu'elle vivait au léprochori, faisait

tout son possible pour attraper la lèpre ; et n'y parvenant
pas, elle se brûlait les sourcils et mettait de l'amour-
propre à simuler la lèpre ! *Il faut hurler avec les loups.*

A Cassabra, il y a un prêtre grec âgé de quarante-cinq
ans, né de mère et de père lépreux au léprochori même
où il a habité jusqu'à sa vingt-cinquième année. Il est
indemne.

L'archevêque envoie toujours à l'église de Léprochori
des aumôniers qui vivent en commun avec les lépreux
jusqu'à prendre leurs repas ensemble. Il y en a qui sont
restés cinq, dix et même vingt ans ; il n'y en a pas qui soit
devenu lépreux. L'église des lépreux est miraculeuse. Le
monde des environs s'y rend en foule, en pèlerinage et à
la messe. Mais il est à remarquer que le peuple communie d'un calice spécial, et ne boit pas dans celui des
lépreux, comme cela se pratique ailleurs.

Le peuple désigne la lèpre exsudative sous le nom de
lèpre femelle, et la tropho-nerveuse ou rétractile sous
celui de lèpre mâle. D'après les renseignements que j'ai
obtenus, dans les cas mixtes la lèpre tropho-nerveuse ou
la mutilante vient s'ajouter à l'exsudative qui est toujours primitive. Les doigts se rétractent alors, ou bien
ils tombent en partie ou en totalité, jusque près de l'articulation phalango-métacarpienne. On n'aurait jamais
vu, ici à Mételin, les exsudats survenir chez les lépreux
d'emblée tropho-névrosiques.

La lèpre tropho-nerveuse ou rétractile permet à la vie
de se prolonger pendant un grand nombre d'années. Ses
victimes peuvent même atteindre une vieillesse extrême.
On a vu de ces malheureux porter leur lèpre pendant
trente et cinquante ans ; mais l'exsudative tue, en général, dans le terme de huit à dix ans.

Il ressort de mes conversations avec les médecins, les lépreux et le peuple, que les causes productives de la lèpre sont, d'après tous, la mauvaise nourriture, l'usage quotidien de poissons salés altérés, de l'huile d'olives de mauvaise qualité, du tarama, des poulpes, des moules et enfin la saleté, le refroidissement brusque et parfois les émotions morales violentes. La syphilis y prédisposerait aussi; mais seulement à la variété exsudative. La chose est possible; j'en ai vu des exemples; mais je m'empresse d'ajouter aussi que la confusion de ces deux maladies est facile, et leur ressemblance telle, que des médecins instruits même peuvent être induits en erreur.

Ce qui me paraît fondé parmi les croyances populaires à Métélin, c'est que la lèpre rétractile ou nerveuse se développe souvent sous l'influence du froid et des changements brusques de la température, auxquels sont exposés les gens de certaines professions: — bergers, cultivateurs, manœuvres — et qu'elle éclate parfois à la suite des émotions morales vives.

L'abus des boissons alcooliques est effrayant à Métélin et contribue, certes, de concert avec les autres causes signalées, notamment avec les aliments altérés et en putréfaction, à déterminer la dyscrasie du sang qui me paraît être le facteur le plus puissant de la lèpre, dans les pays où elle est endémique. C'est une vraie toxémie.

Trieste expédie partout en Orient, une boisson alcoolique nauséabonde, très forte et d'un bon marché inouï. C'est probablement le produit de la distillation du bois. Il ne coûte que 60 paras (30 centimes) le litre. Il est entré en l'année 1886, à Métélin, 508,755 litres de ce poison atroce qui emporte la bouche. Or, sur une population de 120,000 habitants, d'après les recherches que

S. E. Fahry-bey, le gouverneur de l'île, a voulu ordonner sur ma prière, il y a 10,000 personnes environ qui consomment cette boisson infecte (1), plus 20,000 litres de raki — alcool provenant de la distillation du marc du raisin — et 2 millions de litres de vin, produit et débité sur place. C'est avec un ou plusieurs grands verres de ce poison dont nous régale l'Autriche, que l'homme et même la femme du peuple arrosent les poissons salés et altérés et le tarama (2), ou la trempette de son pain dans l'huile d'olive rancie, dont ils se nourrissent exclusivement! Je demande si une telle nourriture peut être récusée dans la production des maladies cutanées en général, et surtout lorsqu'elle rencontre comme adjuvants la saleté immonde du corps et alternativement l'action d'un soleil torréfiant ou d'une humidité pénétrante, auxquelles sont exposés les travailleurs de la terre, hommes, femmes et même les jeunes enfants pendant dix et quatorze heures par jour.

Les lépreux de Mételin ont l'erreur enracinée que les bains, les lavages, que le contact de l'eau en un mot est très nuisible, surtout dans la lèpre mâle nerveuse que j'appelle rétractile. Il est à croire qu'ils veulent justifier ainsi l'horreur quasi hydrophobique qu'ils ont de l'eau, lorsqu'il s'agit de se nettoyer. D'ailleurs cette aversion est générale à tous les habitants des îles où règne la lèpre, qui ne se baignent jamais, ni ne se lavent.

(1) J'ai signalé au gouvernement les effets funestes de cette boisson sur la population. Le prince de Samos a interdit déjà son introduction dans l'île. Il est à espérer que la même mesure sera prise dans tous les ports de l'empire ottoman.

(2) On désigne sous ce nom un mélange d'œufs tarés de divers poissons, d'aspect rouge jaunâtre, de la consistance du caviar, d'une odeur infecte, puant le poisson rance, d'un goût très salé et épouvantablement mauvais, expédié dans de grands barils, du littoral de la mer Noire et de la mer Égée, à toutes les îles de l'archipel.

Toute la température extrême, notamment le froid, est
mal supportée ici par les lépreux, qui grelottent même
lorsque le thermomètre ne descend pas au-dessous de
12° ou 13° centigrades. D'ailleurs tous les lépreux sont
très frileux.

A une heure de distance environ de la capitale, il existe
un village appelé Mouria, où je me suis rendu en voiture
avec S. E. Fahry-bey, gouverneur de l'île qu'il a dotée
d'un réseau de routes carrossables pouvant soutenir presque la comparaison avec les boulevards créés par le
baron Haussmann. J'y ai causé avec les habitants les
mieux placés et les plus âgés, qui m'ont affirmé que de
mémoire d'homme jamais la lèpre n'avait paru à Mouria,
lorsqu'un habitant devint lépreux, sans aucun contact,
sans cause connue. Il ne fut point inquiété par la population. Aussi a-t-il continué à vivre chez lui, en relations
suivies avec tout le monde, comme auparavant. De ses
quatre enfants, les deux conçus après le début de la lèpre
chez le père, sont devenus eux-mêmes lépreux, plusieurs années après la mort de celui-ci. Personne n'a
voulu épouser soit la demoiselle, soit le fils de ce lépreux,
par crainte de l'hérédité, et cela bien avant qu'ils devinssent lépreux. La population, à laquelle ces enfants étaient
très sympathiques, a continué à les fréquenter pendant
plus de vingt ans et jusqu'à ce qu'ils aient succombé à la
lèpre exsudative, sans que personne contractât leur maladie. En effet, il n'y a pas eu d'autre lépreux à Mouria.
Les aînés de ces enfants, procréés avant que le père fût
atteint de la lèpre, un fils et une fille également, vivent encore à l'heure qu'il est dans le village, à l'âge de
cinquante et cinquante-cinq ans. La mère, bien qu'elle ait
continué à vivre maritalement avec son époux lépreux

pendant plus de douze ans et jusqu'à sa mort, n'a pas été
contaminée non plus. Aussi à Mouria tout le monde sou-
tient-il que la lèpre n'est pas contagieuse, mais qu'elle
est héréditaire.

Des faits identiques se sont présentés dans la ville
même de Mételin. Des personnes, tirant leur origine des
villages où règne la lèpre, sont venues s'établir dans la
capitale, où ils se sont fait une position marquante. Ces
gens, devenus plus tard lépreux, ont continué à vivre
dans leur famille et dans la société, fréquentés par tout
le monde, et cela pendant des années, et jusqu'à leur
mort déterminée par la lèpre. Aucun parent, aucun ami
n'a gagné la lèpre, qui d'ailleurs n'aurait jamais atteint
un citadin.

Deux jeunes gens très liés ensemble vivaient en
commun et couchaient dans le même lit. L'un d'eux, natif
d'un village à lèpre, fut tout à coup atteint par la maladie. Malgré cela, son camarade n'a pas voulu se séparer
de lui ; ils ont continué à vivre ensemble, comme par le
passé, sans la moindre modification dans leurs habitudes.
La lèpre a continué son évolution fatale et emporta ce
malheureux. L'ami dévoué resta indemne ; il succomba,
à un âge avancé, à une maladie vulgaire.

Le Dr Perroti Francesco, de Turin, a exercé la médecine
à Mételin depuis 1831 jusqu'à 1850. Sur la demande du
professeur Boufalini, de Florence, dont le nom est très
connu dans la science, et dont j'ai entendu l'éloge de
la bouche même de notre illustre maître, M. Andal, le
Dr Perroti s'est livré à des recherches minutieuses sur la
lèpre et transmit ses observations à Boufalini. La conclusion de ce travail est que la lèpre n'est pas contagieuse.

Le Dr Bargigli, qui a exercé à Mételin jusqu'à l'âge de

soixante-neuf ans, a étudié la lèpre sur les lieux pendant plus de trente ans. Il a publié un mémoire dans l'*Union médicale* de Paris, en collaboration avec le Dr Bourgoin, envoyé en mission à Mételin pour la lèpre. Ses confrères ont même pratiqué de nombreuses inoculations sur l'homme, qui ont constamment donné des résultats négatifs. La conclusion de leur travail est que la lèpre n'est pas contagieuse.

Mes honorables confrères, le Dr Saltas et le Dr Caras, de la Faculté de Paris, qui exercent à Mételin, l'un depuis 1851, l'autre depuis 1853, ainsi que les habitants de la capitale dont j'ai vu les plus notables, m'ont cité plusieurs ménages, dont un conjoint lépreux. Malgré leur cohabitation pendant des années, jamais la lèpre n'a été transmise à l'autre conjoint. Les enfants de ces malheureux deviennent lépreux en général, m'ont-ils répété. Néanmoins, il y a des exceptions fréquentes. Plusieurs d'entre eux sont arrivés à quarante et cinquante ans sans présenter aucun signe de lèpre et paraissent être à l'abri pour l'avenir.

Chose étrange! D'une part, les habitants de Mételin m'ont cité nombre de faits qui déposent contre la contagion, sans qu'il soit à leur connaissance un seul exemple de contamination, et d'autre part, la frayeur qu'ils ressentent à la vue d'un lépreux est telle, qu'ils n'admettent pas qu'un de ces malheureux entre dans l'église. Il ne leur est permis de pénétrer dans la capitale, pour mendier, que pendant les grandes fêtes. Et pourtant, nous avons dit plus haut que d'autre part des lépreux ont continué à vivre, soit en ville, soit dans certains villages, au su et au vu de tout le monde.

L'éphorie de la ville de Mételin, très complaisante

d'ailleurs, m'a refusé une chambre à la mairie pour exa-
miner les lépreux qui circulaient dans la capitale pendant
la semaine sainte, époque à laquelle je m'y suis trouvé.
De sorte que j'ai dû prendre mes observations en plein
air, dans le jardin. Après.plusieurs pourparlers, on m'a
envoyé une chaise sur laquelle j'ai fait asseoir les lépreux
que j'examinai un à un. Cette chaise a été condamnée
aux flammes de suite après!

Dans la plupart des villages, dès qu'on a soupçonné la
lèpre, ou que l'on a calomnié quelqu'un de l'avoir, ce qui
arrive aussi, le peuple, sans s'adresser à l'autorité, ou tout
au moins à un médecin, se constitue *illico* en jury, et
lynche celui qu'il déclare lépreux, si ce n'est pas en le
pendant à l'arbre le plus proche, en le pourchassant
brutalement devant lui par des huées et à coups de
pierres, en cas de résistance, comme une bête fauve,
jusqu'au plus proche léprochori, ou tout simplement
jusqu'à la montagne, où il l'abandonne à son sort, parfois
sans gîte ni ressource, se souciant fort peu de ce qui
adviendra! On voit d'ici les erreurs regrettables que cette
populace effarouchée peut commettre dans ses transports furieux! Des malheureux atteints de maladies cutanées vulgaires et des syphilitiques sont ainsi arrachés à
leur famille, sans contrôle ni appel. Aussi, plusieurs de
ces boucs émissaires lépreux ou censés l'être, s'enfuient-
ils de l'île et vont se cacher soit dans l'Asie Mineure,
soit à Constantinople.

J'ai engagé S. E. Fahry-bey, qui ignorait tous ces
faits, de ne plus tolérer que les villageois se permettent
à l'avenir de prendre de telles mesures spontanément. Et
ordre sévère a été donné, de s'abstenir dorénavant de tels
actes. L'autorité devra être immédiatement avertie, toutes

les fois qu'un soupçon de lèpre pèsera sur quelqu'un. Le
gouvernement fera constater l'état de l'individu par un
médecin, et décidera de son sort, conformément au rapport qui lui sera adressé par le confrère requis.

Le gouverneur de l'île s'est décidé aussi à faire construire deux léproseries, distantes l'une de l'autre, afin de
séparer les sexes. En attendant, il défendra aussi le mariage ou le concubinage — chose très commune dans l'île
— soit entre deux lépreux, soit entre une personne saine
et une lépreuse.

Voici maintenant un résumé succinct des lépreux les
plus intéressants que j'ai rencontrés à Mételin.

Spanos, âgé de soixante ans, attribue sa maladie à une
punition exemplaire qu'on lui infligea pour avoir déserté,
étant marin sur la flotte; on lui administra deux cent cinquante coups de fouet sur les fesses. Il prétend ne pas avoir
de lépreux dans sa famille. Cependant, en le bien questionnant, on apprend qu'un neveu de sa mère est lépreux;
qui sait ce qui a eu lieu chez les ascendants, dont le
peuple se soucie fort peu en Orient (1)?

La maladie a commencé, chez S..., il y a trente ans,
par un ulcère du gros orteil gauche qu'il avait déformé,
et qui n'en finissait plus. Plus tard, ce doigt a été amputé.
Cinq ans après, les doigts ont commencé à se rétracter.
Aujourd'hui, les mains déformées présentent la griffe
caractéristique de la lèpre rétractile (tropho-nerveuse) :
extension forcée des phalanges métacarpiennes sur la

(1) Je ferai remarquer derechef que les lépreux mettent beaucoup
d'amour-propre à cacher l'existence de la lèpre dans leur famille dont
ils veulent sauvegarder la réputation vis-à-vis du public. Il nous est
souvent arrivé, après les plus formelles dénégations, en conduisant
habilement l'interrogatoire, de leur faire avouer ce qu'ils niaient avec
obstination quelques minutes auparavant.

main, et flexion des phalanges moyennes et unguéales sur les premières. L'auriculaire gauche est tout petit, réduit, sans élimination d'os préalable, mais par atrophie de toutes ses parties constituantes. Le quatrième métacarpien gauche a été éliminé. Les pieds sont mutilés aussi : le gauche ne conserve que deux orteils qui sont renversés sur le dos du pied sur lequel ils sont appliqués, consécutivement à la rétraction de leur extenseur. Le pied droit conserve tous les orteils; mais, par suite de l'élimination de toutes les phalanges, ils ne sont plus constitués que par les parties molles. A cause de leur forme, le malade les compare, avec raison, à des grains de raisin. Anciennes cicatrices de pemphigus aux genoux. La commissure gauche est un peu abaissée. Pas d'atrophie des paupières inférieures. Cataracte double; insensibilité des membres inférieurs au contact, à la chaleur et à la piqûre, jusqu'à la limite supérieure des genoux; et des thoraciques jusqu'au-dessus du coude; conservation de l'appréciation des poids posés dans la paume de la main. La région poplitée et celle de la saignée conservent leur sensibilité normale.

A. C... est également atteint de la lèpre rétractile; oncle maternel lépreux. Il a perdu tous les doigts sans exception; ulcère serpigineux sur le tiers inférieur et au côté externe de chaque jambe, long de 4 et large de 3 centimètres environ; il est irrégulier, à bords calleux, saillants, rouges, à fond jaune et rouge par place, sécrétant un liquide ichoreux. Paupières inférieures atrophiées; lagophtalmie double; la sensibilité a disparu sur les membres, à partir du tiers inférieur de l'avant-bras et de la jambe, la pulpe des doigts exceptée. Celle-ci l'a en effet conservée dans tous ses modes.

C. D..., de Potamo, âgée de trente-cinq ans. Pas de lépreux dans sa famille. A l'âge de huit ans, larges plaques érythémateuses de la face, qui duraient des semaines, disparaissaient et reparaissaient encore. Elle fut expulsée de son village à quatorze ans, et s'est mariée, bénie par le prêtre, à vingt-deux, avec un lépreux tropho-névrosique de trente-deux ans. Elle a vécu douze ans avec lui, dont elle eut trois enfants, qui tous sont vivants et indemnes, quant à présent. Ce sont une fille de vingt ans, une autre de dix-huit et un fils de dix. L'auriculaire gauche s'est rétracté le premier. Aujourd'hui griffes caractéristiques des mains. Plusieurs orteils sont mutilés ; mal perforant du pied gauche. La peau des avant-bras et du dos des mains est comme desséchée, momifiée, à plis nombreux ; anesthésie des environs des coudes, du tiers inférieur des avant-bras et du dos des mains. Paume des mains et doigts sensibles. Les jambes sont insensibles à partir de leur tiers inférieur, ainsi que les pieds, l'arcade plantaire exceptée. Je ferai remarquer que cette femme était lépreuse déjà à l'âge de huit ans, mais que sa maladie n'a été reconnue que six ans après son début.

Asverta, cinquante-deux ans, née à Halica. Aucun parent, à sa connaissance, n'a eu la lèpre, ni ne fut en contact avec des lépreux. La maladie a débuté chez elle, à vingt-quatre ans, par des douleurs dans les jointures et dans les membres qui devinrent perclus de manière à l'obliger à marcher à quatre pattes. Elle fut considérée comme rhumatisante, et fut prendre les bains de Thermi (source thermale saline au bord de la mer, que j'ai visitée et qui est distante de deux heures de la ville de Mételin). Très peu de temps après l'apparition de ces douleurs, les doigts ont commencé à se rétracter, les auriculaires les premiers, comme toujours. Depuis, ses mains sont restées impotentes, faibles ; les doigts, peu agiles, continuent à se rétracter de plus en plus. Néanmoins, à l'âge de trente-six ans, l'état des grandes articulations s'étant amélioré au point de lui permettre de marcher, bien qu'avec difficulté, elle se maria ; un an après, elle eut une fille. Après l'accouchement, la maladie s'est mise à progresser d'une manière très rapide (1). Les parois du thorax et les membres supérieurs ont été pris de douleurs très violentes. Quelques mois après, les doigts gauches ont été successivement atteints d'une espèce de panaris profond, et se sont détachés. Puis les doigts de la main droite ont passé par les mêmes phases. Les douleurs éprouvées étaient tellement terribles alors, qu'elle criait jour et nuit, de manière à susciter les plaintes des voisins. Deux ans après le premier enfant, elle en eut un second. Réglée à quatorze ans, elle continue de l'être. Cette malade, d'une certaine aisance, a continué à vivre dans sa maison et en relations avec tout le monde. Les parents et les amis la visitent continuellement, et passent parfois un et plusieurs jours chez elle. Personne de son entourage n'a été atteint de la lèpre.

Actuellement (16 avril 1887), elle n'éprouve plus aucune douleur ni sensation pénible. Mais lorsqu'elle a faim, si elle n'y satisfait pas de suite, elle est prise d'étourdissements et de tremblements des membres qui disparaissent dès qu'elle a mangé. L'orbiculaire de l'œil gauche est tellement atrophié dans sa partie inférieure, que le globe oculaire reste découvert dans plus de sa moitié, lorsque la malade ferme les yeux. Le point lacrymal inférieur est

---

(1) J'ai toujours constaté l'aggravation de la lèpre pendant la grossesse et surtout après l'accouchement, principalement dans la lèpre exsudative.

également très réduit et ne laisse plus passer les larmes qui s'écoulent sur la joue, bien qu'il n'y ait pas d'ectropion. Main gauche : le pouce est petit, recourbé, rabougri, comme atrophié ; l'ongle déformé, courbé, comme une griffe ; la phalange unguéale forme un angle droit avec la métacarpienne ; l'articulation phalango-phalangienne est gonflée et ankylosée ; toute la face palmaire de cette articulation est occupée par une rhagade profonde ; on dirait d'une coupure avec un instrument tranchant. L'index est réduit à un moignon qui ne conserve que la moitié de sa phalange métacarpienne ; un ulcère profond occupe la totalité de son extrémité. Le médius et l'annulaire, mutilés, ne conservent que leur extrémité métacarpienne. L'auriculaire est tout petit et en crochet ; il ne conserve qu'un vestige d'ongle ; il n'y a pas eu d'élimination d'os ; pourtant la phalange unguéale est réduite au volume d'un petit pois, par résorption ; la seconde phalange est aussi rudimentaire. La main droite présente des lésions analogues. Les coudes sont, depuis des années, le siège d'ulcères qui se cicatrisent et se rouvrent, tous les trois ou quatre mois ; leur suppuration dure un laps de temps égal aux intervalles. Il y a aux genoux des cicatrices de pemphigus auxquelles ont succédé des ulcères durant plusieurs mois. Le pied gauche ne conserve que les trois premiers orteils qui, déformés et raccourcis, sont fléchis et comme luxés sur le dos du pied qu'ils touchent par leur face dorsale, et cela consécutivement à la rétraction des tendons extenseurs. La peau de la malléole externe est très épaissie et lichénoïde. Depuis huit ans, il y a un mal perforant profond au-dessous de la tête du troisième métatarsien. Le pied droit n'a que les deux premiers orteils ; il présente aussi un mal perforant identique au précédent. La sensibilité, abolie aux avant-bras du côté de l'extension, est très obtuse aux coudes, au dos des mains et aux doigts; les jambes sont insensibles, à partir de leur tiers moyen; la sensibilité faciale, très obtuse partout, disparaît complètement à la moitié inférieure de la base de l'orbite. Cette femme est malpropre sur elle et continue à abuser du tarama, de l'huile et des salaisons.

Ses deux enfants, dont le premier a seize et le second quatorze ans, sont indemnes, ainsi que son mari qui en a soixante-dix.

Pseutoyanni, vingt-cinq ans. Il est le troisième des cinq enfants qu'ont eus ses parents, et le seul qui soit lépreux. Marié à dix-huit ans, il n'a qu'un enfant de quatre ans, indemne. Il a été séparé de sa femme depuis deux ans, bien que la maladie soit très peu marquée chez lui; tandis que d'autres malades continuent à vivre dans leurs familles lors même que la lèpre est très avancée. A Mételin comme partout, il y a deux poids et deux mesures. Cet individu présente à la région des coudes la modification de la peau que j'ai comparée au raisin sec de Malaga. Il eut une apparition successive de pemphigus aux genoux. La peau des jambes est fortement ichthyosique. La peau du cou-de-pied et du dos des pieds présente des lignes quasi mathématiques qui s'entre-croisent dans tous les sens, très rapprochées, et qui ont un aspect blanc, comme la peau des gens qui travaillent dans le plâtre; aussi je les désigne sous le nom de lignes de plâtrier. Ces sillons sont assez communs chez les lépreux. Leurs sièges de prédilection sont le coude et le dos du pied. Ils paraissent être constitués par la modification de l'épiderme du fond de ces lignes. Sensibilité très obtuse des coudes, des bras et du tiers infé-

rieur de l'avant-bras, du côté de l'extension, du dos des
des mains et du tiers inférieur des jambes.

Koumbos, trente-cinq ans. Un cousin-germain de son
père est lépreux. Il a quatre frères et trois sœurs. Il est
le cinquième né. Son frère aîné est mort de la lèpre. La
maladie aurait débuté à dix-neuf ans par un placard érysipélatiforme de la jambe droite qui gonfla démesurément.
Ce placard, grand comme la main, fut suivi d'un ulcère
qui dura cinq mois. La jambe se serait atrophiée, consécutivement. Deux ans après, érysipèle de la face (?) ; et trois
mois après, les tubercules ont commencé à poindre sur les
membres. Bien que lépreux avéré, il a continué à vivre
dans son village pendant plus de deux ans. Marié à vingt
ans, il a eu sept enfants. Son fils aîné a treize ans ; viennent
après celui-là, une fille qui a dix ans, un fils de huit ans,
une autre fille de six ans et le dernier enfant, du sexe masculin, qui a quatre mois. Deux autres sont morts en bas âge.

Actuellement, il porte sur le front un ulcère serpigineux de 4 centimètres de hauteur sur 2 de largeur. Cet
ulcère date de trois ans. Il n'a ni cils ni sourcils. L'œil
gauche a sa cornée entièrement couverte par un exsudat
qui a marché de dehors en dedans ; tubercules aux régions sourcilières ; nez écrasé, par la destruction du
vomer. Peu de barbe ; poils rares à la moustache, mais
riche chevelure. Le palais est occupé par une plaque
ulcérée de 2 centimètres environ dans le sens antéro-pos-
térieur, et de 1 centimètre dans sa partie la plus large ;
les bords en sont irréguliers, le fond comme chagriné.
Les mains et les avant-bras présentent des tubercules clairsemés, variant en dimension, d'un pois à une fève. Les
jambes, à partir de leur tiers inférieur, et les pieds sont
énormes, pachydermiques, éléphantiasiques. Exulcéra-

tion sur les orteils, et rhagades profondes aux talons et
au niveau des articulations métatarso-phalangiennes, du
côté de la plante des pieds. La face est insensible, excepté
aux lèvres, aux paupières et au nez. Insensibilité aux
coudes et aux avant-bras, à partir de leur tiers inférieur,
ainsi qu'au dos des mains. Les doigts sont sensibles, même
à leur face dorsale. A partir du tiers inférieur de la jambe,
les membres pelviens sont complètement insensibles. Sa
femme, ici présente, est indemne. J'ai examiné aussi tous
les enfants : son fils, âgé de huit ans, est manifestement lépreux ; il n'a ni sourcils ni cils ; il a du jetage du nez qui est
toujours bouché ; petits tubercules comme des lentilles et
comme des têtes de camion, bruns, saillants, disséminés
sur les avant-bras et les jambes ; taches brunes sépia-
siques, et petits tubercules sur les fesses. Il y a sept mois
que cet enfant éprouva à plusieurs reprises des congestions de la face avec tuméfaction et rougeur quasi érysipélateuses. Le dernier enfant, âgé de quatre mois seulement, bien qu'assez robuste, présente déjà les signes indubitables de la lèpre. Les fesses sont le siège d'un érythème qui a une coloration brune de sépia, par places ; on
voit aux environs de ces placards ainsi qu'autour du nombril des groupes de petites papules, au nombre de huit à
douze, comme des lentilles saillantes, brunâtres, qui tran-
chent sur la peau blanche normale. En explorant avec
une aiguille la sensibilité du corps, lors même que j'en-
fonçais dans toute l'épaisseur de la peau des fesses, l'enfant restait impassible. Cet enfant a en même temps de
la gourme. Tous les membres de cette famille sont d'une
saleté révoltante. Ils ne se lavent que fort rarement. Ils ne
se nourrissent que de légumes secs, préparés à l'huile
rance, de tarama et de rebut de poissons salés que l'épicier

ne peut vendre qu'aux lépreux à très vil prix, presque pour rien.

Panayioti, de Plomari, vingt ans ; malade depuis sept ans. Expulsé de son village, il y a quatre ans ; une cousine de sa mère est lépreuse et son grand-père maternel très probablement. Il a trois frères et deux sœurs indemnes ; il est le quatrième enfant. P... n'a point de sourcils. Le gonflement érysipélateux de toute la face a modifié les proportions relatives des traits et a entièrement aboli l'expression de la figure. Mue de furfurs sur les fesses violacées. Sensibilité très obtuse à la face. C'est là tout que ce malade présente.

Costi, frère du précédent, a vingt-deux ans ; il est malade depuis quatre ans, et expulsé depuis trois. Il prétend avoir fait un rêve qu'il se noyait ; il s'est réveillé par ses porpres cris, tout tremblant. Une semaine après, il a eu les jambes gonflées et toutes engourdies ; un an après la face a été prise. Lors de mon examen, la face a une expression grotesque : tous les plis et sillons normaux de la face sont énormément exagérés par un épaississement, par une exsudation uniforme, en nappes dans l'épaisseur des téguments. La région intersourcilière est occupée par des plis verticaux très saillants séparés par des sillons profonds, comme on en voit sur les dessins de lion grossièrement faits, en Perse, par exemple. La voûte palatine présente une perte de substance, comme par emporte-pièce, plus grande qu'une pièce de cinquante centimes, avec dénudation de l'os. La face, le pourtour des coudes et le dos des mains sont absolument insensibles, ainsi que les pavillons des oreilles démesurément grossis et uniformément exagérés par un exsudat en nappe ; ce qui les fait ressembler aux oreilles envahies par un érysipèle intense.

Paumes des mains sensibles; fesses marbrées sans exsudats, mais comme asphyxiques par stase sanguine; la sensibilité y est très émoussée; tubercules lépreux nombreux
sur le scrotum. Ganglions du triangle de Scarpa gros comme
des œufs de poule; cicatrices profondes d'anciens ulcères
sur les genoux; ils ont succédé à de grosses phlyctènes
de pemphigus. La peau de la face antérieure des avant-
bras est souple et d'aspect normal; néanmoins elle est à
peine sensible jusqu'aux environs de la région de la saignée où la sensibilité persiste normale.

La lèpre, bien que plus ancienne chez Panayioti, le malade
précédent, revêt une allure lente et par conséquent moins
grave; tandis que chez Costi elle suit une marche bien
rapide qui certainement le tuera dans fort peu de temps.

Permatia est âgée de vingt-huit ans. Sa grand'mère
maternelle était lépreuse phymatode. Son père et sa mère
sont indemnes. Elle a 5 sœurs et 6 frères. Elle est la cinquième née. Sa face est hideuse par un envahissement de
tubercules énormes qui se touchent et forment un masque
affreux qui a détruit toute expression. C'est comme la face
d'un cadavre gonflé par la décomposition. La langue est
elle-même déformée par des tubercules qui siègent dans
son épaisseur, en même temps qu'ils font saillie sur sa
surface.

Son frère R..., qui est l'enfant aîné, a aujourd'hui quarante ans. Il se trouvait à l'étranger lorsque les premiers
symptômes de la lèpre ont apparu chez lui, il y a de cela
dix ans. Il était encore à l'étranger lorsque sa sœur Permatia a présenté les manifestations de la lèpre, cinq ans
environ après le début de la maladie chez lui; il n'est
rentré à Mételin que lorsque la maladie l'avait défiguré,
il y a trois ans environ. Il s'est marié à vingt ans; sa

femme et son fils unique, âgé de quatorze ans, sont indemnes. Cet homme a le port de la lèpre exsudative vulgaire :
nez déformé, écrasé ; gros tubercules principalement aux
régions sourcilières ; dos des mains très gonflés, comme
œdémateux ; mais l'examen attentif fait constater que la
pression du doigt n'y laisse pas d'empreinte, parce qu'il
s'agit d'un exsudat cutané et sous-cutané très épais, très
résistant et non d'une infiltration séreuse. L'auriculaire
gauche présente, à son sillon métacarpo-phalangien, un
ulcère comme une rhagade profonde, que l'expérience
nous enseigne comme devant, par ses progrès lents, arriver à détacher le doigt par *un procédé analogue à celui
de l'Aïnhum*. En effet, un tel travail ulcératif se rencontre
souvent chez les lépreux.

R... n'a ni sourcils, ni barbe, ni moustache ; insensibilité
de la face d'une part jusqu'aux limites du cuir chevelu, et
inférieurement jusqu'au bord supérieur de l'os hyoïde.
Une ligne partant de ce bord, contournant le cou et aboutissant à la naissance des cheveux, à la nuque, servirait
de limite inférieure à l'insensibilité cutanée. Les environs des coudes, les avant-bras, à partir de leur moitié
inférieure, les dos des mains et le dos des doigts sont insensibles ; mais la paume de la main et la face palmaire
des doigts conservent leur sensibilé.

N..., matelot, célibataire, trente-deux ans ; parents sains ;
mais grand-père maternel lépreux. Ils sont six enfants
dont une sœur, âgée de trente-quatre ans, est lépreuse
phymatode, ainsi qu'un frère âgé de trente-huit ans et
un autre de trente. Ces enfants n'ont jamais vécu ensemble ; ils ont été dispersés dès leur enfance. N... ne présente de remarquable que les tubercules saillants de la
langue et une opacité très prononcée du segment supé-

rieur des cornées. L'expérience nous a démontré que c'est là la conséquence d'une kératite interstitielle qui marche de haut en bas et finit par amener la cécité par l'épaississement de la membrane.

Kalvados, quarante-cinq ans, natif de l'île Imbros, condamné à la prison pour crime ; il y vit et couche depuis sept ans dans une et même pièce avec tous les autres prisonniers, parmi lesquels, soit dit en passant, il n'y a pas d'autre lépreux. Cette pièce qui sert de prison se trouve dans les conditions hygiéniques les plus détestables. K... présente des tubercules nombreux à la face, aux régions sourcilières surtout qui sont tout à fait dégarnies de leurs poils ; nez déformé ; taches pigmentaires et tubercules aux avant-bras ; peau des mains foncée, noire comme celle des mulâtres, bien que les téguments soient blancs chez lui partout ailleurs. Cette peau est épaissie et toute plissée. Pieds violacés, gonflés, avec ligne des plâtriers. Les régions sourcilières, le dos des mains et les deux tiers inférieurs des avant-bras, du côté de l'extension, sont absolument insensibles. Il en est de même du tiers inférieur des jambes et des pieds.

Hérène de Loutra, âgée de trente-cinq ans, n'a jamais été en contact avec des lépreux. Elle n'en a point dans sa famille. Ce qu'il y a de remarquable chez elle, c'est que *les congestions érysipélatiformes à répétition ont commencé à la face il y a vingt ans*, et il n'y a qu'un an seulement que le premier exsudat a paru entre les sourcils. Ses trois enfants et son mari sont sains. Elle n'a pas été expulsée de son village, mais on lui a défendu d'aller à l'église. L'exsudation, lente à se manifester, a marché rapidement depuis quelques mois. Ainsi actuellement sa face est léontine ; tubercules groupés sur le coude gauche. La peau

des avant-bras et des mains est presque noire, amincie,
ridée, se plissant facilement et glissant sur les parties
sous-jacentes. Elle est insensible lors même qu'on la traverse avec une épingle de part en part. La peau des jambes est fortement ichthyosique ; elle se serait ainsi modifiée depuis trois ans. Au tiers inférieur de la jambe gauche
et à sa face antérieure, on constate un exsudat cutané
grand comme la paume de la main ; la peau y est brune
et très épaisse, comme doublée par une couche de lard ;
les piqûres les plus profondes n'y déterminent aucune
douleur ; l'épingle que j'y enfonce rencontre une grande
résistance pour pénétrer.

Créditelis, muletier, trente ans, originaire de Plomari.
Pas de lèpre dans sa famille. Début de la maladie il y a
quinze ans, d'abord par une rougeur érysipélateuse de la
jambe droite et plus tard de la face, *à répétition*, durant
quelquefois quatre et même cinq mois. Parfois la figure
gonflait dans sa totalité et le rendait méconnaissable. Plus
tard, mêmes accidents de congestion, avec chaleur brûlante, que le malade modérait par l'immersion dans l'eau
froide, aux mains et aux deux jambes ; cela ressemblait
tellement à l'érysipèle qu'on lui appliquait le traitement
usité dans son pays contre cette maladie, et qui consiste
à chauffer des fers à repasser et à les tenir constamment à
un demi-mètre de distance environ de la région atteinte.
A ces gonflements érysipélatiformes fébriles succéda une
mue de l'épiderme de toutes ces parties tuméfiées. Bientôt après, les sourcils, les cils, la barbe et la moustache
sont tombés ; la chevelure est conservée très abondante.
Il n'y a que trois ans que le nez s'est déformé. C... s'est
marié il y a dix ans ; il n'était pas encore lépreux reconnu,
bien qu'il le fût réellement pour nous depuis quinze ans,

dès le début de ces tuméfactions érysipélatiformes. Son
premier enfant est mort-né; le second, du sexe masculin,
âgé de quinze ans, est indemne. Plus tard il en a eu deux
autres dont je parlerai plus bas. C... a toujours vécu
dans son village avec sa femme, sans aucune restriction,
sans être inquiété. A l'heure qu'il est, il continue à aller
partout, à l'église, aux cafés, sans qu'on lui fasse d'observation. Il a des rapports avec sa femme indemne deux
et trois fois par semaine.

État actuel : figure glabre ; nez écrasé, épaté, par élimination du vomer et une partie des os propres; les régions sourcilières sont occupées par un groupe d'exsudats
sous forme de tubercules variant d'une lentille à un pois,
saillants et en partie incrustés dans les téguments dont
ils ont considérablement augmenté l'épaisseur. La peau
des avant-bras est ichthyosique ou plutôt *ophidienne ;* elle
ressemble en effet à la peau des serpents par l'aspect de
son épiderme en écailles transversales, longues parfois
d'un centimètre et comme imbriquées. Au dos des mains
et aux poignets, exsudats sphériques plus grands qu'une
pièce de cent sous, constitués par la peau épaissie par une
infiltration uniforme dans toute sa substance. Ces exsudats proéminent comme la moitié d'une orange ou d'une
pomme qu'on y aurait appliquée. La pression du doigt n'y
laisse pas d'empreinte, la consistance de ces tuméfactions
étant très dense. La peau qui couvre l'olécrâne a la disposition du raisin sec de Malaga, sans ulcération préalable. Cicatrices de vieux ulcères aux genoux, consécutifs
à la formation de grosses phlyctènes de pemphigus;
trois larges ulcères sur la jambe droite qui se cicatrisent
après plusieurs mois de suppuration pour se réouvrir
quelque temps après, à la suite d'une gerçure spontanée

ou d'un coup qui amène une petite solution de continuité
qui creuse, s'étend et suppure pendant des mois. La peau
des jambes revêt les caractères de celle des *crocodiles*,
disposition que j'ai déjà décrite et que j'ai fait dessiner;
celle des cuisses est ophidienne. Insensibilité de toute la
face, excepté au lobule du nez, aux lèvres, les paupières
et le menton. Environs des coudes également insensibles.
Il en est de même de la moitié inférieure des avant-bras,
des poignets et des mains dont la paume conserve cependant un peu de sensibilité, ainsi que la pulpe des doigts;
jambes insensibles à partir de la moitié de leur hauteur.
Il en est de même des pieds et des orteils. Voix rauque;
grand ulcère occupant le milieu de la voûte du palais,
superficiel, chagriné et gaufré par places. La charpente os-
seuse n'est pas atteinte, bien que cette exulcération date
de plusieurs années. C'est là, soit dit en passant, l'aspect
et la marche des ulcérations du palais d'origine lépreuse
et qui sont facilement distinguées des ulcérations syphilitiques, qui creusent et amènent fatalement la perforation, si une intervention active n'en arrête les progrès.
Le malade n'a jamais eu la vérole.

Lucas, ici présent, âgé de treize ans, est le troisième
enfant du malade précédent. Il y a deux ans, il a eu de
grosses bulles de pemphigus au coude gauche, auxquelles
succédaient des ulcères qui ne se sont cicatrisés qu'au
bout de plusieurs mois. Voici son état actuel : santé générale satisfaisante, sourcils très discrets ; ils étaient très
abondants autrefois. La peau de cette région est uniformément épaissie et peu sensible aux piqûres. Ulcère
comme une pièce de 2 francs au coude gauche, sur l'olécrâne ; c'est une plaque rouge jaunâtre, enchâssée dans
un cadre saillant constitué par un rebord rouge foncé,

calleux, irrégulier; aux environs il y a des cicatrices d'anciens ulcères qui ont passé par les mêmes phases que celui que nous voyons en pleine activité. Les genoux présentent aussi des cicatrices analogues à celles du coude. La peau du tiers inférieur des jambes a l'aspect de celle du *crocodile*. Insensibilité de la région du coude gauche, même aux endroits qui ont conservé l'apparence normale; j'ai traversé les téguments de part en part avec une épingle sans que le malade s'en aperçût; sensibilité émoussée à la face postérieure de l'avant-bras et de plus en plus à mesure qu'on s'approche du poignet; les mains sont sensibles ainsi que les doigts. Le côté antéro-externe du tiers inférieur des jambes est également insensible.

L'autre enfant, âgée de onze ans, présente une constitution robuste, mais il a les ganglions cervicaux très développés. Ses membres inférieurs sont ichthyosiques avec mue continuelle; les parents ne savent nous dire depuis quand. Un signe très significatif pour le diagnostic c'est l'insensibilité de la peau de la région du coude gauche, bien qu'il n'y ait jamais eu quoi que ce soit et qu'on n'y remarque aucune modification appréciable à la vue. Cet enfant n'aurait pas eu le phénomène initial fréquent de la lèpre phymatode, savoir la tuméfaction érysipélatiforme à répétition. Cependant il est déjà bel et bien lépreux; témoin l'insensibilité de la peau à la région du coude; ce qui constitue souvent le premier et l'unique phénomène de la lèpre déclarée, pendant un certain temps. La mère de ces enfants, qui continue ses devoirs conjugaux et maternels, demeure toujours indemne.

Le nombre des lépreux diminue très sensiblement à Mételin depuis quelques années. Il y avait autrefois quatre léprochoris, tandis qu'il n'en reste plus qu'un seul

aujourd'hui. Les trois autres sont déserts par la mort de
leurs habitants et l'absence de nouveaux contingents.

Le Dʳ Répanis, qui exerce à Plomari, explique cette
diminution progressive d'abord par ce fait que, depuis
quelque temps tout le monde étant convaincu de l'hérédité
de la lèpre, on évite d'épouser une personne qui compte
des lépreux dans sa famille. La propagation par hérédité
se trouve ainsi écartée, ou tout au moins circonscrite.
Notre confrère affirme qu'une expérience de vingt-huit
ans l'a profondément convaincu de l'hérédité de la lèpre,
qui peut sauter une et parfois plusieurs générations pour
reparaître chez leurs descendants. L'hérédité se manifeste très fréquemment, dit-il, chez les indigènes surtout
qui habitent des réduits humides et infects et qui suivent
une mauvaise diététique. Les familles Moscobo, Hodjeli,
Dicakéli, Nicolso... comptent dans leur sein de nombreux
cas de lèpre héréditaire. Aussi leurs jeunes gens trou-
vent-ils difficilement à se caser, l'expérience ayant démontré surabondamment au peuple que la lèpre pourra
se manifester chez eux tôt ou tard ou tout au moins dans
leur progéniture.

L'arrondissement de Plomari comprend dix villages
qui envoyaient tous de nombreux colons au léprochori,
il y a quelques années encore. Actuellement, les conditions hygiéniques de quelques-uns d'entre eux se sont
tant soit peu améliorées; leurs habitants ne sont plus
aussi profondément misérables qu'auparavant. Eh bien!
par ce seul fait, la lèpre tend à disparaître chez eux. Mais
les villages Potamos, Pligia et Paléochori, dont la population croupit toujours dans la même saleté et dans la
même misère qu'auparavant, continuent à fournir de
nombreuses recrues au léprochori qu'ils sont presque les

seuls à peupler aujourd'hui. Donc la mauvaise hygiène contribue essentiellement à la multiplication des lépreux.

Enfin la convalescence d'une maladie grave et la syphilis surtout, dit le Dʳ Répanis, hâte l'éclosion de la lèpre héréditaire. Il posséderait de nombreux faits qui mettent la chose hors de doute. D'ailleurs c'est là une remarque que nous avons faite déjà nous-même.

Les Dʳˢ Siphnéos et Répanis ont observé que dans quelques familles il y avait des enfants qui succombaient à la tuberculose et d'autres à la lèpre ; ce fait est à noter. C'étaient des gens qui vivaient dans le plus affreux dénument et se logeaient dans des cavernes comme des troglodytes.

Voici quelle est l'opinion du Dʳ Répanis relativement à la contagion. La cohabitation, m'a-t-il dit, dans son sens général et même conjugal, si prolongée qu'elle fût, ne m'a jamais fourni un seul exemple de transmission; je la considère donc comme n'offrant pas le moindre danger, et cela à n'importe quelle période de l'affection, aussi bien au début qu'à ses phases avancées, voire même à sa période ultime, lorsque le corps s'est couvert d'ulcères, que les os se sont nécrosés et que les membres se sont mutilés. Je n'ai jamais vu un individu habitant avec un lépreux, depuis plusieurs années, constamment, et même de la manière la plus intime, être contaminé. Il nous a communiqué un certain nombre de faits qui plaident en faveur de cette manière de voir, qui concorde aussi avec nos études personnelles continuées depuis tant d'années à Constantinople où j'ai en observation plus de deux cents lépreux, et avec ce que mes nombreux voyages dans les pays lépreux m'ont constamment montré.

Ainsi, il y a quelques mois, la mère de deux enfants

lépreux expulsés et qui les avait accompagnés au léprochori, où elle a passé onze années, est rentrée saine et
sauve dans son village, ses enfants étant morts. De tels
exemples se sont souvent présentés au Dr Répanis. Plusieurs femmes, dont les maris devenus lépreux ont été
cantonnés au Léprochori, n'ont pas voulu profiter de la loi
qui leur accorde le divorce. Elles ont suivi leurs époux,
continué à panser leurs ulcères et à avoir des relations
intimes avec eux. Les maris morts, et après avoir vécu
au milieu des lépreux pendant dix et quinze ans, ces
femmes sont retournées saines dans leurs villages et ne
sont jamais devenues lépreuses.

Pas un des aumôniers qui ont partagé la vie misérable
des infortunés lépreux dans le léprochori, pendant dix et
même vingt ans, n'a gagné la lèpre.

Le fait du père Damien passé sur des rives transatlantiques reste donc sans exemple dans les centres lépreux
de l'Orient et en opposition constante et flagrante avec
tout ce que l'observation nous démontre dans l'ancien
continent.

Pour les docteurs Sifnéos, Répanis et Bargigli, la lèpre
est évidemment endémique à Mételin. Des cas isolés,
développés inopinément sur des individus dont les familles n'avaient point de lépreux et en dehors de toute
communication avec des personnes atteintes de la maladie, ne laissent aucun doute dans leur esprit à cet
égard. Ils pensent aussi, chacun de son côté, que la lèpre
disparaîtra à Mételin après que l'autorité aura défendu
d'une manière absolue le mariage entre lépreux ou avec
un lépreux, et après que le gouvernement aura fait
construire des asiles où la séparation des sexes rendra
impossible toute relation; lorsqu'en un mot des mesures

sévères seront prises pour empêcher toute procréation
de candidats à la lèpre, et pour prévenir ainsi sa transmission par hérédité; lorsqu'enfin l'hygiène des villageois
sera améliorée. **Dès** que la misère aura reculé et que
le bien-être général se fera sentir chez les villageois, la
lèpre s'éteindra définitivement d'elle-même. C'est là aussi
notre conviction profonde, basée sur ce que l'histoire nous
enseigne à propos de la lèpre du moyen âge, et sur ce
que je viens de constater à Chypre, bien que l'amélioration du sort des villageois cypriotes ne date que depuis
dix ans seulement.

VI

LES LÉPREUX DE L'ILE DE CHIO.

L'île de Chio, qui eut l'antique et impérissable gloire de donner le jour à Homère et le malheur d'attirer la compassion universelle par ses souffrances récentes, compte aujourd'hui 90,000 habitants, parmi lesquels il y aurait cent lépreux environ, d'après les renseignements pris par moi-même sur place. Cependant ce recensement n'est pas d'une exactitude rigoureuse. Car, ici comme ailleurs, la lèpre passe inaperçue à son début. En effet, souvent silencieuse ou peu expansive, elle reste méconnue pendant plusieurs années, jusqu'à ce qu'elle saute aux yeux par ses manifestations bruyantes, et qu'elle impressionne la vue par ses mutilations ou par le défigurement et la hideur de la face. C'est alors que le peuple, effrayé par l'aspect de ces malheureux horribles qui ont perdu, qui le nez, qui les yeux, les doigts et toute physionomie humaine, les expulse de son milieu et les expédie au lovochori ou bien à Mastihochora, où ils sont soi-disant isolés. Mais nous avons rencontré ici, comme dans tous les pays à lèpre, nombre d'individus bel et bien éléphantiasiques, méconnus, vivant dans la société, bien que le diagnostic ne fût pas difficile à établir, pour l'homme du métier.

Les lépreux avérés et placés d'office dans les léproseries, dont une distante d'une heure et l'autre de trois de la capitale, sont censés se trouver en dehors de toute communication avec la population. Cependant ils ont la faculté de circuler sur la grande route pour demander la charité aux passants ; et une députation de deux ou trois des moins invalides d'entre eux pénètre dans les villes et les villages très régulièrement chaque samedi, ainsi que la veille des grandes fêtes, si fréquentes en Orient, pour mendier au profit de leur communauté.

L'opinion générale à Chio est que la lèpre reconnaît pour première cause la malpropreté qui, bien que générale sur l'île, règne surtout au village de Volissos qui fournit la presque totalité des lépreux qui peuplent les deux centres de leur retraite.

L'industrie de Volissos consiste à expédier dans tout l'Orient des mendiants sordides, composés souvent de toute la famille, du père, de la mère et de plusieurs enfants qui courent dans les grandes villes, à Constantinople surtout, après les passants qu'ils persécutent de leurs instances et qu'ils ne lâchent que lorsqu'ils ont obtenu l'obole. Plusieurs de ces enfants ont été estropiés par leurs parents, pour exciter la commisération publique. Les habitants de Volissos ne se lavent jamais. C'est là la vérité, si monstrueuse qu'elle puisse paraître ! Pour donner une idée de la saleté de ces gens, je dirai que les parents donnent à leurs enfants, pour s'amuser et en guise de chiens ou d'agneaux, de petits cochons avec lesquels ils couchent la nuit. Les cabanons qui constituent ce village sont mal aérés, infectes, composés d'une seule pièce où logent pêle-mêle gens et animaux domestiques, parmi lesquels figurent toujours les porcs. Sur la terre imprégnée de toutes les déjections, et qui sert de parquet à ces étables immondes, sont étalés des haillons et des nattes infectes qui constituent la litière de tous les pensionnaires.

Voici une autre preuve de la misère profonde de ce village : L'archevêque, en tournée épiscopale à Volissos, a dû y faire transporter son lit à dos de mulet ; et son vicaire fut obligé de coucher sur un lit improvisé de planches posées sur des pierres ; à la place de matelas il dut se contenter de quelques vieux sacs à blé et à farine !

Les habitants de Volissos envoient ramasser en ville, à très vil prix, chez les épiciers, toute sorte d'aliments et de denrées altérées et pourris dont personne ne veut : le fond des barils ou des jarres d'huile d'olive, les poissons salés corrompus, puants, tels que harengs, morues, maquereaux en saumure, etc. Ils consomment toute l'année du tarama ou caviar rouge. Toute leur cuisine est faite avec de l'huile d'olive rance ; c'est avec elle qu'ils préparent les légumes secs, tels que fèves, pois, pois chiches, haricots blancs dont ils se nourrissent toute l'année. S'il leur arrive d'avoir un morceau de viande par hasard, ou de la volaille, ils la feront revenir encore dans l'huile. Ils travaillent, hommes, femmes et enfants, toute la journée à leur champ, exposés à un soleil très ardent. Ils ne s'arrêtent que pour se nourrir de ces aliments en décomposition, et pour boire de l'eau d'un ruisseau voisin sale et bourbeuse, et de cette eau-de-vie autrichienne dont nous avons déjà parlé.

Il est à remarquer que la lèpre est endémique à Chio dans les villages situés au nord. Elle ne l'est jamais dans les villages du sud. Les lépreux que l'on rencontre éparpillés un peu partout sont tous originaires du nord, de Volissos et de Pitios surtout. On voit souvent la lèpre se développer dans une famille établie depuis longtemps

dans les villages où la maladie n'existe pas. Si on se livre
à des recherches, on apprend que le malade ou ses parents
tirent leur origine du côté septentrional de l'île. La situation topographique paraît donc jouer ici encore un grand
rôle dans le développement de la lèpre. Il n'y aurait pas
d'exemple de lèpre développée dans la capitale, chez un
citadin, excepté s'il tire son origine de quelque village à
lèpre; ou bien la maladie a déjà été observée dans sa famille. Chose intéressante au point de vue de l'étiologie et
de la contagiosité; *il n'y a point à Chio de musulman
lépreux.* Les docteurs Ornstain et Campanis me l'ont
affirmé, ainsi que le gouverneur de l'île, M. Spadaro,
notre vice-consul, et tous les gens que j'y ai vus. Je dois
faire observer derechef que les musulmans sont très
propres; ils font leurs ablutions quotidiennes, vont souvent au bain, habitent les villes, n'ont pas de travail dur
en plein soleil, ne mangent ni porc, ni caviar rouge, ni
huile d'olive rance. Il n'y a pas parmi eux de pauvres
misérables comme parmi les chrétiens. On compte pourtant à Chio près de 500 musulmans indigènes, outre les
fonctionnaires, au nombre de 80 environ, envoyés de
Constantinople, et la garnison qui est tantôt de 200,
tantôt de 300 militaires, également étrangers à l'île.

Enfin, pour ne rien omettre, je dois ajouter que la rumeur publique place aussi dans la liste des causes qui
favorisent le développement de la lèpre, les rapports
sexuels pendant la période cataméniale.

L'archevêque défend le mariage, aussi bien entre lépreux qu'entre un lépreux et une personne saine. Lorsqu'il
plane quelque soupçon sur l'état des futurs époux, concernant la lèpre, il ne donne son bon à exécuter que sur
le certificat d'un médecin. Dans le cas où l'homme de l'art

exprimerait quelque doute, le mariage est remis; il ne
s'effectuera qu'à la suite d'un nouvel examen rassurant,
sept ou huit mois après le premier.

La lèpre est une cause de divorce, d'après les lois cano-
niques de l'Église d'Orient qui régit, en dehors de toute
intervention du gouvernement, tout ce qui concerne le
mariage des chrétiens, le mariage civil n'existant pas.

Malgré toutes ces précautions, j'ai rencontré à Chio
plusieurs ménages dont un membre et parfois tous les
deux étaient lépreux indiscutables. Il arrive même que
le lépreux divorcé contracte de nouveaux liens avec une
naufragée comme lui. Il y a aussi des lépreux que leur
épouse, par affection ou par dévouement, n'abandonne
pas. Dans ce cas les époux continuent leurs relations intimes et leur procréation.

Si une jeune fille dans l'aisance est atteinte de la lèpre,
les parents et les amis le cachent soigneusement. On lui
accorde une forte dot et on l'établit. S'il s'agit d'un jeune
homme riche, on lui choisit une demoiselle pauvre, et le
parti est agréé, parfois même en toute connaissance de
chose. Le mariage accompli, tant que la lèpre n'a pas présenté des signes ostensibles, tant qu'elle n'a pas produit de
grands dégâts, le couple reste et vit dans la société. Mais,
si plus tard la rumeur publique venait à s'en émouvoir,
ce qui est loin d'être constant, alors il se retire à la campagne, dans sa ferme ou dans sa vigne, où les parents et
les amis continuent à le fréquenter, sans craindre de contracter la maladie. Lors même que le peuple a réclamé
et obtenu le placement d'un lépreux pauvre dans les
léproseries, les habitants des villages voisins et même les
citadins vont souvent le visiter. En effet, ceux-ci se rendent à leur église, assistent aux cérémonies religieuses

côte à côte avec les expulsés, embrassent les images à l'endroit même où les lépreux ont posé leurs lèvres (la main ou le pied des saints dont la peinture se trouve ainsi effacée par les baisers du public); enfin ils communient ensemble. Et l'on sait que les orthodoxes communient sous les deux espèces : ils mangent la chair et boivent le sang du Christ, représentés par du pain mêlé au vin; tandis que chez les catholiques le clergé seul a le privilège de boire le sang, c'est-à-dire le vin; il ne donne qu'un morceau d'hostie aux ouailles; d'où chez les catholiques communion ecclésiastique et communion laïque. Ainsi lépreux et non lépreux mangent avec la même cuiller la chair (le pain trempé) et boivent à même du calice le sang (le vin) de leur Dieu, sans crainte, sans répugnance. Le saint sacrement annulerait la contagiosité.

LA LÉPROSERIE DE CHIO.

Cet asile, situé à trois quarts d'heure de la capitale, sur les hauteurs d'un ravin, adossé à la montagne, serait un ancien couvent construit sous les Génois. Il m'a été impossible d'y trouver des archives ou une inscription quelconque qui mît à jour soit l'époque exacte de son édification, soit sa première destination. Une éphorie, élue par les habitants, gère les propriétés dont les revenus servent, sous sa surveillance, à l'entretien des lépreux qui y sont placés. Les Chiotes sont patriotes et très charitables. Plusieurs d'entre eux font de leur vivant des offrandes et des dotations à la léproserie; ou bien ils y laissent par testament quelque argent ou quelque immeuble dont les rentes seront affectées au soulagement de ces malheureux, mais à la condition expresse qu'ils seront

Chiotes d'origine. Néanmoins, malgré la générosité des richards chiotes éparpillés, comme la race sémitique, partout où des affaires de banque et de finance promettent fortune, chacun de ces pauvres lépreux n'a pour tout potage que deux francs par semaine.

La léproserie est composée d'un grand nombre de logements construits en pierres, n'ayant qu'un rez-de-chaussée, mais spacieux — il y en a qui ont 5 mètres sur 7 environ — aérés et suffisamment éclairés, tantôt par le haut, tantôt latéralement. Chaque chambre ou chambrette sert à loger, selon ses dimensions, un, deux ou trois malades. Les murs sont souvent blanchis ; les lits, garnis de draps propres, sont placés sur des planches reposant sur des trépieds ; une galerie couverte sert de promenoir les jours de pluie, ou abrite des rayons solaires, qui y sont très ardents pendant l'été. En face de cette galerie, sorte de véranda, il y a un jardin qui occupe les loisirs de ces malheureux exilés et désœuvrés, tant qu'ils sont valides. Leur vue se trouve égayée par la présence d'orangers et de citronniers d'une grandeur et d'une beauté remarquables. Ce sont de vrais arbres d'une hauteur de plus de 4 mètres, chargés simultanément de fruits et de fleurs. Leur parfum embaume et leur aspect gracieux contraste avec la tristesse, la hideur et l'infection de ces malheureux lépreux déformés, ulcérés, mutilés. Ce tableau vivant, si étrange, qui représente la nature en fête, ornée de ses plus beaux parements, répandant à profusion toutes ses senteurs remplissant de joie des essaims d'insectes qui butinent, en bourdonnant, le nectar des fleurs épanouies, et des oiselets qui exhalent leur gazouillement amoureux en coquetant de branche en branche, lorsque le roi de la création, pour qui, prétend-on, tout a été fait dans l'univers, agonise lentement toute sa jeunesse dans la misère, les souffrances et la désolation, cette opposition flagrante du bonheur des bêtes et du malheur de l'homme étreint le cœur et fait méditer sur notre rôle bien exagéré d'ici-bas !

La lèpre aurait sensiblement diminué depuis quelques années à Chio ; cela concorde avec ce que nous avons déjà vu à Métclin, et ne peut être attribué à la moindre précaution prise par le gouvernement ou par la société dans ce but. Consécutivement, le nombre des pensionnaires de l'asile a diminué.

L'éphore remet à chaque lépreux 2 francs par semaine, nous l'avons dit. Ceux qui peuvent se traîner vont mendier, clopin-clopant, dans les villages les plus proches. Le produit de la quête est également partagé entre les camarades. Deux infirmières bien portantes ont soin des malades alités et font les pansements, qui consistent tout simplement à laver les ulcères avec de l'eau pure et à y appliquer du linge propre, sans intervention d'aucun traitement antiseptique ou autre. Le fait est que la propreté y est satisfaisante chez les malades infirmes et alités. Mais ce qui est absurde et en opposition flagrante avec toutes les bonnes intentions de l'éphorie, c'est la faculté laissée à chaque lépreux de faire sa cuisine comme il l'entend et de manger selon son plaisir. Aussi ces malheureux, en pleine efflorescence lépreuse, se nourrissent-ils de leurs aliments de prédilection et qui ont déjà contribué à les rendre lépreux, savoir : de poissons salés préparés à l'huile d'olive toujours de mauvaise qualité, de caviar rouge puant et de toutes choses ignobles ! Une lacune à combler, c'est l'absence de tout bain pour nettoyer ces malheureux qui ont la plus grande aversion pour l'eau et évitent de se

laver. J'ai fait ma remarque tout haut à l'éphore, M. Jean
Papayannaki, qui a eu l'amabilité de m'accompagner à
la léproserie. Mais les lépreux qui ont entendu ma recommandation protestaient en criant qu'ils ne voulaient pas
de bains à aucun prix, « car l'eau gonfle la peau et ma-
cère les ulcères, tandis que la sécheresse les cicatrise et
les empêche de creuser ».

L'hégumène, c'est-à-dire l'aumônier de la léproserie, est une personne très originale. Placé comme lépreux, il est dans l'asile depuis quatorze ans et constitue l'autorité de l'endroit. C'est lui qui va, à dos de
mulet, chercher les provisions en ville. Natif de Volissos,
et marié, conformément aux canons de l'Église orthodoxe,
sa femme l'a quitté dès que la lèpre s'est manifestée
du côté de la face. Il est père de six enfants, tous élevés ici. Deux de ses filles, mariées en ville et mères de
quatre enfants déjà, viennent souvent, avec ceux-ci, passer
quelques jours à la léproserie auprès de leur père. Elles
y étaient précisément lors de notre visite. L'ex-femme,
les enfants et les petits-enfants de l'aumônier sont sains.
L'aumônier n'aurait pas de lépreux dans sa famille. Il
présente actuellement des exsudats aux bras et aux régions sourcilières. Il n'a point de sourcils; sa barbe tombe
depuis quelque temps; ses cheveux sont abondants; il
porte des rhagades profondes à la paume des mains; la
peau des extrémités est anesthésique; les ailes du nez
présentent quelques gerçures et son palais est exulcéré
sur une étendue de plus de 2 centimètres. Il est très expérimenté pour reconnaître la lèpre. Les docteurs Ornstain et Campanis, deux confrères très bien placés à Chio,
m'ont affirmé que lorsqu'ils sont embarrassés pour poser
leur diagnostic, ils demandent l'avis de l'aumônier, qui

tranche la question magistralement. (Le Dr Campanis est le médecin de la municipalité.) Ils rédigent leur rapport conformément à la décision de l'aumônier, lorsqu'il s'agit surtout de mariage et qu'il y a soupçon de lèpre débutante. Nos confrères, malgré la responsabilité qui pèse sur eux, — car c'est sur leur certificat qu'on se basera pour accorder ou refuser l'autorisation — ne se sont point occupés d'une manière spéciale de l'étude de la lèpre. Souvent aussi ils demandent un sursis de plusieurs mois pour s'exprimer sur les candidats du gouvernement à la léproserie, c'est-à-dire qu'ils ne diagnostiquent définitivement la lèpre qu'après la manifestation des exsudats, les mutilations et les difformités caractéristiques.

Dans une conversation étendue que j'ai eue avec l'hégumène, j'ai pu constater moi-même que sa réputation de diagnostiqueur de la lèpre n'était point usurpée. Ainsi, dès qu'il voit un gonflement érysipélatiforme de la face, avec une expression étrange qu'il appelle ἀγρίαν ἔκφρασιν, et qui dépend de la tuméfaction uniforme et générale qui annule toute expression de la physionomie, il se met de suite à la recherche des surfaces cutanées anesthésiques qui sont très fréquentes, me dit-il, au niveau des articulations, à la région du coude surtout.

Il y a ici deux infirmières au service des lépreux, l'une depuis douze et l'autre depuis vingt ans. Leurs enfants viennent souvent de la ville pour passer des semaines, et pendant l'été, des mois à la léproserie. Tout ce monde est sain et sauf.

Il n'y a point de ménage à la léproserie; les sexes même sont strictement séparés. Il y a plus de femmes lépreuses que d'hommes lépreux. Voici l'explication du fait: les communications étant très faciles depuis quelques années, dès qu'un homme est convaincu d'avoir la lèpre, au lieu de se voir condamné à vivre dans la léproserie, il préfère passer à l'étranger, c'est-à-dire quitter l'île et se rendre en Asie ou à Constantinople pour cacher sa maladie, et vivre mêlé à la société. Mais les femmes ne peuvent pas se déplacer aussi facilement que les hommes, d'où elles constituent la majorité dans la léproserie.

J'ai retrouvé parmi les lépreux de cet asile le nommé Koucoulis que j'ai soigné à Constantinople, il y a deux ans, et dont j'ai l'observation très détaillée. Ce lépreux tropho-névrosique, âgé de trente-trois ans, est originaire de Chio. Son père, âgé de quatre-vingts ans, également tropho-névrosique, est ici à la léproserie ; il a perdu les yeux par lagophthalmie. Il a tous les doigts complètement rétractés, fléchis dans la main avec impossibilité de les redresser ; il y a en outre insensibilité complète des membres. Il garde constamment le lit et ne présente aucune autre manifestation. Il se trouve dans cet état depuis quarante-quatre ans !

L'aumônier m'a dit avoir vu des lépreux arriver à l'extrême vieillesse, surtout des tropho-névrosiques. Ainsi il vient de mourir ici, à l'âge de quatre-vingt et onze ans, une femme qui était lépreuse depuis l'âge de douze ans ! Elle était atteinte de la forme mutilante. Elle ne conservait en fait de doigts que le pouce et les auriculaires qui étaient tout à fait rétractés.

L'aumônier nous cite enfin l'histoire d'un enfant devenu lépreux à l'âge de deux ans, et qui succomba à treize. Son père et sa mère étaient tous deux lépreux.

Parmi les malades intéressants que j'ai rencontrés à la léproserie de Chio, je relaterai d'abord et en quelques mots l'histoire de L..., de Volisso, qui est placé ici depuis

cinq ans. Agé de cinquante ans, il est veuf et sans enfants. Toute la face est d'un rouge foncé très accusé, fortement gonflée, comme si elle était envahie par l'érysipèle ;
au milieu de cette tuméfaction générale, les yeux paraissent tout petits, comme enfoncés dans leurs orbites. (Je
dois signaler en passant que l'érysipélatoïde de la lèpre
n'est jamais accompagné de phlyctènes, si violente que
soit la bouffissure, et que je n'ai jamais vu les paupières
clore les yeux, comme cela s'observe presque toujours
dans l'érysipèle de la face de quelque intensité.) Ce malade
conserve cet aspect depuis quatre mois. Au début de l'affection, sa face gonflait et dégonflait tous les huit ou dix
jours. Mais la persistance de ces signes congestifs devient
de plus en plus longue. Les jambes aussi sont d'un
rouge érysipélatiforme notable, en même temps qu'elles
ont l'aspect ichthyosique. La peau des mains et des avant-
bras est très brune, ridée, sèche, comme momifiée.

L... nous a fait une remarque dont j'avais vérifié depuis
longtemps l'exactitude. Il me dit que la mauvaise époque
de l'année pour lui c'est le printemps. C'est le moment
de la recrudescence de la chaleur locale de toutes les
parties tuméfiées, de sa fièvre générale, de sa courbature,
de son inappétence, de son affaissement, de son épuisement.

G..., assis à côté de lui au promenoir, âgé de quarante-
cinq ans, porte au dos des mains et à la partie inférieure
des avant-bras, du côté de l'extension, des exsudats hémi-
sphériques saillants comme la moitié d'une pomme
moyenne. Au-dessus des régions sourcilières, il a une
couronne composée de gros tubercules semi-lunaires affec-
tant la forme d'une série d'arcades à concavité inférieure.
Ce qui imprime à la physionomie une expression grotes-

que, pareille à certains masques du carnaval. Il a de vastes
ulcères aux jambes ; son palais est envahi par une excroissance en chou-fleur ayant l'aspect de l'épithélioma.
J'ai rencontré souvent cet état du palais chez les lépreux.
J'en possède même des dessins. Je l'ai vu, parfois, naître
et pousser sous mes yeux d'une manière très rapide. Les
trois enfants de cet homme, âgés de quinze, treize et
onze ans, sont sains, jusqu'à présent du moins, ainsi que
sa femme dont on l'a divorcé.

Ces deux derniers malades ont éprouvé de grands cha-
grins. Et il est généralement admis à l'île de Chio que les
grandes émotions contribuent à faire éclater la lèpre et
à en précipiter la marche.

G..., berger de son état, a été l'objet de la huée populaire un dimanche à l'église d'où on l'a expulsé ; les gen-
darmes l'ont amené, séance tenante, ici à la léproserie.
Je saisis l'occasion pour rappeler l'inconséquence des
actes de la populace qui, d'une part, chasse devant elle,
toute effarée, comme un bouc émissaire, quelque malheureux lépreux, tandis que d'autre part elle fréquente
ici la chapelle de l'asile, baise les images aux endroits
même ou les lépreux ont posé leurs lèvres et communie
du même calice !

Ch..., cultivateur, a cinquante-huit ans. Point de lépreux
dans sa famille. Il n'en a jamais approché non plus. La
lèpre trophique a débuté chez lui, il y a dix ans, par des
engourdissements et par l'anesthésie des extrémités (1).
A l'heure qu'il est, les avant-bras et les bras sont insensibles et analgésiques, ainsi que les mains et les doigts,
excepté la pulpe des pouces et des index, dont la sensi-

____

(1) La lèpre exsudative est désignée par les Chiotes sous le nom de
lova femelle et la trophonerveuse sous celui de *lova mâle*.

bilité est presque normale. Il porte des rhagades longues
de 2 et de 3 centimètres, et profondes de 20 millimètres,
dans les plis normaux de la paume de la main ; ces solu-
tions de continuité spontanées ressemblent à des cou-
pures profondes que le malade se serait faites accidentellement avec un instrument tranchant. Tous les doigts
sont rétractés. Tous les orteils déformés grimacent en
chevauchant les uns sur les autres. Il ne porte aucun
exsudat. Il conserve ses cils, sa moustache et sa barbe.
Pas de signe de paralysie faciale. Son fils, âgé de trente
ans, ici présent, est lépreux phymatode depuis huit ans.
Il a de gros tubercules saillants, pédiculés, qui se détachent comme des champignons, aux sourcils et au bout
du nez; sa face est glabre, mais sa chevelure est très
abondante, ainsi que cela a toujours lieu d'ailleurs chez
les lépreux. Sur le raphé médian du palais, il y a une
saillie antéro-postérieure qui occupe les deux tiers de sa
longueur. Elle proémine d'une dizaine de millimètres par
place ; sa couleur rouge la détache aussi sur la voûte pâle ;
sa surface est inégale, mamelonnée, à aspect de chou-fleur ;
elle ressemble à un épithélioma, à s'y méprendre ; c'est
là une lésion que je rencontre souvent chez les lépreux
exsudatifs.

S... était marié, mais sa femme l'a divorcé à cause de
la lèpre, et elle s'est remariée depuis (1) ; il a deux fils,
l'un de trois et l'autre de cinq ans, qui ont été confiés à
leur grand'mère paternelle. Ils sont sains, quant à présent,
ainsi que tous les autres membres de la famille.

_____

(1) Quel serait l'avis de notre confrère et ami, le Dr Luys, — qui n'admet
pas que le divorce puisse être prononcé, même dans le cas d'aliénation
mentale — sur cette facilité de briser les liens de l'hyménée dès que la
lèpre a été constatée?

M..., âgé de trente ans, a d'énormes tubercules à la
face et aux membres. Il présente une perforation du
palais des dimensions d'un louis, à bords irréguliers, qui
laisse pénétrer le regard jusque dans les hauteurs des
fosses nasales. Il ne présente aucun signe syphilitique
d'ailleurs. Cette communication de la cavité buccale avec
les fosses nasales est relativement très rare chez les lépreux.
Aussi ne suis-je pas certain que cet homme n'ait eu la syphilis; car il m'est arrivé d'observer un certain nombre de
fois la lèpre greffée sur un sujet déjà syphilitique. Les deux
affections se confondent et se compliquent alors réciproquement. La lèpre a débuté chez lui, il y a dix-sept ans;
cependant il n'est séquestré que depuis trois ans seulement. Le frère de sa mère, mort avant la naissance de M...,
était lépreux.

Il paraîtrait que des lépreux lubriques ont été, il y a
quelques années, les héros de quelques romans tramés
dans l'asile même, au nez rongé et à la barbe clairsemée
de l'hégumène. Aussi depuis cette époque les lépreuses
habitent-elles un véritable harem, clos du côté des hommes
et ne communiquant avec l'androcée que par une porte
fermée à clef. L'hégumène, qui remplit les fonctions de
gardien, y pénètre seul, à l'exclusion de tout autre mâle.
Nous avons interrogé et examiné toutes ces femmes,
une à une. Mais je ne mentionnerai ici que ce que je trouve
de plus intéressant dans mes notes.

A..., âgée de cinquante-cinq ans, offre un spécimen remarquable de la lèpre mutilante. Elle ne présente nulle
part de tubercules; son nez est épaté par affaissement; la
malade a ôté le cartilage flottant de sa cloison nasale,
avec le rasoir. Elle est tout à fait aveugle; ses yeux sont
très saillants comme hydrophthalmiques; les sclérotiques

sont noires, comme pénétrées par le pigment de la choroïde ; les cornées transparentes laissent voir la pupille énormément dilatée et immobile. Elle n'a ni sourcils ni cils. Les doigts sont mutilés : l'index, le médius et l'annulaire ont perdu leur première phalange. Les pouces ne conservent de cette phalange qu'un tout petit fragment qui soutient l'ongle épais et raboteux ; les auriculaires seuls ont leur charpente intacte ; mais ils sont réduits, très atrophiés et fortement rétractés sur la paume de la main dont il est impossible de les éloigner. Les pieds ont perdu tous les orteils à leur base comme par une désarticulation métatarsophalangienne très réussie, qui n'a laissé qu'une ligne cicatricielle ; seul le gros orteil conserve un petit bout charnu sans trace d'ongle, recourbé sur la face dorsale du métatarsien. Les membres sont tout à fait insensibles au contact, à la douleur et à la température, les thoraciques à partir du tiers inférieur du bras et les pelviens à partir du genou. La motilité est conservée. A peine y a-t-il une légère atrophie des muscles des appendices et des membres.

B... a un frère aîné, deux autres puînés — dont l'un âgé de quarante-huit et l'autre de quarante ans, — et une sœur de cinquante ans ; tous sont mariés et possèdent des enfants. Il n'y a pas de lépreux parmi eux. Mais la mère est morte ici à la léproserie, à l'âge de soixante ans, de la lèpre mâle, suivant l'expression de sa fille.

Ev... de Volissos, cinquante ans. La peau de ses membres ressemble à du parchemin ; elle est parcourue par des lignes très accentuées qui s'entre-croisent dans tous les sens comme dans la porcelaine craquelée du Japon. Le nez est asphyxique, gonflé, violacé, comme une aubergine. Les mains et les pieds sont également tuméfiés et violacés comme dans l'asphyxie locale. Les doigts présentent des lignes profondément ulcérées, occupant les plis palmaires phalango-métacarpiens et interphalangiens. Ce sont des espèces de rhagades que je rencontre souvent chez les lépreux, surtout chez les tropho-névrosiques, et qui parfois progressent jusqu'aux articulations et ont alors pour conséquence de détacher les doigts. Les deux auriculaires sont fortement fléchis, avec impossibilité de les redresser ; les gros orteils sont aussi très fortement rétractés ; toutes ces lésions sont symétriques, ainsi que cela a lieu dans l'immense majorité des cas. La sensibilité est abolie à la face dorsale des pieds et des mains ; elle est très émoussée sur les avant-bras et les jambes, surtout du côté de l'extension. Point d'exsudats ; pas d'autres symptômes.

Ma visite à la léproserie a eu lieu le 7 avril par une journée chaude de 32° centigrades. Le climat de Chio est très doux ; les orangers et les citronniers prospèrent en pleine terre et sont en forêts. La température ne peut donc être accusée de contribuer à cette coloration violacée des téguments chez cette malade. J'ai déjà vu quelques individus atteints de cette lèpre asphyxique, et j'en possède une aquarelle.

Rien du côté des ascendants ; mais le frère de cette malade a eu la lèpre mâle, comme on appelle ici, la trophonerveuse ; chez lui les doigts étaient déformés, rétractés ; les ongles épais, raboteux ; la face paralysée d'un côté ; les téguments des extrémités insensibles ; il ne présentait ni exsudats, ni mutilations.

L..., de Volissos, est âgée de quarante ans. Pas de lèpre chez les ascendants ; mais son frère aîné est lépreux phymatode, ainsi qu'un autre frère, né après elle et âgé de trente-six ans actuellement; tandis que sa sœur unique, âgée de trente-huit ans, et son petit frère, de trente, sont tous deux indemnes.

L... présente, au-dessus des régions sourcilières, de gros tubercules rangés en forme d'arcades; gros exsudats dans l'épaisseur des joues; la face est violacée et toute gonflée; la peau des mains et des avant-bras est parcheminée, comme chez les veilles personnes dont le tissu sous-cutané résorbé laisse les téguments se déplacer facilement et se pincer en plis très minces par l'explorateur. L'aspect de la peau, son amincissement, sa coloration de feuille morte sur les avant-bras, et violacée, asphyxique, à la face, établissent des analogies avec la malade précédente.

M... âgée de cinquante ans ; elle nie d'abord mordicus toute hérédité. Cependant, à force de retourner les questions, nous lui faisons avouer que sa mère, originaire de Chio, est devenue lépreuse phymatode après son mariage, à vingt-cinq ans, lorsqu'elle était enceinte de M... Du moins c'est à ce moment-là que les habitants du village Carabournou, près de Smyrne, l'en ont chassée comme lépreuse. Trois ans après, le père, chiote lui-même, fut atteint de la lèpre tropho-nerveuse. Cinq autres enfants sont tous morts de la lèpre phymatode. La mère a succombé à cinquante-huit ans, le père à soixante, son oncle maternel, le frère de sa mère, était aussi lépreux phymatode ainsi qu'une de ses nièces, la fille de sa sœur. Enfin l'enfant de cette nièce a présenté les signes de la lèpre phymatode à douze ans. Tous ses parents habitaient l'île de Chio et n'étaient en communication ni avec la mère de M... ni avec elle-même, domiciliées à Carabournou. Voilà un exemple frappant des mensonges des ma-

lades lorsqu'ils veulent disculper leur famille de toute tare
héréditaire, et la démonstration du contraire lorsqu'on
a la patience de bien interroger, de bien instruire l'affaire,
comme on dirait en termes du Palais. Il s'agit d'une famille dans laquelle les lépreux pullulent, et M... a voulu
l'innocenter absolument.

P... est atteinte de la lèpre mutilante ; point d'exsudats ;
cils et sourcils conservés. Tous les doigts de la main
droite manquent, comme si un opérateur habile les avait
tous amputés méthodiquement, en respectant les extrémités articulaires des phalanges. La main gauche a subi
les mêmes mutilations que la droite : de manière que
toutes les deux sont en spatule et ne conservent que les
moignons sans appendices digitaux ; les pouces seuls existent, mais ils ont pris une direction curieuse : par suite
de la rétraction du fléchisseur, la phalange unguéale s'est
fortement fléchie sur la phalange métacarpienne, de manière à former avec elle un angle très aigu qu'on ne parvient pas à ouvrir, à cause de la rétraction insurmontable
des tendons et de l'ankylose qui y est survenue. A chacune des têtes des métacarpiens, sur le dos de la main,
correspond un fort durillon, grand comme une pièce de
50 centimes ; la peau y est épaisse, comme ligneuse, et
l'épiderme hypertrophié. Ces durillons sont séparés par
des enfoncements situés dans les intervalles des extrémités digitales des métacarpiens. La sensiblité au contact,
aux piqûres et à la température est abolie au dos des
mains, aux avant-bras et à la partie inférieure du bras,
jusqu'au-dessus de l'articulation du coude. La région de
la saignée conserve sa sensibilité, ainsi que la paume de
la main et les doigts dans le sens de la flexion. Les divers
plis palmaires sont le siège de rhagades, de gerçures pro-

fondes qui suppurent surtout pendant la mauvaise saison, bien que l'hiver soit très doux à Chio, puisque la température n'y descend pas en général au-dessous de 12° centigrades. Dès que l'automne arrive, ces rhagades se produisent et ne guérissent que lorsque l'été s'est avancé. Les membres pelviens sont à l'état naturel, soit comme forme, soit comme aspect de la peau, soit enfin comme sensibilité.

St..., âgée de vingt-trois ans, placée à la léproserie depuis un an, attribue sa maladie à la grande frayeur qu'elle a eue pendant les tremblements de terre qui ont dévasté et ruiné l'île, il y a quatre ans. La maison s'est écroulée sur elle, et l'on n'a pu la retirer des décombres qu'à grandes difficultés. C'est quelque temps après, que la face devint le siège de congestions érysipélatiformes à répétitions, durant sept à dix jours, puis disparaissant pour reparaître quelques semaines plus tard, et ainsi de suite; c'est là le premier phénomène de l'invasion de la lèpre. Les règles se sont alors supprimées pendant onze mois. Elles viennent régulièrement à présent. Elle se plaint surtout de bouffées fréquentes, de chaleur et de brûlures insupportables qui lui remontent brusquement à la face. Cette femme n'a ni exsudats, ni épaississement des téguments; pas même aux régions sourcilières qui sont pourtant complètement dégarnies de poils. Les cils sont conservés, ainsi que les cheveux. Ce qu'elle présente de curieux, c'est une pigmentation très brune, très foncée de la face sous forme de masque de domino. On dirait qu'avec un pinceau on a fortement barbouillé de sépia le nez et les joues à partir du bord orbiculaire du maxillaire. Ses mains sont aussi bouffies et bistrées. Les téguments de ces régions sont mous, doux au toucher, comme s'il

n'y avait pas d'épiderme; ils ressemblent à la peau de
certains poissons dépourvus d'écailles. Le père et la mère
vivent indemnes; mais le frère et une sœur de la mère
sont lépreux phymatodes, ainsi que la fille de cette tante,
c'est-à-dire la cousine germaine de la malade. Cette cousine a succombé à Constantinople, où je l'ai longtemps
observée et suivie, aux progrès de la lèpre exsudative;
c'était la fille du curé d'Arnaoutkey. Les mains, depuis
la racine des doigts jusqu'à l'articulation du poignet,
sont insensibles à leur face dorsale; les doigts conservent
leur sensibilité. Le tiers inférieur de la face antérieure
des jambes et le dos des pieds sont insensibles aussi; tandis que la paume des mains et la plante des pieds restent
sensibles.

R..., âgée de trente-huit ans, est lépreuse tropho-névrosique depuis vingt ans : rétraction des doigts, point de
sourcils; nez déformé, rapetissé, aplati. Nul exsudat.
Point de lépreux dans sa famille; n'a jamais eu aucune
relation, aucun contact avec des lépreux.

P..., femme d'un prêtre, cinquante-cinq ans. La maladie s'est arrêtée chez elle spontanément. Elle nous
assure, et tout le monde de l'asile confirme son dire,
qu'elle est telle qu'elle est venue ici, il y a treize ans.
Elle présente uniquement la rétraction des trois derniers
doigts de la main gauche, avec atrophie assez prononcée
des régions thénar et hypothénar, et anesthésie des téguments du dos de cette main et du côté inférieur et
externe de l'avant-bras. La main droite est naturelle.
Rien autre à noter. Ni lépreux dans la famille, ni jamais
de relation avec des lépreux. Une de ses filles est morte
lépreuse phymatode à vingt-cinq ans. Elle a, à l'heure qu'il
est, deux filles saines et un fils de vingt-cinq ans qui a été

chassé de son village (Potamia) comme suspect; il serait parti à l'étranger.

L..., âgée de trente ans, de Volissos, internée à la léproserie depuis trois ans, bien que malade depuis douze.
Pas de lépreux dans sa famille. Elle accuse comme cause
de sa maladie une grande frayeur qu'elle a eue à la montagne, où elle s'est attardée dans la nuit. La face et les
mains sont toutes comme balafrées par des cicatrices difformes, kéloïdes, violacées, qui se croisent et s'entrecoupent. L'aumônier nous dit que les exsudats énormes qui
siégeaient sur ces parties ont été en partie résorbés et en
partie détruits par une suppuration spontanée. C'est un
exemple remarquable de régression et de destruction curative des exsudats par les seuls efforts de la nature,
comme nous en avons vu des exemples nombreux. Elle
n'a ni sourcils, ni cils; elle est aveugle, par kératite interstitielle qui a déterminé l'opacité complète de la cornée. Exulcération très étendue du palais et du voile, chagrinée avec points jaunes éparpillés, comme diphtéritiques. Sur les jambes, ulcères grands comme la main, à
bords serpigineux, un peu calleux, à fond jaune, comme
diphtéritique, datant de quatre ans environ. A deux reprises différentes, ces ulcères se sont fermés; puis la cicatrice a bientôt craqué, et le travail destructif s'est derechef étendu progressivement.

J..., vingt-trois ans, de Ganohora, présente aussi un
exemple de guérison spontanée des exsudats de la lèpre.
Sa cécité complète diffère de celle de la précédente en ce
sens que ce sont des exsudats sous-conjonctivaux qui se
sont étendus du côté externe de la cornée vers son axe
et empêchent, par leur envahissement complet, la pénétration de la lumière dans le fond de l'œil. Ces exsudats,

rouges, d'aspect gélatineux, mais denses et résistants. font corps aujourd'hui avec la cornée. La face est déformée consécutivement à des tubercules nombreux, qui y siégeaient autrefois et qui se sont en partie résorbés. en partie ulcérés. Nez déformé, écrasé, rétracté; jambes ichthyosiques, avec grands ulcères, à leur tiers moyen. Le tiers inférieur des jambes et les pieds sont d'une couleur violacée, cyanosique, intense. Cette femme, lépreuse au moins depuis douze ans, n'est placée à la léproserie que depuis sept seulement. Mère morte de la lèpre exsudative; le père et l'unique sœur de la malade sont indemnes.

Voilà ce que le dépouillement de mes notes me fournit sur les malades les plus intéressants que j'ai rencontrés à la léproserie de Chio. Outre les lépreux cantonnés dans cet asile il y a, à trois heures de distance de la capitale, un village appelé Mastihohora qui contient une quarantaine d'éléphantiasiques. L'affreux état des routes, l'impossibilité de revenir coucher en ville le même jour et l'absence de tout gîte pour y passer la nuit m'ont obligé, à grands regrets, de renoncer à visiter cet autre foyer de la lèpre chiote, et de me contenter des renseignements qu'ont bien voulu me donner les honorables confrères qui exercent dans l'île depuis fort longtemps.

Le peuple de Chio a, malgré ses inconséquences, une telle frayeur et une telle horreur de la lèpre, qu'il est défendu aux pensionnaires de l'asile d'avoir des poules, des canards et des oies. Il craint que ces animaux indiscrets, picorant dans les résidus digestifs des lépreux, déposés au hasard et en plein air, faute d'égouts, ne communiquent la maladie, par l'intermédiaire de leurs œufs, à ceux qui s'en nourriraient, si l'on venait à les vendre en ville.

Au village de Volissos, patrie des mendiants, où lépreux et non lépreux vivent mêlés dans la promiscuité et la saleté la plus sordide, on ne peut leur défendre de posséder de ces animaux de basse-cour; mais aucun Chiote, étranger à ce village, n'oserait manger des œufs ou des volailles de cette provenance. Cette répugnance est spéciale aux excreta des lépreux, car tous ces animaux vagabondent partout sur l'île, autour des habitations et sont très friands de ce qui effraye les Chiotes, uniquement pour émaner des entrailles des lépreux.

Cependant les lépreux sont autorisés à avoir des chiens et des chats; les Chiotes ne partageant pas la théorie de la transmissibilité de la lèpre par l'ami de l'homme, comme les voisins du lépreux d'Aoste et le colonel qui commanda le feu sur le petit chien, compagnon unique de ce malheureux (1).

Ainsi, le peuple de l'île de Chio est contagioniste timoré dans certains cas, et absolument insouciant dans d'autres. En un mot, il manque de logique et de discernement. Mes honorables confrères, les Drs Ornstein et Cambanis, qui exercent ici depuis vingt et trente ans, m'ont affirmé avoir toujours vainement cherché un exemple de transmission qui leur prouvât le bien fondé de cette croyance populaire. Le Dr Cambanis, originaire de l'île, est le médecin de la municipalité. C'est lui surtout qui est chargé de faire des enquêtes et de rédiger les rapports au gouverneur, toutes les fois qu'il s'agit de plainte des habitants, et de réclamation de leur part pour expulser un lépreux ou un suspect. Tous les deux confrères ont vu des lépreux vivre au milieu de leurs amis et de leurs pa-

_____

(1) *Le Lépreux d'Aoste*, par Xavier de Maistre.

rents pendant de longues années, sans que jamais la maladie fût transmise à un autre membre de la famille. Ils ont vu un grand nombre de ménages dont un membre était lépreux, sans que l'autre fût jamais contaminé, malgré la vie conjugale exercée dans toute sa plénitude, pendant dix et vingt ans.

M. Spadaro, propriétaire de la meilleure pharmacie de Chio, qui remplit en même temps les fonctions de vice-consul de France et habite l'île depuis vingt-cinq ans, les nombreuses personnes haut placées dans l'île, avec lesquelles j'ai causé, tous ceux que j'ai vus enfin affirment unanimement qu'il n'y a pas eu d'exemple de transmission de la maladie dans les ménages mixtes (nombreux ici, malgré la prohibition), du conjoint lépreux à l'autre. M. Spadaro est un anticontagionniste tellement convaincu qu'il a eu deux bonnes lépreuses pour ses enfants. Après être restées pendant plusieurs années à son service, elles se sont mariées, bien que leur maladie fût avancée. Elles ont vécu plusieurs années avec leurs maris qui sont restés indemnes. Mais les enfants issus de ces mariages sont devenus lépreux vers l'âge de dix ou de quatorze ans.

Tout le monde admet à Chio l'hérédité de la lèpre et cite des faits à l'appui. Néanmoins, il m'a été dit et répété partout que cette hérédité n'est pas fatale. Des enfants, nés d'un et même de deux géniteurs lépreux, n'ont présenté aucun signe de la maladie, lors même qu'ils ont vécu jusqu'à un âge avancé. Il est généralement admis aussi que la lèpre déclarée suit une évolution très lente lorsque les malades se conforment aux règles de l'hygiène ; tandis que sa marche est très rapide dans le cas contraire.

A dix minutes environ de la capitale de Chio, un richard

patriote, M. Schilitzi, a fait bâtir un hôpital qui a coûté
beaucoup d'argent, mais qui répond peu au désir du dé-
funt par sa construction, confiée exclusivement à un ar-
chitecte peu au courant des préceptes hygiéniques dont
l'application doit passer avant tout le reste dans l'édification des nosocomes. Quoi qu'il en soit, cet hôpital fait
beaucoup de bien au pays ; mais aucun lépreux ne peut
bénéficier de cette œuvre philanthropique, lors même
qu'il serait atteint d'une maladie vulgaire intercurrente.

Un aimable confrère, le Dr Panagiotidès, que j'ai connu
autrefois à Constantinople, actuellement médecin directeur logé dans l'hôpital, me faisait visiter l'établissement
dans tous ses détails et m'annonçait précisément cette
exclusion inexorable de tout éléphantiasique, lorsque j'ai
remarqué dans la salle des femmes une jeune fille dont
la figure légèrement tuméfiée, luisante, injectée et l'œil
brillant, dont, en un mot, l'expression étrange trahissait,
pour l'homme expérimenté, la lèpre débutante. Cette jeune
fille, accueillie comme atteinte d'un embarras gastrique
fébrile, était lépreuse, à l'insu de tout le monde.

Mon examen, en présence de mon confrère, a confirmé
mon diagnostic posé à distance. Catolio, tel est son nom,
âgée de dix-sept ans, originaire de Sideranda, village situé près de Volissos, a quitté son pays et n'y a plus remis le pied depuis douze ans. Il n'y a pas de lépreux dans
sa famille, du moins à sa connaissance, me dit-elle. Elle
nous raconte qu'il y a huit mois, à la suite d'une grande
frayeur, elle a eu un érysipèle de la face (?). Celle-ci était
devenue rouge, gonflée, brûlante. C... a eu des frissons,
de la fièvre, de la céphalalgie, des engourdissements des
membres. Tous ces accidents ont disparu au bout de dix
jours ; mais ils ont réapparu six mois après. Cette fois-ci,

aux phénomènes précédents se sont ajoutés des placards
rouges sur le côté antéro-interne des jambes, avec gonflement, cuisson et plus tard desquamation. Elle éprouva
en même temps des douleurs à la plante des pieds, et eut
une grande sensibilité au froid. La face a revêtu encore
une expression érysipélateuse, et cette fois-ci les sourcils
ont commencé à tomber. Réapparition des mêmes phénomènes, il y a deux mois, mais avec des douleurs articulaires augmentant par les mouvements et par la pression,
douleurs assez violentes pour faire croire à un rhumatisme
subaigu.

Lors de ma visite à l'hôpital, le 8 avril 1887, C... était
dans l'état suivant : face uniformément et légèrement
tuméfiée, ainsi que les pavillons des oreilles, comme s'il
s'agissait d'un érysipèle en convalescence; il y a même
mue de l'épiderme; la peau du cou, normale, tranche
remarquablement à côté de ce masque de la face. Il y
a néanmoins un ruban longitudinal de 3 centimètres et
par endroits de un et de 2 centimètres de largeur, rouge
brique, à bords ondulés, situé au-dessous de la pomme
d'Adam. Sur le sein gauche, il y a aussi quelques taches
plus petites qu'un franc, d'un rouge brique, à bords irréguliers. L'avant-bras et le bras droit surtout sont envahis,
principalement du côté de l'extension, par de grands placards d'un rouge brique uniforme, circonscrivant de plus
en plus, à mesure qu'on s'approche de l'épaule, des îlots
de peau saine. L'épiderme mue, sous forme d'écailles, sur
toute l'étendue de ces placards. Les mains sont elles-
mêmes tuméfiées et d'un rouge violet. La peau des régions thénar et hypothénar est rugueuse à cause de
l'épaississement de l'épiderme, qui est comme calleux; le
reste de la paume est d'un rouge foncé. Le dos est cha-

marré de taches dont les unes rondes comme une pièce
de cinquante centimes, les autres oblongues dans le sens
des côtes, à bords ondulés, mais d'un rose peu prononcé,
sans saillie, et appréciables seulement à la lumière obli-
que. Toutes les parties dont la couleur est modifiée,
même les taches si légères du dos, sont insensibles à la
piqûre. La sensibilité existe immédiatement au delà des
lignes ondulées qui limitent les placards. Ganglions du
cou et des aines très développés ; c'est la première fois
que je constate la chute des cheveux, en même temps
que celle des cils et des sourcils. Les fesses sont couvertes
dans leur totalité par un large placard jambon, avec
épiderme rugueux en mue, et à bords ondulés, irréguliers. Les piqûres d'épingle n'y sont pas appréciées. Cette
jeune fille, on le voit par le tableau que je viens d'en
esquisser, était lépreuse, et cela depuis plus de dix mois,
depuis l'apparition de la première tuméfaction de la face,
qualifiée d'érysipèle. Il m'a été donné de voir bien des
fois la lèpre tout à fait à son début, et mon diagnostic, qui
ne paraissait pas acceptable aux confrères, s'est toujours
confirmé par la suite. C'est ce qui est arrivé dans ce cas
aussi. Le Dr Panagiotidès, venu à Constantinople il y a
quelques mois, m'a affirmé que chez cette pauvre fille qu'il
a gardée en observation, la maladie a progressé depuis
que je l'ai vue, et qu'on a dû l'envoyer au couvent qui
donne asile aux lépreux. Ainsi le premier stade de la
lèpre ressemble à s'y méprendre à la période initiale des
fièvres éruptives. Aussi pourra-t-on l'appeler avec raison
période exanthématique.

Cette observation est une démonstration de ce que j'ai
dit et répété souvent, à savoir, que la lèpre à son début
reste méconnue par les médecins les plus instruits et qui

exercent même dans ses divers foyers. Elle n'attire
l'attention que lorsque, par ses manifestations ultérieures,
par ses exsudats, par ses mutilations, par ses dégâts
enfin, elle impressionne et répugne. De sorte que dans
les pays mêmes d'où les lépreux sont irrévocablement
expulsés, il y en a qui vivent dans la société, inaperçus,
pendant deux, cinq et même dix ans et au delà, lorsque
la marche de la maladie est lente ; ce dont nous avons
donné de nombreux exemples. J'ai donc raison de dou-
bler presque le chiffre des lépreux que l'autorité et l'opinion publique nous ont désignés pour chaque localité
où la maladie règne.

VII

LES LÉPREUX DE L'ILE DE CRÈTE.

Crète, la plus grande des îles de la mer Égée, désignée aussi sous le nom de Candie, a été et reste toujours un objet de convoitise pour la puissance qui aspire à la prépondérance maritime dans la Méditerranée. Sa population est aujourd'hui de 300,000 âmes environ, dont 80,000 musulmans. La lèpre y existe disséminée un peu partout; mais elle est rarissime dans les villes et très fréquente dans certains villages.

Les confrères que j'y ai vus, lors de mon voyage, ne sont pas d'accord sur le nombre des Crétois lépreux. Ainsi, selon le Dr Varouha, il y en a 100 à Kidonie, 80 à Réthimo, 160 à Candia, 100 à Iérapétra, plus une centaine éparpillée par-ci par-là. Ce qui ferait un total de 530 lépreux; tandis que, selon le Dr Zafiridi, il y en aurait près de 2,000. Nous nous sommes adressé au gouverneur de l'île pour savoir qui de nos deux confrères était dans le vrai et nous attendions sa réponse, lorsque l'insurrection y a éclaté. Quoi qu'il en soit, à part les cas clandestins dispersés, il y a sur l'île, à une petite distance des centres de population, des colonies de lépreux, c'est-à-dire des villages fondés par ces malheureux expulsés de leurs foyers, sur la réclamation de leurs concitoyens. Ces villages sont désignés sous le nom de Miskinia, du mot turc *miskin*, qui signifie lépreux ou léprochoris, de *lépros* et *chorion*, deux mots grecs qui veulent dire village des lépreux.

A mon arrivée à Héraklio, ville principale de l'île, le 13 mai 1888, j'ai eu la bonne chance d'y rencontrer un aimable et distingué confrère, le Dr Zafiridès, à qui j'exprime ici tous mes remercîments, tant pour les informations qu'il a bien voulu me donner, résultats de sa propre expérience, que pour la peine qu'il a prise de m'accompagner à mon excursion au Léprochori.

Miskinia est bâti sur un terrain élevé d'où l'on jouit d'une vue admirable. Ce village, fondé par les lépreux et à eux consacré, se trouve à une distance d'un quart d'heure d'Héraklio, en bourriquet. Cent vingt maisons environ, dont la plupart bâties en pierres, y abritent 130 lépreux, selon l'affirmation de l'aumônier. Le gouvernement local accorde à chacun d'eux une demi-ocque de pain par jour. L'ocque équivaut à 1,200 grammes à peu près. Certains d'entre eux possèdent quelques champs, ou quelque petite maisonnette dans leur pays natal, d'où ils touchent un petit pécule. Exceptionnellement, trois ou quatre familles aisées ont fait construire au Léprochori de jolies petites villas. Ceux qui sont dépourvus de tous moyens d'existence, et c'est le cas de l'immense majorité, vivent de mendicité.

En Crète, le suffrage universel se trouve largement appliqué ; les lépreux, bien que mis au ban de la société qui se désintéresse complètement d'eux, continuent à jouir avec fierté de leurs droits civiques et à prendre part à la direction des affaires de la patrie, s'ils remplissent les conditions exigées par la loi. Miskinia fournit trente voix à ajouter aux autres électeurs de l'île. Sont-ils en

même temps éligibles ; y a-t-il des lépreux parmi les
députés ? Je ne saurais le dire.

Le peuple crétois croit à la contagiosité. Il réclame et
obtient le placement aux Léprochoris de tout lépreux
avéré. Mais ici comme partout, on fait de cruels affronts
à dame logique. Il y a désaccord complet entre la théorie
qui effraye et la pratique journalière qui rassure. Croi-
rait-on que dans ce village de lépreux expulsés de partout comme des pestiférés, logent pêle-mêle avec eux
près de 800 personnes bien portantes, qui sont venues volontairement vivre dans ce milieu avec leurs
femmes et leurs enfants, et cela lorsque la populace
massacrerait à coup de pierres le malheureux lépreux
qui oserait enfreindre la consigne et franchirait la barrière de la ville, pour mendier quelque chose à ajouter
au pain sec que lui accorde la municipalité?

Ces 800 personnes bien portantes, installées au léprochori depuis des années et des années, n'ont la moindre inquiétude ni sur leur sort ni sur celui de leurs enfants. Ils
nient la contagiosité, dont ils n'ont constaté aucun exemple parmi eux. Il est évident qu'un seul fait de transmission les ferait tous déguerpir, et au plus vite.

Ce village possède une église assez spacieuse et bien
entretenue, qui jouit d'une grande vogue thaumaturge.
Les habitants de la ville d'Héraclion y vont entendre la
messe et les vêpres. Il y a aussi affluence considérable
de tous les environs, le jour de sa fête patronale et
mixtion des lépreux et de leurs enfants avec le peuple
qui s'y rend souvent en pèlerinage.

Outre le contact opéré à l'église, il y a au Léprochori
plusieurs cafés où se réunissent chaque jour, confondus
ensemble, lépreux et non lépreux, buvant dans les mêmes

verres et les mêmes tasses, et fumant les mêmes nar-
guillés.

Enfin la misère est telle sur l'île, qu'il y a encore des
pauvres qui, faute de domicile, couchent dans des grottes
creusées dans les rochers, comme dans les temps pré-
historiques. Parfois des lépreux se réfugient aussi dans
ces grottes. De mémoire d'homme on n'a vu la lèpre
envahir ces indigents que la misère oblige de partager
les habitats des lépreux.

Il y a dans ce léprochori trente musulmans qui appartiennent à la secte des Bektachis, qui ne s'astreint point
aux prescriptions sévères du Coran pour la propreté, les
ablutions et l'interdiction des boissons alcooliques.

Le curé, qui jouit d'une grande autorité parmi ses
ouailles, et que respectent même les musulmans, est un
bel homme âgé de trente-cinq ans. Bien que né ici de
père et mère lépreux, tropho-névrosiques, cantonnés
d'office au léprochori, où ils se sont mariés et où ils
ont succombé aux progrès de la lèpre, bien qu'il ait
tété le sein de sa mère toute défigurée et estropiée par la
lèpre, et qu'il ait passé toute sa vie parmi les lépreux,
l'aumônier reste absolument indemne. Son père, natif de
Mirenbello, n'aurait eu aucun lépreux dans sa famille.
La maladie s'est déclarée chez lui à l'âge de vingt ans.

Sa mère, du village Viano, atteinte aussi à vingt et un
ans, eut une sœur et un frère également lépreux phymatodes. Le curé ignore s'il a eu d'autres parents ascendants maternels lépreux.

Le bas clergé orthodoxe peut prendre femme conformément aux préceptes antiques et fondamentaux du christianisme, aux paroles de saint Paul, et à ce qui s'est toujours
pratiqué jusqu'au neuvième siècle. Mais il doit l'épouser

avant d'entrer dans les ordres; s'il vient à la perdre, il ne peut plus se remarier. Tant qu'il est en possession de femme, il ne peut devenir archevêque (?) ; autant de questions incomprises par les profanes. Donc le curé, usant du droit que concède l'Église du Christ *ab antiquo*, droit que l'orthodoxie, conservatrice par excellence, maintient toujours sans rien innover, a épousé en 1874 une femme saine comme lui. Sept enfants sont nés de ce mariage : deux filles et cinq garçons dont l'aîné a dix-sept ans. Tous vivent au léprochori; ils sont bien portants, si ce n'est l'avant-dernier, âgé de huit ans et qui est déjà lépreux.

En effet, de temps en temps, des frissons suivis de fièvre annoncent l'apparition de l'érythème noueux sur les membres. Il jette du nez; l'olécrâne droit est couvert d'une cicatrice violacée ayant l'aspect du raisin sec de Malaga, signe primordial caractéristique de la lèpre, selon moi. L'aumônier, son père, se plaît à rester dans le doute pour son enfant, bien qu'il soit très fort pour poser un diagnostic dans la spécialité qui l'a vu naître.

Ici à Miskinia tout le monde admet le développement spontané de la lèpre, car on voit de temps en temps un cas de lèpre se développer dans un village où il n'y en a point, et sans qu'on ait été exposé au contact d'un lépreux.

Le mariage est permis aux lépreux chrétiens et musulmans. Plusieurs de ces ménages comptent deux et trois enfants. Ceux-ci circulent librement partout. Le jour, ils fréquentent les écoles de la ville sans qu'on leur fasse la moindre observation, et le soir ils rentrent dans le léprochori, auprès de leurs parents.

Le curé, homme intelligent, observateur et connaissant

bien la lèpre, à force de vivre au milieu de ses victimes, nous donne des renseignements très instructifs. Il nous raconte qu'un père sain, ayant des enfants également indemnes, devint plus tard lépreux. On sépara les enfants aussitôt qu'on s'est aperçu de la maladie du père. Néanmoins, vingt ans plus tard, ceux-ci sont devenus lépreux.

Il a vu nombre de ménages mixtes, et il y en a encore ici, à l'heure qu'il est, plusieurs que j'ai visités moi-même, dont un seul conjoint est lépreux. Bien que la vie conjugale date de dix et vingt ans, on n'a pas vu ici d'exemple de transmission de la lèpre d'un époux à l'autre. Dans ces cas les enfants sont en général lépreux. Lorsque c'est le père qui est lépreux, les enfants présentent en général la même forme de la maladie que lui.

Enfin, il y a ici plusieurs lépreux dont les grands-parents ont eu la lèpre. Leur père et leur mère, étant indemnes, ont engendré des enfants lépreux. La lèpre a donc sauté par-dessus une génération. Voici le résumé des notes prises par moi sur les malades les plus intéressants de ce Léprochori.

Georges Economakis fut atteint de la lèpre phymatode, sans antécédents héréditaires, sans avoir été en relations avec des lépreux. Il est mort à cinquante-deux ans, après avoir eu sept enfants qui tous devinrent lépreux phymatodes. Le dernier, âgé de huit ans, porte déjà les premiers symptômes de la maladie : chute des sourcils, gonflement érysipélatiforme de la face qui est sans expression et comme hébétée ; exsudats en nappe aux régions sourcilières et jugales. Trois de ses enfants sont morts à l'âge de vingt, dix-huit et dix ans ; quatre vivent ici. Voilà donc un exemple de transmission héréditaire de la lèpre, du père à tous les enfants, sans exception aucune.

La mère, âgée de cinquante ans, demeure ici depuis plus de vingt ans, d'abord à cause de son mari et, depuis la mort de celui-ci, pour ne pas se séparer de ses enfants. Elle est indemne.

Un enfant de dix ans a déjà des tubercules gros comme des pois sur le lobule du nez, et des placards d'exsudats sur les joues. Son père est lépreux, sa mère saine.

Il y a quatorze ans que le Dr Zafiridès, qui assiste à notre enquête scientifique au léprochori, a donné des soins à un homme ici présent qui n'avait alors, comme phéno-mène morbide, qu'une insensibilité complète à la douleur et à la température au tiers moyen de le jambe droite qu'il sentait en même temps comme engourdie ; toute la peau conservait alors son aspect normal. Cet homme se maria à cette époque. Quelque temps après, notre honorable confrère a constaté, à plusieurs reprises des congestions érysipélatiformes de la face avec fièvre intense, en même temps que des placards rouges douloureux sur les mem-bres (érythème noueux léprosique). Les tubercules de la face ont paru plus tard. Deux ans après le mariage, la face s'est tellement déformée que le village réclama tapa-geusement le placement du malade à Miskinia. Sa femme n'a jamais voulu le quitter. Un an après le mariage naquit une fille, ici présente, saine, âgée de treize ans, non réglée encore. Deux autres enfants sont morts en bas âge, l'un de bronchite, l'autre de variole.

Un fils de ce malade, âgé de dix ans, méticuleusement examiné par nous, ne présente qu'une insensibilité sur une étendue de 4 centimètres de long et de 3 de large, à limites irrégulières, au tiers inférieur de l'avant-bras gauche, du côté externe. L'aspect de la peau y est normal. La mère est indemne ; le père est phymatode très avancé :

exsudats énormes à la face et aux membres. Sur le tronc larges placards insensibles, grands comme la main, de couleur jambon, ayant l'aspect d'un groupement de papules syphilitiques confluentes avec épiderme en mue; nez aplati, déformé; larges exulcérations du palais et des fausses nasales; exsudats sur le côté externe des cornées, progressant vers le centre. En un mot, tableau complet de la lèpre exsudative.

B..., un enfant de douze ans, déjà tropho-névrosique, a pour mère une lépreuse phymatode. Le père est sain.

J'ai vu par contre une mère phymatode avoir des enfants tropho-névrosiques.

D..., jeune homme de quatorze ans, n'a plus de sourcils; son nez est affaissé. Il ne présente en fait d'autres signes que l'insensibilité de la peau aux bras et les avant-bras, au dos des mains, aux cuisses, aux jambes et aux pieds. La face est peu sensible. Le cuir chevelu, le cou, le tronc, les régions du pli du coude, les poplitées, les paumes des mains et les plantes des pieds conservent, comme presque toujours dans les cas pareils, leur sensibilité normale.

Un père phymatode a eu trois enfants. Sa fille aînée, âgée de trente ans, est saine; la seconde âgée de vingt-cinq ans est phymatode; son fils âgé de quatorze ans est sain, quant à présent. La mère, ici présente, a partagé la couche de son mari pendant trente ans. Elle reste indemne.

Un jeune homme, L..., de dix-huit ans, avec ulcères aux genoux et aux coudes, de grands placards exsudatifs aux dos des mains et exulcération étendue du palais, est issu de père et mère sains. Mais la grand'mère et le grand-père paternels étaient tropho-névrosiques tous les deux. Ils sont morts avant la naissance de L...

Un jeune homme de vingt et un ans, Délakis, phymatode, a son père et sa mère sains. Mais deux neveux de
celle-ci sont lépreux. Le frère aîné de ce malade a quitté la
maison paternelle à l'âge de quatre ans et fut placé chez
un berger habitant un village éloigné, où il n'y a pas de
lèpre. Il n'a jamais eu de relations ni avec Délakis, ni
avec ses cousins ; pourtant il devint lépreux phymatode
presque à la même époque que D..., et vint mourir ici,
à l'âge de vingt-deux ans, de la lèpre exsudative.

X...., cinquante ans, devint lépreux tropho-névrosique
à l'âge de trente ans. Il est cantonné ici depuis huit ans
avec ses deux fils et ses deux filles qui demeurent sains
et saufs.

A...., un enfant de treize ans, eut son père lépreux
phymatode, ainsi que son oncle, le frère de celui-ci ; ses
trois frères et ses deux sœurs restent indemnes ainsi que
sa mère, tandis que lui est éléphantiasique.

E... a été bonne pendant plusieurs années chez le
Dr Zafiridès. Elle est atteinte de la lèpre mutilante. Il n'y
a pas de lépreux dans sa famille et elle n'en a jamais
fréquenté.

X..., âgée de vingt-huit ans, a eu sa mère et sa sœur
lépreuses qu'elle a accompagnées ici à l'âge de treize ans.
Elle n'a jamais quitté le léprochori depuis. A quinze ans,
elle a épousé un lépreux dont elle a eu trois enfants élevés
tous ici. Ils ont douze, dix et huit ans. La mère et les
enfants sont indemnes jusqu'à présent.

St..., cinquante ans, du village Platano, est lépreux phymatode. Rien en fait d'hérédité. Atteint à quatorze ans, il
perdit les sourcils ; eut des tubercules aux oreilles devenues énormes, des ulcères profonds aux coudes, etc. La maladie s'arrêta depuis vingt ans et *paraît guérie*. Il porte les

cicatrices indélébiles de la lèpre : pas de sourcils ni moustaches; barbe très clairsemée, voix enrouée. Les doigts auriculaires très rétractés, surtout le droit, qui est aussi la seule partie du corps insensible; il ne sent pas la piqûre de l'aiguille lors même qu'elle a traversé la peau de part en part; la sensibilité à la température persiste. Marié ici au léprochori, à vingt-deux ans, à une lépreuse, il eut un enfant qui devint lépreux phymatode à douze ans et qui succomba à dix-huit ans.

Un enfant de dix ans est atteint de la lèpre trophique très avancée déjà. Les deux paupières inférieures sont très atrophiées; épiphora et lagophtalmie. Rétraction des doigts auriculaires. Atrophie très prononcée des muscles du premier espace interosseux, d'où creux profond entre le pouce et l'index droits. Cicatrices caractéristiques de pemphigus au genou gauche; insensibilité de la peau à la partie inférieure de l'avant-bras droit, près du poignet, du côté de l'extension. C'est la première fois que je rencontre la lèpre tropho-névrosique aussi avancée sur un sujet si jeune. La mère de cet enfant est lépreuse trophonévrosique; le père est indemne.

Enfin, parmi les malades curieux que j'ai rencontrés ici, je citerai un homme tropho-névrosique qui a les trois doigts de la main droite et les deux de la gauche mutilés, depuis quatre ans; les pieds, déformés, se sont rétractés en pied bot valgus, depuis deux ans; et un enfant de trois ans, lépreux dont la face est couverte d'exsudats et les cuisses de placards de l'érythème noueux spécial. La maladie aurait débuté chez lui, à l'âge de deux ans, par des tuméfactions faciales érysipélateuses, à répétition. La mère est une musulmane lépreuse phymatode avancée. Le père sain. L'enfant est né au léprochori.

Voici les renseignements généraux que j'ai puisés sur les lieux mêmes, à Héraclio, auprès des confrères et des habitants.

La lèpre est très rare dans les villes de l'île de Crète. C'est surtout au village Timbaki, dans l'éparchie (département) de Messana, ayant six cents habitants, que la maladie se développe. La croyance populaire accuse l'hérédité, la malpropreté proverbiale des Crétois, et la mauvaise nourriture. Dans ce village on abuse de la morue salée norvégienne, souvent altérée, et du porc salé, rissolé dans l'huile d'olive de mauvaise qualité, provenant du dépôt des jarres dans lesquelles on déverse chaque année le fond de la nouvelle récolte, sans jeter les résidus des récoltes précédentes qui y ont ranci. En fait de boisson, on absorbe de grandes quantités de raki et de vin blanc, dont un verre de table suffit pour tourner la tête. Ce vin est aussi fort que le brandy et ne coûte qu'une piastre l'ocque (20 centimes les 1,200 grammes). Bien que primitivement très capiteux, pour le bien conserver on l'additionne d'alcool de très mauvaise qualité, provenant de Trieste, et dont l'ocque est vendu ici à 20 et 30 centimes, en détail! Femmes et hommes usent profusément de ce vin, pour résister au surmenage. En effet, en Crète, tous les deux sexes boivent et travaillent douze et seize heures par jour dans les champs et les vignes, exposés à un soleil quasi équatorial.

Timbaki, situé au sud de l'île, se trouve balayé, pendant une grande partie de l'année, par un vent brûlant venant directement de la Lydie. Mais, par suite d'un changement brusque du vent, la température baisse tout d'un coup d'une manière étonnante. Le village est plat et non entouré de montagnes. Les nuits qui succèdent aux journées d'une température torride, sont très froides et très humides.

Le peuple croit que la lèpre est une punition divine, infligée aux voleurs, aux faux témoins et à tous les malfaiteurs en général. Les Crétois d'élite se gardent bien de combattre cette croyance, qui maintient bien des mauvais sujets dans la voie de l'honnèteté.

Un lépreux d'Héraclion m'a dit que la maladie a commencé chez lui d'une manière brusque, à la suite d'une grande émotion. Il s'était jeté à la mer pendant une tempête pour sauver la vie à quelqu'un qui se noyait. Il n'y avait rien à noter chez lui du côté de l'hérédité.

Les avis sont partagés en Crète, pour ce qui concerne la transmissibilité de la lèpre. La contagiosité est l'idée qui prévaut. Mais tous admettent l'hérédité directe des parents aux enfants, ou bien éloignée et remontant à deux et même à trois et à quatre générations.

Selon les habitants d'Héraclion, la maladie est rarement spontanée. Elle est surtout héréditaire et elle ne passe pas d'un conjoint à l'autre.

Quelques lépreux aisés ont vécu et vivent encore dans la ville, à condition qu'ils ne se montreront pas au public qui a plutôt horreur que peur de la maladie. Ces lépreux privilégiés se marient, ont femmes et enfants, et sont fréquentés par les parents et les amis. On n'a jamais signalé un exemple de transmission dans leur entourage, pas plus que chez ceux qui les fréquentent.

Il n'y a pas d'exemple d'étranger domicilié en Crète et devenu lépreux, lors même qu'il y a passé dix et trente ans de sa vie.

Notre honorable confrère le Dr Zafiridès est Crétois et il exerce ici depuis trente-cinq ans. Il ne croit pas à la contagion, mais il croit fermement à l'hérédité. Il a vu la maladie sauter une et deux générations. Il lui a été donné d'observer un grand nombre de ménages dont l'un conjoint était lépreux sans que l'autre ait jamais gagné la maladie. Notre honorable confrère a ajouté : J'ai observé deux cas douteux et à côté de ceux-là qui ne sont pas démonstratifs, des centaines de faits qui plaident contre la contagion. La lèpre est très rare dans les villes, dit-il, parce que le citadin est propre et qu'il se nourrit convenablement. Il n'y a en ce moment que deux lépreux dans la ville d'Héraclion. Ils sont de provenance rurale.

Les formes observées ici, à Héraclion, sont : la phymatode, la névroso-trophique et la réunion de toutes deux sur le même sujet ou mixte.

Le plus jeune enfant que le Dr Zafiridès ait vu atteint de la lèpre, était âgé de trois ans. Son père et sa mère étaient lépreux phymatodes, et l'enfant aussi. Il lui est arrivé souvent de constater chez les enfants une forme différente de celle des parents ou des grands-parents. La maladie débute ici par la chute des cils et des sourcils, lorsqu'il s'agit de la forme exsudative.

Cependant, à en juger par ce que j'ai vu moi-même et par les renseignements que j'ai eus directement des malades et de leur entourage, les congestions érysipélatiformes de la face, souvent aussi l'apparition de l'érythème noueux sur les membres, le tout accompagné d'un mouvement fébrile intense, ouvrent ici encore la scène, comme je l'ai observé souvent à Constantinople et dans les diverses localités lépreuses que j'ai visitées. Seulement cette première manifestation passe souvent inaperçue par les gens qui ne prennent aucun soin de leur personne, et il faut réveiller leurs souvenirs pour le leur faire

avouer. Le peuple ne se doute du début de la lèpre que
lorsque les sourcils commencent à se dégarnir et que les
exsudats envahissent la face et les membres.

Pour la forme névroso-trophique, le peuple considère
comme symptôme pathognomonique l'atrophie du premier interosseux dorsal, c'est-à-dire le creux qui en résulte entre le pouce et l'index.

Mais j'ajouterai qu'ici encore le diagnostic posé par le
peuple et même par les médecins qui exercent dans les
pays lépreux, est tardif. La lèpre a déjà annoncé depuis
plusieurs années son début par d'autres symptômes que
j'ai toujours constatés, savoir : l'apparition de grosses
bulles de pemphigus aux genoux, dans le voisinage de la
rotule, auxquelles succèdent des ulcérations superficielles,
mais larges, dont la suppuration dure des mois et dont
les cicatrices restent indélébiles. La peau qui couvre les
coudes s'ulcère aussi; ou bien elle se modifie, devient
violacée et revêt la forme plissée irrégulière que j'ai
comparée au raisin sec de Malaga. Enfin le signe le plus
important et qui précède parfois tous les autres, c'est
l'*anesthésie cutanée* complète ou incomplète par placards,
sur diverses parties des membres thoraciques et pelviens,
principalement sur les avant-bras et les jambes du côté
de l'extension. Ces placards anesthésiques ont une déli-
mitation irrégulière et des dimensions qui varient depuis
celles d'une pièce de cinq francs, argent, jusqu'à celles de
la main et au delà.

Les signes que je viens de signaler se manifestent et
évoluent souvent pendant des années, avant l'atrophie
musculaire, et lorsque personne ne soupçonne encore
l'existence de la lèpre.

Une seule fois le Dr Zafiridès a vu la lèpre phymatode

s'annoncer, chez un élève en pharmacie, par des taches pigmentaires. Cette manière de débuter paraît donc être rare à Héraclion.

La mariage est défendu par l'archevêque orthodoxe de l'île de Crète, soit entre un lépreux et une personne saine, soit entre deux lépreux. Mais en général on se passe de son autorisation. Le premier prêtre venu bénit les futurs époux clandestinement et impunément, le gouvernement se souciant fort peu de tout ce qui concerne la lèpre et les lépreux.

La forme tropho-nerveuse a une marche lente ici. Elle permet de vivre vingt, trente ans et au delà. C'est la première fois que je l'ai vue débuter à un âge aussi tendre, à dix et douze ans. La phymatode tue vite, dans deux ou six ans, en moyenne.

J'ai constaté à Héraclion encore quelques cas de guérison spontanée ou d'arrêt dans la marche de la lèpre tropho-nerveuse et même de l'exsudative, parfois même à une période avancée de leur évolution, et après que la maladie a mutilé, déformé et estropié ses victimes.

Le Dr Zafiridès fait très peu de thérapeutique dans la lèpre en ville, et seulement chez ceux qui ont les moyens de s'isoler et d'apaiser ainsi les alarmes de la populace. Les lépreux du léprochori ne sont visités par aucun médecin. Notre confrère a souvent constaté une amélioration remarquable, et le ralentissement de la maladie à la suite d'une hygiène sévère et d'une nourriture convenable

Les bains sulfureux d'Ipati, en Grèce, amèneraient une modification heureuse des ulcères. A l'intérieur il n'a recours qu'à l'arsenic.

La syphilis ne se voit que rarement en Crète, dans les villes. Elle n'existe presque pas chez les paysans. Cepen-

dant le fait suivant ne permet pas de l'exclure complètement, même de la cabane du pauvre. Un homme censé
lépreux phymatode fut guéri par un empirique grâce
aux fumigations mercurielles; et chose curieuse, lui-
même eut la syphilis et se guérit par le même moyen.

Il y aurait en Crète un lépreux sur deux cents habitants.
La population de l'île est évaluée à trois cent mille, dont
quatre-vingt mille musulmans, ce qui fait un total approxi-
matif de quinze cents lépreux, auquel il faudra ajouter
les méconnus et les tolérés.

Les musulmans crétois sont des descendants de réné-
gats. Ils proviennent par conséquent de la même souche
que les chrétiens, et ne sont pas des Turcomans importés
à l'île. Une chose à remarquer encore ici, c'est que les
musulmans, bien que des bektachis, sont incomparablement moins éprouvés par la lèpre que les chrétiens; ce
que l'on est tout naturellement porté à attribuer à leur
propreté et à l'abstention de la viande de cochon et des
poissons salés (morue, thons, maquereaux, etc.). J'ajouterai que les musulmans sont pour la plupart des citadins;
ils ne sont pas aussi pauvres que les chrétiens; ils ne se
fatiguent pas autant que ces derniers qui, à cause de leur
misère, s'épuisent à travailler en plein soleil ardent, et
s'exposent à l'humidité et au froid nocturnes qui les sur-
prennent après des journées d'une chaleur excessive. On
ne peut contester l'action de ces causes diverses sur la
circulation capillaire de la peau.

A quelques minutes de la ville de Hania, capitale
actuelle de l'île de Crète, et sur la grande route se trouvent réunis, dans de petits cabanons couverts de chaume
et dont la terre seule constitue le parquet, cinquante-quatre
lépreux dont dix musulmans. Mon honorable confrère, le

Dr Varouha, que j'ai connu autrefois à Paris, Crétois d'origine et exerçant à Hania depuis près de trente-quatre ans, a bien voulu m'accompagner à ce Léprochori et m'aider ainsi à recueillir les renseignements dont j'avais besoin. La lèpre tropho-névrosique ou rétractile compte, dans cette collection de lépreux, plus de victimes que l'exsudative. Le chef de cette petite colonie qui touche à la ville, un homme intelligent et vigoureux, âgé de quarante-trois ans, est atteint de la lèpre tropho-névrosique. On le désigne sous le nom de capo. La maladie est stationnaire chez lui depuis vingt ans. Il en porte cependant les stigmates indélébiles, savoir : une légère atrophie de la paupière inférieure droite avec lagophtalmie; la rétraction des doigts, surtout de l'auriculaire; l'atrophie des muscles des régions thénar et hypothénar et l'anesthésie cutanée au contact et aux piqûres, aux deux tiers inférieurs des avant-bras et des jambes, ainsi qu'au dos des mains et des pieds, à l'exclusion cependant des doigts et orteils qui conservent leur sensibilité à leur face dorsale et palmaire. Ce capo (chef) est marié à une lépreuse de trente ans, également tropho-névrosique, cantonnée ici depuis l'âge de dix ans. Celle-ci présente comme signes de la maladie, l'atrophie des muscles des régions thénar et hypothénar, et la rétraction de l'auriculaire; mais l'insensibilité cutanée est limitée chez elle au bord interne de chaque main, à la partie qui correspond au cinquième métacarpien. Ce couple a une fille de seize ans qui, mariée à l'épicier de la grande route dont la boutique se trouve à 20 mètres de la léproserie, eut déjà un enfant qui marche dans son douzième mois et qui tète le sein de sa mère. Le père, la mère et l'enfant de ce jeune ménage sont tous indemnes. L'épicier, gros gaillard, ne comptant aucun lépreux dans sa famille, n'a pas craint d'épouser la fille de deux lépreux qui, d'ailleurs, sont toute la journée dans sa boutique, sans nuire à sa clientèle. Les voyageurs qui se rendent de Hania aux villages voisins, s'arrêtent à l'épicerie, y font leurs emplettes et boivent la goutte, sans s'inquiéter du voisinage du Léprochori, ni la présence des lépreux.

Chez une femme de soixante-cinq ans, la lèpre trophonévrosique est enrayée dans sa marche depuis plus de quarante ans.

Chez une autre, depuis vingt ans.

Ce qui m'a frappé dans ce léprochori, c'est que des individus d'une constitution athlétique, atteints de la lèpre tropho-nerveuse depuis vingt-cinq et trente ans, ont conservé toute leur vigueur physique et intellectuelle et ne présentent, comme preuves incontestables de la lèpre, que l'atrophie de la paupière inférieure, la rétraction des auriculaires et parfois de l'annulaire, ainsi que l'abolition de la sensibilité ou sa diminution à la partie inférieure des avant-bras et des jambes, parfois même sur une partie très circonscrite des téguments de ces régions ou uniquement sur la face dorsale d'un ou de deux doigts.

Parmi les phymatodes de cette colonie, deux malades ont attiré surtout mon attention par leurs exsudats très saillants et gros comme des châtaignes qui, bien que discrets, imprimaient à la face une expression bizarre.

L'arrêt spontané de la maladie parfois, et bien plus souvent la lenteur de son évolution chez ces pauvres diables, qui vivent dans la saleté et les privations, fait naître dans l'esprit la conviction que si les lépreux étaient convenablement nourris et soignés, ils se trouveraient dans des conditions favorables pour guérir ou tout au moins pour voir souvent leur maladie s'enrayer dans sa marche. Mais ces infortunés n'ont qu'un demi-pain par jour, et, échelonnés sur la grande route, dans les haillons, sans abri contre les pluies torrentielles et le soleil ardent de ce pays, ils épient le passage de quelques voyageurs pour mendier quelques paras (centimes) qui serviront à acheter à bon marché de la morue, du caviar rouge ou de l'huile d'olive exécrables, qui répugnent par leur puanteur, à ajouter au pain sec que leur accorde la municipalité.

Pour compléter ce tableau, qui n'est certes pas à la louange des Crétois, qui prétendent avoir droit, par leur développement intellectuel, au régime libéral le plus avancé du monde, je dirai que ces malheureux couchent tels quels, avec leurs habits infects souvent trempés, dans leur galetas, sur quelque lambeau de natte pourrie, jetée sur la terre que la pluie vient souvent inonder!

Bien que Candie fournisse, grâce à ses fabriques, du savon à presque tout l'empire ottoman, je n'ai pu m'en procurer un seul morceau dans ce léprochori pour me nettoyer les mains, après avoir terminé mon enquête scientifique, que chez le capo. En général, ce produit si précieux de l'industrie locale sert plutôt à l'exportation qu'à la consommation sur place.

Malgré les souffrances morales et physiques auxquelles ils sont continuellement en proie, les lépreux de Hania ne sont pas plongés dans cette tristesse, dans cette mélancolie profonde qui est l'apanage constant de la maladie. Ils paraissent assez gais; j'en ai même vu rire, chose assez rare chez les éléphantiasiques. Je suis porté à croire que ce qui soutient leur moral et contribue aussi à mettre un frein à la marche rapide de leur mal, c'est la situation de leur léprochori sur une grande route très fréquentée. En effet, ces lépreux ne sont pas parqués dans l'isolement. Ils causent tous les jours avec les passants et prennent part au mouvement de la vie sociale; ce qui les distrait et les arrache à leurs idées noires et au désespoir qui les ronge sans trêve lorsque, incarcérés dans un coin désert, ils sont abandonnés à leurs idées noires et à leur triste sort, sans la moindre distraction venant du dehors.

Parmi les 54 lépreux de ce léprochori, j'ai rencontré 15 aveugles consécutivement à la lagophtalmie chez les tropho-névrosiques, ou bien à l'envahissement de la cornée par les exsudats marchant en général du côté externe vers le centre, chez les phymatodes. Mais il y en a aussi dont l'œil a été atteint dans ses profondeurs et se trouve aujourd'hui atrophié; ce résultat final a été observé par moi chez de nombreux malades uniquement à la suite d'ophtalmite (iritis, choroïdite, etc.), sans lagophtalmie, sans exsudat sous-conjonctival.

Le dépouillement de mes observations prises en Crète corrobore l'opinion que la lèpre se développe tantôt sans antécédents de famille et sans que l'on soit en droit de soupçonner le moindre contact, c'est-à-dire spontanément, tantôt héréditairement. Ce sont là du reste les deux termes dont se servent les médecins, aussi bien que le peuple, en Crète. Ainsi c'est la mère ou le père seul qui est lépreux. Parfois même ils le sont tous les deux; ou la grand'mère paternelle ou maternelle, ou bien le grand-père. Quelques-uns des enfants des lépreux sont à leur tour atteints par la maladie; mais ils n'y sont pas tous fatalement voués, tant s'en faut, très heureusement. Des trois ou quatre enfants issus de parents lépreux il y en a un ou deux qui le deviennent; les autres restent indemnes jusqu'à la fin de leurs jours. J'ai vu de tels exemples partout et j'ai rencontré ici un homme de soixante ans absolument indemne, bien que son père et sa mère aient été lépreux, et cela bien avant sa naissance.

D'autre part, il y a ici des enfants de dix et de douze ans qui présentent la tuméfaction érysipélatiforme à répétition de la face, premier symptôme de la forme exsudative, avec raréfaction des sourcils dont la chute est déjà commencée.

Le cas suivant me paraît mériter une citation spéciale. X..., un lépreux phymatode, épouse une jeune femme saine. La première grossesse a été double. Des deux jumeaux, tous les deux du sexe masculin, l'un ici présent est devenu lépreux phymatode. Il a actuellement vingt et un ans passés ; la maladie a débuté vers l'âge de huit ans ; tandis que son frère co-utérin et trois autres enfants âgées de dix-sept, dix-huit et dix-neuf ans, sont indemnes, du moins jusqu'à présent, ainsi que leur mère.

Deux femmes de la ville qui lavent le linge des lépreux, imprégné du pus des ulcères et d'une saleté inimaginable, l'une depuis quatorze, l'autre depuis dix ans, sont saines et sauves.

Il n'y a en tout que trois ménages dans ce léprochori. La femme d'un lépreux, qui a suivi son mari par dévouement et vit maritalement avec lui depuis quinze ans, est saine. Les deux autres couples sont composés de deux conjoints lépreux déjà avant leur mariage.

Le peuple de Crète appelle la lèpre exsudative sapiliara (pourrissante), et la tropho-nerveuse, coutsouriara, de coutsouro (mot dont on se sert pour désigner les branches sèches et par conséquent inutiles d'un arbre), parce que les doigts des tropho-névrosiques, par leur rétraction, leur déformation et la perte de leur souplesse, deviennent aussi inutiles.

Nous savons que les lépreux exsudatifs éprouvent souvent une exaltation des appétits génésiques au début de l'affection. Mais à mesure que la lèpre se développe, cette surexcitation diminue progressivement, et bientôt elle fait place à la faiblesse et à l'impuissance absolue ; ce qui pourrait faire supposer que le centre génito-spinal de Budge serait atteint. Les tropho-nerveux conservent plus longtemps leurs facultés génésiques. Ils sont plus longtemps producteurs que les phymatodes.

Le Dr Varouha a observé aussi, de même que son confrère d'Héraclion, le Dr Zafiridès, que la lèpre se développe très rarement chez les habitants de la ville. Il n'y a que trois lépreux en ce moment à Hania même. Sont-ce des citadins ? Il paraît que non.

Très fréquente dans certains villages, la lèpre n'existe pas du tout dans d'autres. Le Dr Varouha pense que la lèpre est en croissance dans l'île de Candie. Il attribue aussi la maladie à la malpropreté du paysan chrétien qui ne se lave jamais, ne change sa chemise que lorsqu'elle tombe en lambeaux, et n'ôte ses bottes que lorsque, trouées, elles réclament l'intervention du savetier ; à l'abus du vin, du raki et de la viande de porc qu'il fait revenir dans l'huile d'olive de qualité exécrable et rance.

Si les musulmans (1) sont incomparablement moins frappés que les chrétiens, c'est qu'ils sont propres, ne mangent

---

(1) La plupart des musulmans de l'île de Crète appartiennent, je le répète, à la secte des bektachis qui ne suivent pas strictement les recommandations du Coran. Ils abusent des boissons alcooliques, etc., etc.; il n'est donc pas étonnant qu'ils fournissent leur contingent à la lèpre, lorsque leurs coreligionnaires, bons musulmans, de Chio et de Métélin en sont exempts.

point de porc et se nourrissent peu de poisson et d'huile.

De plus le musulman ne s'éreinte pas à travailler la terre en plein soleil, pendant dix et quatorze heures par jour, comme le paysan chrétien. Or celui-ci vit dans les conditions très favorables au développement de toutes les maladies cutanées. Quelle est la personne qui, commettant toutes ces infractions aux préceptes hygiéniques, comme le paysan crétois, ne serait pas prédisposée à contracter des maladies cutanées? La lèpre étant endémique à l'île de Candie, rien d'étonnant qu'elle sévisse lorsqu'elle rencontre des conditions favorables à son développement.

Le Dʳ Varouha est porté à admettre la nature contagieuse de la lèpre, qui ne se transmet pas toujours, dit-il, parce qu'il y a des immunités fréquentes.

Il est incontestable que les maladies les plus contagieuses, la variole, la scarlatine, la diphtérite même, rencontrent des natures réfractaires et ne se transmettent pas fatalement à tout individu qui se trouve en rapport avec un sujet atteint d'une de ces affections dont la contagiosité n'est pas à discuter. Mais d'abord dans les maladies contagieuses en général, l'immunité constitue l'exception et ne constitue pas la règle. Puis, lorsqu'il s'agit de trancher une question de cette importance, il faut produire des faits bien observés, qui ne prêtent à aucune équivoque et qui soient recueillis par des hommes de science en état d'asseoir un diagnostic indiscutable. Je ne demande pas mieux que de voir la contagiosité scientifiquement prouvée; c'est à cette recherche que j'ai voué une grande partie de mon temps, depuis des années. Mais je n'ai pu encore arriver à une conclusion définitive, à une démonstration. Descartes a dit : *N'affirmez que l'évidence*, et c'est cette évidence que je cherche.

Le Dr Varouha ne m'a pas communiqué des faits de nature à renforcer l'opinion des contagionnistes; il m'a exprimé son sentiment, ce qui est certes insuffisant. Tout ce que j'ai vu au léprochori de Hania dépose contre son opinion.

Voici, selon mon honorable confrère, un cas qui le fait *pencher* vers la contagiosité. Dans un monastère de Crète vint un jeune garçon novice, étranger à l'île, âgé de dix ans, et originaire d'un pays où il n'y a point de lèpre. Après de longues années de séjour en Crète, cet individu devint lépreux. Cependant, ajoute le Dr Varouha, il n'y eut jamais de lépreux parmi les moines, et le jeune homme n'avait jamais touché, pas même vu un lépreux. Or, je le demande, que peut prouver ce fait empreint du vague des légendes? Tout au plus qu'un étranger, transporté dans un pays où règne une maladie endémique, peut, après un séjour prolongé, s'identifier aux autochtones, se naturaliser en quelque sorte, et participer, au même titre que ceux-ci, aux contributions et patentes — qu'on me passe la comparaison — de sa nouvelle patrie. Cet acclimatement peut être favorable et lui conférer, au bout de quelque temps, l'immunité contre certaines maladies endémiques, comme cela a lieu pour la fièvre jaune. Mais il peut aussi, par l'action de causes occultes, modifier sa constitution de manière à la rendre apte à contracter une affection endémique dans sa patrie d'adoption, au même titre que les indigènes. Cependant je m'empresse d'ajouter que les cas de lèpre développée chez les étrangers provenant de pays non lépreux et domiciliés, même depuis un grand nombre d'années, dans un foyer lépreux, sont rares, très rares, ainsi que je l'ai noté maintes fois dans le cours de ces publications.

Le Dr Calaïsakis, de Hania, m'a dit aussi que dans un village où il n'y avait point de lèpre, vint s'établir un jeune homme, qui devint plus tard lépreux sans que l'on pût pourtant démontrer le *modus* de la contagion. chez lui. Quelques années plus tard, il y eut dans ce village plusieurs cas de lèpre. Mais si le premier lépreux le devint en dehors de toute contagion appréciable, pourquoi 2, 3 ou 4 habitants ne le deviendraient-ils pas également?

Le *vox populi* est aussi absurde ici que partout ailleurs et en toute occasion. En voici une preuve : le peuple, en effet, est très effrayé de l'idée que la maladie pourrait lui être communiquée par le contact. Ainsi dans les villages, en général, dès qu'un individu perd ses sourcils, que sa figure change de physionomie, ou bien que ses doigts se rétractent, que le premier espace interosseux se creuse, il est expulsé et conduit au léprochori, sur la réclamation même, et surtout, de ses plus proches parents. Il faut noter que ceux-ci trouvent souvent profit à cet ostracisme sommaire. Si le malheureux, persécuté par la clameur publique, a quelque bien, maison, champs, etc., il est obligé de tout abandonner à ses chers parents, qui le plus souvent exploitent tout à leur avantage et ne cèdent rien ou presque rien au lépreux réduit ainsi à la misère. Mais cette frayeur du peuple de contracter la maladie par contact, qui fait qu'un lépreux ne peut traverser même les rues d'une ville ou d'un village, lors même qu'il ne s'y arrêterait pas, ne se concilie point avec ce que nous avons déjà relaté plus haut, savoir, avec la fréquentation, sans la moindre précaution des léprochoris par ces mêmes parents et les amis des lépreux qui parfois y vont passer des jours et des semaines; avec l'habitude qu'a le peuple de se rendre à leur église et à leurs cafés;

avec le séjour d'un grand nombre de familles saines dans les villages des lépreux où ils se rendent volontairement, sans crainte ni souci pour eux ni pour leurs enfants toujours en contact avec les lépreux; avec la fréquentation des écoles communales chaque jour par les enfants de ceux-ci, etc., etc.

Un ancien gouverneur de l'île de Crète, médecin et ancien élève de la faculté de Paris, le Dr Ismaïl Pacha, s'est occupé aussi de la contagiosité de la lèpre. Outre les recherches scientifiques qu'il a entreprises en tous sens, il s'est ingénié d'exercer une surveillance active, — ce que sa position lui permettait de faire, — sur les palikars égarés. En effet, plusieurs amateurs du beau sexe, ne pouvant satisfaire en ville leur fougue impétueuse, se rendaient nuitamment aux léprochoris, attirés par les lépreuses réputées être d'une passion inassouvie, par le fait même de leur maladie. Le Dr Ismaïl Pacha fit poster, à la barrière, des gardes nocturnes qui arrêtaient ces contrebandiers, après leurs visites galantes. L'enquête qu'il institua ainsi, et dont le but n'était point la répression des délinquants en faveur de la morale, mais tout simplement la recherche de la contagiosité, n'a jamais montré qu'un de ces beaux gars ait attrapé la lèpre.

Il paraît que ces excursions nocturnes continuent toujours. Quelques-uns de ces jeunes gens prendraient certaines précautions pour éviter le contact corps à corps: ils accompliraient l'acte au travers d'une ouverture faite au milieu d'un sac isolateur. Ce *modus faciendi* est usité en Orient par quelques rabbins, qui n'approchent leurs femmes que par une fente pratiquée sur un drap de lit qui couvre tout le corps et limite le contact au point essentiel, exclusivement.

Enfin, pour clore le chapitre qui a trait aux lépreux de Crète, je dirai que mes investigations et mes interrogatoires ne m'ont fait découvrir ici non plus un seul cas probant de contagion. Pas une femme n'a contracté la lèpre de son mari, bien que plusieurs d'entre elles vivent maritalement avec des lépreux depuis dix et vingt ans et lors même que leurs enfants le sont devenus; et *vice versa*, les maris qui ont cohabité avec leurs femmes lépreuses pendant nombre d'années sont restés indemnes.

La population crétoise, malgré la frayeur qu'elle affecte, se mêle volontiers aux lépreux, qu'elle va trouver dans leurs repaires. Si la maladie était transmissible en Crète, l'île tout entière ne serait qu'une léproserie.

Rien de ce qui concerne l'humanité ne doit être étranger au médecin, a dit Bacon. Je ne puis donc m'empêcher d'exhaler une plainte en faveur de l'humanité dont les préceptes sont si méconnus en Orient, lorsqu'il s'agit des lépreux. Le gouvernement presque autonome de Crète ne déroge pas à cette règle d'insouciance criminelle. Il ne s'intéresse nullement à ces malheureux lépreux qui pâtissent de la plus profonde misère. Il leur refuse même tout secours médical accordé aux autres indigents. En effet, il y a à Hania deux médecins municipaux à 250 francs d'honoraires chacun, m'a-t-on dit, pour soigner les pauvres. Les lépreux ne sont pas compris parmi ceux-ci. Ils ne comptent pas parmi les vivants. De sorte que bien qu'à 10 minutes de la ville, le médecin *condotte* de la municipalité refuse de les visiter, même pour les maladies intercurrentes (pneumonies, pleurésies, etc.). Ainsi, lorsqu'un de ces déshérités de la nature, qui peuvent bien figurer sur la liste des électeurs, mais non sur celle des secourus, vient à tomber accidentellement

malade, tous ses consorts se cotisent pour parfaire le
montant de la visite d'Esculape qui se décide alors à lui
porter le secours de ses lumières!

Les deux vers italiens :

> Arte più misera, arte più rotta
> Non c'è del medico che va in condotta.

doivent être paraphrasés pour la Crète comme il suit :

> Sorte più misera sorte più rotta
> Non è del lebbrose che non avere il medico condotta.

Un médecin français, le Dʳ Vaume, dont le père a exercé
pendant quarante ans à Candie, a bien voulu me remettre
une note dont j'extrais les principaux faits. Le Dʳ Vaume
père s'est livré à de longues et laborieuses études sur la
lèpre, notamment au point de vue de la contagion. Il est
arrivé à la conclusion que la lèpre n'est pas contagieuse.

Le Dʳ Vaume fils, aujourd'hui médecin sanitaire très
distingué, né en Crète où il a exercé aussi autrefois, est
également anticontagionniste. Père et fils s'accordent à
reconnaître, parmi les causes qui favorisent le développement de la lèpre, la malpropreté, certains aliments de
mauvaise qualité et en putréfaction, par exemple l'huile
rance, les poissons tarés et pourris, et en dernier lieu
certaines conditions climatériques qui font que la lèpre
sévit endémiquement dans tel village et pas dans tel
autre, bien que son voisin.

QUELQUES MOTS SUR LES LÉPREUX DU KURDISTAN.

Le Dʳ Vaume a voyagé et séjourné même pendant
longtemps dans le Kurdistan, sur la frontière persane,

où il a vu beaucoup de lépreux. Je relate ici le résumé de
ce qu'il y a observé. Ces informations pourront aussi
contribuer à l'étude de la lèpre en Orient.

A Sihna (Senneh, Sinendedj), capitale du Kurdistan
persan, ville de 20,000 habitants, située à 1750 mètres
de hauteur, sous le 36° parallèle, notre confrère a visité,
au mois d'octobre 1885, une léproserie dans laquelle
vivaient 35 lépreux des deux sexes. Ils étaient tous
atteints de la lèpre tuberculeuse, généralement avec mutilations graves, destruction du vomer et nez déformé,
comme dans le Sckerliero. Cependant la voix n'était pas
celle de polichinelle, comme dans ce dernier, mais enrouée et rauque.

Un homme de cinquante ans, vivant dans la léproserie
depuis plus de vingt ans, avait les doigts des mains et des
pieds détruits, la face élargie, ronde, couleur feuille
morte, des tubercules au front ; mais sa barbe était épaisse
et ses sourcils fournis (1). Ces lépreux provenaient, presque tous, de trois ou quatre villages situés sur la montagne qui ferme au sud la haute vallée de Sihna. Tous
attribuaient leur affection à une origine surnaturelle, à la
persécution des djinns ; c'est là une étiologie topique. Il
était absolument impossible, vu l'intervention hargneuse
des autorités locales, d'obtenir des renseignements posi-
tifs sur ces malades. Une jeune femme, vêtue de ce costume de danseuse de corde qu'on appelle Kadjar, se dis-
tinguait dans ce milieu sordide, par ses allures et sa tenue.
C'était la femme de l'ancien sous-gouverneur. Mais quelle
était son origine réelle ? On la disait de la ville même.
J'en doute, dit le Dr Vaume, sachant que les Kurdes des

---

(1) Ce cas ferait exception à tous les lépreux tuberculeux avancés
observés par nous.

villages ont l'habitude de vendre leurs filles, lorsqu'elles
sont douées de ce qu'on appelle beauté, en ces pays-là, pour
20, 30 et 40 tomans (le toman équivaut à 46 francs). « Le
mensonge me paraît plus admissible que la présence d'une
seule citadine parmi ces trente-cinq lépreux villageois. »
Ce qui veut dire que dans le Kurdistan aussi la lèpre, en
conformité avec ce qui s'observe ailleurs, ne sévit pas
dans les villes, mais chez les ruraux.

On tient, à Sihna, la lèpre pour contagieuse et on met
les lépreux à l'écart. Comme partout ailleurs, on leur
donne la cahute et un pain par jour; la charité publique
est censée subvenir au reste. Dans le Ghilan, le long de
la Caspienne, sur le versant maritime du mont Falich, on
laisse les lépreux en liberté. Ces renseignements ont été
donnés par un lépreux du pays avec lequel le docteur a
fait route de Hamadan à Kermanchah. Il vivait à Hamadan dans le caravanserail et se rendait en pèlerinage à
Nedjeff et Kerbela pour obtenir sa guérison, des imams
Ali et Hussein. Au retour de son pélerinage, il était plus
mal encore.

A Bouroudjira, dans le Louristan, où la maladie n'est
pas fréquente, les lépreux se promènent en toute liberté
dans la ville même.

Enfin la présence de la lèpre est signalée à Songour,
sur le haut cours de la Kerkla, chez des Kurdes Ali-
Allahi. A Kesmanchah même, où le Dr Vaume a passé
deux années, il n'a vu qu'un seul cas de lèpre, chez une
femme. On l'avait appelé pour une plaie atonique du gros
orteil gauche. Le maquillage ne laissait pas reconnaître
la vraie coloration du visage; mais la chute des sourcils
et des cils, l'aspect de la plaie, l'anamnèse, confirmèrent
son diagnostic. Les pieds étaient insensibles et les orteils

mutilés, ainsi que les quatre derniers doigts des deux mains. Cette femme était originaire des environs de Sihna. Elle avait trois fils de vingt-cinq à trente-cinq ans, absolument sains. Son mari, indemne aussi, succomba à une maladie aiguë.

Les Kurdes des environs de Kermanchah et de la ville même sont extrêmement pauvres et vivent aussi misérablement que ceux des villages autour de Shina. Sur la route de Sihna à Kermanchah, sur celle de Sihna à Hamadan, les villages sont d'une saleté sordide, et pourtant la lèpre n'existe pas. Donc, outre l'action des agents incriminés dans tous les pays lépreux, il est prouvé que dans le Kurdistan, comme ailleurs, la localité, avec l'action de ses causes occultes, favorise le développement de la lèpre dans certaines conditions déterminées.

Le Dr Vaume attribue la lèpre de ces pays à la nourriture et au méphitisme. Pendant tout l'hiver, qui y est très rigoureux, le thermomètre tombe à — 18° et à — 22° centigrades. Les paysans sont enfermés dans leurs villages couverts de neige. Ils se nourrissent alors presque exclusivement de viande salée, conservée dans des jarres, et mêlée au beurre. Viande et beurre sont en putréfaction lorsqu'on s'en sert. Le Dr Vaume pense que l'usage fréquent et suivi des matières grasses et huileuses en putréfaction est une des causes les plus certaines de la lèpre.

En Crète, dit-il, comme dans tout l'archipel turco-grec, l'huile demi-lampante, pourrie au fond des jarres, dans lesquelles on verse chaque année la mauvaise, puisqu'on vend la bonne, est d'un usage journalier et remplace toujours le beurre. Ces jarres ne sont jamais vidées, ni nettoyées. On y ajoute le fond des huiles de chaque récolte pendant six et sept ans ! Durant les très longs carêmes, le peuple ne se nourrit que de morue de la plus mauvaise qualité et du caviar rouge corrompu.

Dans le Ghilan, on abuse aussi du poisson salé, surtout de cyprinus Cophallus et de Lucioperca. Dans le mourd-ab (eau morte) d'Enzéli, on pêche chaque année plus de deux millions de Lucioperca. A Ceylan, les musulmans habitant la côte sont ichtyophages et lépreux. Les habitants de l'intérieur, bouddhistes végétariens, sont indemnes.

La maladie est très fréquente chez les Malais. Le Dr Vaume en a vu plus 4,000 au lazaret de Djeddah. Leur nourriture ordinaire est du poisson pourri, mêlé au riz. On reconnaît les Malais à leur physionomie et à leur costume ; mais à la rigueur on pourrait les distinguer à leur odeur seule. Ils exhalent une infection caractéristique à distance tellement ils sont sales !

Néanmoins malgré la part active que prend dans le développement de la lèpre la nourriture et l'inobservance des préceptes hygiéniques, il y a lieu de reconnaître l'influence de la localité et la réceptivité personnelle, ajoute le Dr Vaume. Pourquoi, en effet, la lèpre existe-t-elle dans certains villages des environs de Sihna et pas dans d'autres, alors que la race, la religion, l'habitation et la nourriture sont les mêmes ? N'est-on pas obligé d'accepter l'influence des conditions occultes du sol et du climat, qui favorisent la production de la lèpre dans telle localité, lorsqu'elle manque absolument dans telle autre, sa voisine ?

En Crète, comme dans le Kurdistan persan, dit le Dr Vaume, on considère la lèpre comme héréditaire et contagieuse. A Sihna, deux jeunes blondes, rareté en ces contrées, se disant sœurs, nées dans le même village, de parents sains, deviennent toutes les deux lépreuses, à un

an d'intervalle. Elles avaient exactement la même physionomie, les mêmes accidents. Aucune recherche n'a pu
mettre sur la piste de la contagion. L'hérédité n'a pu être
prouvée non plus, à moins qu'elle ne remontât loin chez
les ascendants. On était porté cependant à accuser l'une de
ces sœurs d'avoir transmis la maladie à l'autre ; fort bien.
Mais la première de qui a-t-elle attrapé la lèpre?

Le Dʳ V..., a connu en 1873, dans le village d'Hagia-
Rouméli, province de Sphakia, en Crète, une femme nommée Zabia, mariée à un Sphakiote, dont elle avait eu trois
garçons et une fille. Plus tard son mari, devenu lépreux,
était allé à la léproserie de la Canée, où ses trois fils sont
venus successivement le rejoindre de 1866 à 1868. La
mère et la fille n'avaient pas été contaminées.

Notre honorable confrère nous a enfin communiqué un
cas de lèpre acquise ou paraissant telle, à la suite d'une
secousse morale dépressive. Dimitri Papa...., Sphakiote,
réputé pour sa beauté et sa *palikaria*, était envié à ce
point qu'on avait conjuré sa mort. Un jour en passant par
un monopati (sentier des chèvres), dans un de ces terribles
ravins qui font de Sphakia une forteresse naturelle, il fut
atteint par un bloc de pierre lancé à dessein sur lui, et
roula dans le précipice. Néanmoins il a pu s'accrocher à
un arbuste pendant plusieurs heures, jusqu'à ce que des
passants vinssent le secourir. A quelque temps de là, la
lèpre se déclarait chez lui. Il quitta l'île de désespoir et
alla s'établir dans une grotte au-dessus de Magnésie. Plus
tard il revint en Crète et se fixa dans une de ces chapelles
abandonnées, si nombreuses sur les sommités de Sphakia.
Il y mourut de faim en 1869. Il importe d'ajouter que
Dimitri, par sa mère, sœur de Ghiero Castaro, avait
appartenu à la famille des Veloudhakis, qui passe dans le

pays pour avoir compté plusieurs lépreux parmi ses
ascendants. Disons enfin que, sur cinq frères, Dimitri
a été le seul lépreux. On ne pourrait donc lui accorder
qu'une prédisposition héréditaire qui fit explosion à la
suite d'une impression morale très violente.

VIII

LES LÉPREUX DE TCHESMÉ.

La ville de Tchesmé, située sur la terre ferme, vis-à-vis de Chio et à une distance de six heures environ de Smyrne, par bateau à vapeur, possède des sources thermales sulfureuses qui jouissent d'une grande réputation en Orient contre les maladies cutanées et les affections rhumatismales. Les lépreux y affluent de toutes les îles voisines de l'archipel ottoman pour se soumettre à l'action bienfaisante de ces eaux et cela avec avantage, dit-on. Ce sont les lépreux phymatodes surtout, à la période ulcérative, qui se trouveraient bien de ces bains prolongés et souvent répétés. Tout en restant dans le doute pour l'effet curatif de ces sources, on doit admettre qu'elles rendent de grands services à ces malheureux, qui ne se décident à se laver, à se mouiller le corps, que grâce à leur vogue.

Le Dr Kotzias, natif de l'île de Psara, après avoir exercé dans son pays, à Syra et à Constantinople, vint s'établir à Tchesmé, depuis douze ans. Il a vu beaucoup de lépreux à Psara d'abord, et il en observa plusieurs ici. Il est anti-contagionniste convaincu, pour avoir suivi nombre de ces malades pendant de longues années, vivant dans leurs familles et dans la société sans qu'on pût les inculper d'avoir transmis la maladie. Sa conviction, basée sur l'observation, est tellement profonde qu'il a délivré, il y a

quelques années, un certificat attestant la non-contagiosité, à une lépreuse habitant Carabournou, ville située à
une petite distance de Tchesmé. Les habitants de cette
ville ont voulu expulser cette malheureuse. L'autorité
civile et l'archevêque se sont adressés au docteur Kotzias
qui, après avoir constaté la nature de l'affection, a affirmé
sur l'honneur sa non-transmissibilité et s'est engagé à
endosser toute la responsabililité du fait. La malade, mariée
et mère de trois enfants, continua à vivre chez elle pendant
plus de huit ans, sans qu'aucune précaution fût prise. Ce
n'est que lorsque sa figure est devenue hideuse par les
ravages de la lèpre que, pour cacher son désastre aux yeux
du public, elle s'est retirée volontairement à la montagne,
où elle s'est bâti un chalet. Le mari profita de cet éloi-
gnement pour se remarier. Il n'y a pas eu d'autre cas de
lèpre à Carabournou, ni chez les parents ni chez les amis
de cette femme, qui n'ont jamais cessé d'être en communication avec elle.

D'une manière constante, il y a à Tchesmé 7 à 10 lépreux. Ils demeurent dans un monastère éloigné de trois
quarts d'heure de la ville où ils peuvent descendre lorsqu'ils le veulent. En effet, les plus-valides y viennent
les dimanches et les jours fériés, et se placent en rang à
la porte de l'église pour demander la charité. Après avoir
quêté, ils font leurs provisions et retournent à leurs
cabanons.

Le peuple d'ici ne croit pas à la contagion; aussi ne
craint-il point le contact de ces malheureux. Mais la vue
de ces figures, pour la plupart affreuses, lorsque la lèpre a
progressé dans la voie de la destruction, mutilées, n'ayant
à la place des yeux que des champignons fongueux, couvertes d'ulcères, éloignent du monastère les fidèles qui

s'y rendent avec leurs familles en partie de dévotion ou de plaisir. Afin de s'éviter de tels spectacles, le peuple commençait à renoncer à ces pèlerinages ou à ces excursions. D'où diminution des revenus du couvent. Le supérieur, pour défendre les intérêts palpables de son couvent, vient d'éloigner les lépreux des endroits fréquentés par le public ; il leur fit bâtir des cabanons, à un quart d'heure de distance de la chapelle.

Le Dr Kotzias a vu et observé plusieurs ménages mixtes dont tantôt la femme, tantôt le mari était lépreux. Malgré leur cohabitation, sans la moindre restriction, pendant des années, et l'engendrement d'enfants héritant parfois de la lèpre, il n'a jamais vu l'autre conjoint gagner la maladie. Il y a maintenant, a-t-il ajouté, un lépreux retiré à la montagne depuis plusieurs années. Malgré cette retraite, sa femme va le voir tous les jours. Elle y passe plusieurs heures et continue toutes ses relations avec lui. Elle devint enceinte après le départ du mari .du village. L'enfant présenta les symtômes de la lèpre à partir de l'âge de dix ans ; mais la mère reste toujours saine et sauve.

Concluant de ses nombreuses observations, le Dr Kotzias admet l'hérédité et nie la contagiosité. De tout temps les lépreux des îles voisines, Chio, Métélin, Samos, Calymnos, Léros, Nissiros, Simi, Filos ou Piscopi, fréquentent à chaque saison les eaux de Tchesmé, et se mêlent aux habitants, outre les lépreux domiciliés ici d'une manière permanente et qui sont toujours en contact avec la population. Or, de mémoire d'homme, il n'y a eu ici un seul indigène lépreux. La malpropreté et la mauvaise nourriture sont, pour le Dr Kotzias, les causes déterminantes de la lèpre. Tous les pays productifs d'huile

d'olive et dont les populations sont portées à s'en nourrir
et à en abuser, fournissent leur contingent à la lèpre,
nous dit en terminant, notre honorable confrère.

IX

LA LÈPRE A SMYRNE.

Le port de Smyrne constitue une échelle des plus actives, comme communication, soit avec les autres ports de l'Orient, soit avec les principales villes maritimes de l'Europe.

La lèpre sévit partout autour de cette grande cité, qui sert aussi de trait d'union entre les diverses îles et villes de l'intérieur de l'Empire ottoman et l'Occident.

Toutes les îles semées dans l'archipel, autant de foyers lépreux, envoient constamment leurs produits à Smyrne par des barques à voiles dont le petit cabotage continuel ressemble au mouvement de va-et-vient d'une fourmilière en activité. Nombre de lépreux débarquent ici, fuyant devant l'expulsion ou le cantonnement dont ils sont menacés chez eux. Lorsque la maladie se trahit facilement à la vue, ils s'embarquent sur les caïqs et s'expatrient; ils passent par Smyrne et se dispersent par-ci par-là pour cacher leur malheur en pays inconnu. De Smyrne ils se rendent soit à Tchesmé, soit à Constantinople. Il y en a même qui se fixent à Smyrne pendant des années, où ils vivent dans la société, tranquillement, jusqu'à ce que les ravages de la maladie attirent l'attention et fassent réclamer leur expulsion ou leur rapatriement dans leur pays natal. Or malgré toutes ces conditions si favorables

à la contagion, il n'y a pas, d'après mes informations, un
seul Smyrniote lépreux, et il n'y en a jamais eu.

Un certain Ali-Effendi, propriétaire d'une boulangerie
importante, né à Smyrne, mais de parents originaires de
l'île de Chio où la lèpre règne toujours, devint lépreux.
Néanmoins il continua à vivre, mêlé toujours au peuple,
qui ne l'a ni molesté ni inquiété, à cause de sa bonté et
du bien qu'il faisait aux pauvres. Son père et sa mère,
Grecs d'origine, ont abjuré pendant la révolution hellénique. Célibataire et assez riche, il a vécu pendant plus
de quinze ans avec ses sœurs et leurs enfants, sans aucune
précaution. Après avoir été soigné par tous les médecins
de Smyrne, il s'est rendu à Vienne, où le diagnostic de
lèpre a été confirmé par les docteurs Hébra, Sigmund et
Zeissl, qui ont délivré un certificat déclarant que l'éléphantiasis des Grecs n'est pas une maladie contagieuse et
que le malade pouvait par conséquent continuer à vivre
sans aucun inconvénient au milieu de la société et de sa
famille. Ces médecins lui ont fait suivre un traitement par
les pillules asiatiques et par les bains de Haller (iodiques),
sans aucun résultat. Ali a succombé aux progrès de la lèpre
phymatode à Smyrme, dans sa maison, entouré des siens,
dont il n'a jamais été isolé. Aucun de ses parents, aucun
des six enfants de ses sœurs, aucun de ses voisins qui
allaient passer des heures entières avec lui, personne n'a
été atteint de la lèpre.

Les confrères que j'ai vus à Smyrne et dont plusieurs
ont été mes camarades d'étude à Paris : les docteurs Mas-
gana, médecin de l'hôpital depuis vingt-huit ans, Jatrou,
Svinos, Miltiade, Thémistocle, qui ont vu et soigné bien
des lépreux venus des îles de l'Archipel, dont plusieurs ont
séjourné pendant des années ici, mêlés à la population,

m'ont affirmé n'avoir jamais constaté un seul cas de transmission, et n'avoir jamais observé un cas de lèpre chez
les Smyrniotes indigènes. En ce moment il y a à Smyrne
trois lépreux étrangers qui travaillent comme hommes
de peine au su et au vu de tout le monde. Il y a aussi
des mendiants lépreux dont l'affection avancée les réduit
à demander l'aumône aux portes des églises.

Jusqu'il y a quelques années le peuple de Smyrne con-
sidérait la lèpre comme très contagieuse. Il persécutait
les lépreux et les expulsait, du moins la plupart d'entre
eux, lorsqu'ils arrivaient hideux et défigurés des Cyclades
voisines. Mais actuellement le peuple, n'ayant jamais vu
un seul Smyrniote gagner la maladie, lors même que de
nombreux compatriotes ont donné l'hospitalité pendant
des années à des lépreux avancés, s'est tant soit peu ras-
suré. Néanmoins les lépreux sont refusés à l'hôpital. Les
confrères me disent que l'éphorie s'oppose formellement
à leur réception, et cela plutôt pour ne pas faire occuper
un lit pendant longtemps par un malade chronique, qu'à
cause de la contagiosité.

Actuellement un phymatode dont la face porte le cachet
hideux de la lèpre avancée, et par conséquent reconnais-
sable à distance et reconnu d'ailleurs lépreux par tout le
monde, fabrique des brioches et de petits pâtés qu'il vend
dans la rue. Il y en a un autre, boulanger, pétrisseur de
son état. Le peuple achète et mange tant les brioches du
premier que le pain du second.

Le Dr Jatrou est tellement convaincu que la lèpre n'est
pas contagieuse qu'il a pris comme nourrice d'un de
ses enfants pendant quinze mois la sœur d'une lépreuse
qui venait très souvent faire de longues visites chez lui.

Le Dr Solon Bulgarès, de Smyrne, ancien chef de clinique

à la Faculté d'Athènes, m'a raconté que son maître, le
Dr Prétinderi, professeur à la Faculté de médecine d'Athènes
et élève distingué de Bouillaud, s'est longtemps occupé de
l'étude de la lèpre, principalement au point de vue de la
contagiosité; le Dr Prétinderi était anticontagionniste; et
pour faire partager sa conviction au peuple, il avait pris
comme servante une lépreuse à laquelle il avait confié ses
enfants, et plus tard ses petits-enfants. Cette lépreuse est
ainsi restée pendant plus de douze ans au service de Prétinderi, jusqu'à ce que, devenue hideuse par les ravages de
la maladie, le docteur a dû l'éloigner, cédant aux instances
des clients et des amis. Pendant ces longues années de
séjour de cette éléphantiasique dans la famille Prétinderi,
personne n'a été contaminé.

Le docteur Nétih, Bavarois venu en Grèce avec le roi
Othon, et qui y a exercé pendant plus de quarante-cinq ans,
s'est aussi occupé de la lèpre d'une manière spéciale. Mort
il y a deux ans, il a laissé un travail manuscrit que possède son fils. Une longue observation lui a démontré que
la lèpre n'est point contagieuse, et pour affirmer son opinion
d'une manière éclatante devant le public, il a fait comme
le Dr Prétinderi : il a pris à son service une jeune fille
lépreuse qu'il chargea des fonctions de bonne pour ses
enfants. Cette lépreuse est restée chez lui pendant quinze
ans sans que ni les trois enfants élevés par elle ni aucune
personne de l'entourage du docteur gagnât la lèpre. Les
enfants du docteur ont aujourd'hui quarante, quarante-
deux et quarante-cinq ans.

X

LES LÉPREUX AU BRÉSIL.

En me rendant de Chypre à Beyrouth, j'ai eu la chance
de rencontrer, à bord du paquebot *La Bourdonnais* des
Messageries nationales, le Dr Ossian, correspondant national de l'Académie, qui a exercé pendant nombre d'années à Rio et qui a bien voulu me donner les renseignements suivants sur la lèpre au Brésil.

A Rio même, une léproserie bien organisée donne abri
à quatre-vingts lépreux environ.

Le gouvernement brésilien avait envoyé notre honorable
confrère précisément en mission pour étudier la lèpre dans
la province de Santo Paulo, dont les villages comptent de
nombreux lépreux dispersés par-ci par-là, par dix et par
vingt. Les villageois les expulsent dès que la lèpre a été
dûment constatée ; ils leur permettent cependant de s'établir à leur proximité et de pénétrer partout, le samedi,
pour mendier.

Le peuple croit à la contagion de la lèpre. Les médecins, à part quelques exceptions, ne s'en occupent guère
et ignorent tout ce qui la concerne. On voit qu'en tout
cela il n'y a pas la moindre différence entre le Brésil et
l'Orient. Néanmoins, un confrère brésilien a écrit sur la
lèpre un mémoire intéressant que le Dr Ossian m'a promis de me procurer.

Notre compatriote a rencontré au Brésil la forme tuberculeuse, l'anesthésique (tropho-nerveuse), la mutilante et
l'ulcéreuse. La forme psoriasique y est très rare. Il ne lui
a pas été donné d'assister au début de l'affection. De sorte
qu'il ignore si ce début est annoncé par l'exanthème *érysipélatiforme à répétition*, comme je l'appelle, ou par la
pigmentation. D'ailleurs la plupart des lépreux étant des
nègres, nous pensons qu'il serait très difficile, sinon impossible, de s'apercevoir des modifications des téguments
dans leur coloration, comme nous pouvons les constater
chez les sujets à peau blanche.

Le mariage entre lépreux, ou entre deux personnes dont
une seule lépreuse, n'est pas interdit au Brésil.

Les lépreux qui ont les moyens, vivent chez eux au
milieu de leurs familles, sans être molestés soit par le
gouvernement, soit par la population.

Le président de l'Académie de médecine de Rio-Janeiro
a continué à vivre avec sa femme lépreuse au milieu de
la société, pendant plusieurs années et jusqu'à ce qu'elle
fût emportée par les progrès de la maladie. L'importance
de ce fait, concernant une personnalité médicale aussi
haut placée dans la science et dans le monde, ne saurait
échapper à personne. Il n'y a pas eu d'enfants de cette
union. Notre distingué confrère d'outre-mer s'est remarié.
Il est indemne et se range naturellement dans la phalange
des anticontagionnistes les plus convaincus, ainsi que tous
les médecins du Brésil, au dire du Dr Ossian. D'ailleurs
il y a beaucoup de tels mariages mixtes au Brésil, sans
exemple de transmission de la lèpre d'un époux à l'autre.

Notre compatriote n'a pas vu de jeunes enfants lépreux.
On admet dans le pays qu'ils ne le deviennent pas avant
l'âge de quatre ou cinq ans. Le Dr Ossian ne doute point

de l'influence de l'hérédité. Il a vu la lèpre se transmettre
en ligne directe, ou bien sauter une génération, parfois
même suivre des lignes collatérales.

Les maîtres d'esclaves faisaient travailler leurs bipèdes,
lors même qu'ils étaient lépreux, à la terre ou à la cueil-
lette du café sans aucun ménagement, avec cruauté même,
tant qu'ils étaient en état de contribuer à les enrichir.
Lorsque, par ses progrès ultérieurs, la lèpre avait mutilé,
ulcéré, aveuglé et mis l'esclave hors d'état de travailler à
la glèbe, le maître le chassait sans pitié; et le malheureux, sans abri ni ressources, se réfugiait dans les forêts,
où il était réduit à vivre à l'état sauvage.

La lèpre est fréquente chez les esclaves du Brésil, qui
sont affreusement mal nourris, travaillent comme des
bêtes de somme jusqu'à l'épuisement, par une température diurne estivale de plus de 55°. La nuit ils étaient enfermés à clef dans des cabanons noirs, infects, privés de
fenêtres et d'ouvertures, pour les empêcher de se sauver.
Excessivement sales et habillés de haillons, ils couchaient
sur la terre ou sur quelques lambeaux de nattes pourries.
Quant à leur nourriture, elle était constituée exclusivement, *sine varietur*, de farine de maïs, la plupart du temps
avariée et préparée comme il suit : on fait macérer le
maïs pendant 6 ou 7 jours dans de l'eau; après quoi on
l'écrase dans un moulin, ou plus primitivement entre deux
pierres ; on montre cette sorte de bouillie épaisse un peu
au feu, de manière à la laisser toujours suffisamment
crue. C'est là la pâtée aux esclaves du Brésil ! Et voilà
quelle était la source de ces fortunes insolentes que nous
avons maintes fois constatées pendant notre séjour à Paris
chez ces marchands et exploiteurs de la chair humaine
qui se pavanaient sur les boulevards et s'exhibaient aux

théâtres resplendissants d'or et étincelants de diamants!
Gloire à Don Pédro qui vient de mettre fin à cet outrage
séculaire perpétré pourtant par une population fanatique-
ment chrétienne, qui oubliait les paroles du Christ pro-
clamant l'égalité de tous les êtres humains, lorsqu'il
s'agissait d'empiler de l'or. La manière dont les chrétiens
les plus fervents agissaient vis-à-vis de leurs esclaves
prouve que christianisme n'est pas toujours synonyme
d'humanité et de civilisation. L'esclavage de l'islam est
incomparablement moins lourd et plus humanitaire.

Le Dr Ossian a accusé, dans son rapport officiel au
gouvernement brésilien, comme facteur principal de la
lèpre, la mauvaise nourriture. Je pense qu'habitant sur
les lieux mêmes, il a voulu ménager des susceptibilités et
n'a pas osé exprimer toute sa pensée sur les autres conditions éminemment anti-hygiéniques dans lesquelles vivaient les esclaves : leur exténuation par un travail de
nègre, selon la phrase consacrée, et les traitements qu'ils
enduraient sans trève ni merci, de la part de leurs exploiteurs et maîtres!

Dans la province de Missa, où la lèpre sévit également,
on ne se nourrit que de porc presque exclusivement.

Le Brésilien aime peu la propreté; et, chose remarquable! dans le nord du Brésil où la chaleur est tropicale,
puisque le thermomètre monte au-dessus de 40° centigrades à l'ombre, il n'y a point de lèpre, tandis qu'elle
est très commune dans les provinces tempérées.

Le Dr Ossian a vu la lèpre se développer pendant la
convalescence d'une maladie vulgaire : pneumonie, pleurésie, etc., et parfois lors de la suppression brusque des
règles par un refroidissement intense, à la suite d'une
averse par exemple, qui a surpris et trempé une esclave

au moment de la menstruation. La syphilis est très commune au Brésil, je ferai remarquer que la fréquence, dans
un pays, de ces deux maladies — lèpre et syphilis — qui
présentent souvent des allures identiques, facilite leur
confusion, du moins par les personnes qui n'ont pas
l'expérience requise pour les discerner.

J'ai cru utile de consigner ici les renseignements courts
mais précieux que m'a fournis mon honorable collègue,
et qui concordent en tout, malgré l'espace transatlan-
tique, avec ce que je suis appelé à constater très fréquemment à Constantinople et ce que j'ai rencontré dans tous
mes voyages dans les pays lépreux.

XI

LES LÉPREUX D'AIVALI.

La ville d'Aïvali, ou Cydonie, située en Asie Mineure, sur le littoral, en face de Mételin, a toujours été signalée comme une localité lépreuse.

Il m'est arrivé de soigner à Constantinople des lépreux natifs de cette ville. J'en possède même des observations détaillées. Mais il paraît que depuis quelques années le nombre en diminue et qu'il n'y a actuellement qu'un seul lépreux en ville.

En effet, mes recherches m'ont fait découvrir plusieurs observations inédites, très bien prises par un confrère instruit, élève de la Faculté de Paris, exerçant à Aïvali vers l'année 1849.

Le Dr Saltzas, enlevé par une mort prématurée, a laissé son œuvre inachevée. Mais il ressort de quelques-unes de ses observations, que j'ai entre les mains, que la léproserie d'Aïvali était encombrée dans son temps, tandis qu'aujourd'hui elle est absolument vide; à l'heure qu'il est, on y voit une série de petites constructions, vieilles masures délaissées, sous forme de cellules, à une petite distance de l'hôpital municipal dont elles sont une dépendance. Le seul éléphantiasique qui existerait à Aïvali est un marchand de vin vivant chez lui, en communication continuelle avec tous les habitants. Ayant épousé une

femme du pays, il en a eu plusieurs enfants avant la
constatation de la lèpre chez lui. Sa femme et ses enfants,
avec lesquels il vit toujours en famille, sont exempts de
toute trace de maladie. Il a été impossible de vérifier si
la lèpre était héréditaire chez ce malade. Le Dr Couma-
rianos, médecin sanitaire distingué de l'île de Mételin,
s'est adressé, sur ma prière, à un de ses amis d'Aïvali,
pour avoir des renseignements sur les croyances populaires dans cette ville, à propos de la lèpre. L'histoire
commémorative suivante circule traditionnellement parmi
les habitants : un nommé Fanardji, natif d'Aïvali, des-
cendant de parents sains, se maria, il y a très longtemps,
avec une demoiselle originaire de Plomari, village de Mételin où, ainsi que nous l'avons vu, la lèpre est endémique.
Quatre ou cinq ans après le mariage, la femme, devenue
lépreuse, fut placée à la léproserie, où le mari ne cessa
de la visiter presque tous les jours. Dix ans plus tard, ce
dernier, atteint de la lèpre, se vit obligé à son tour de se
retirer dans le même asile que sa femme où tous les deux
ont succombé aux progrès de la lèpre. Une fille, née de
ce mariage, âgée actuellement de quarante ans, est indemne, mais le fils unique de celle-ci aurait présenté sur
la peau, à l'âge de quinze ans, des signes rappelant la
maladie de ses grands parents. Voilà ce que la population
d'Aïvali narre vaguement à propos de ces gens. Il n'y
a pas de médecin qui ait vu et suivi cette famille, de manière à nous fournir des renseignements exacts et com-
plets. Le fait qui précède se trouve donc réduit à un *on-
dit*. Je ferai remarquer que la lépreuse en question, sensée
avoir été la première d'Aïvali, a été conduite à la léproserie, qu'on n'a pas certes construite spécialement pour
elle ; mais qui préexistait, ce qui prouve péremptoire-

ment qu'il y avait déjà, bien avant cette femme, nombre
de lépreux à Aïvali, dont la présence a nécessité la construction d'un asile. On voit ainsi à quoi se trouve réduite
la légende par ce raisonnement aussi simple qu'irréfu-
table. Néanmoins je pense avoir accompli un devoir en
signalant ce fait, bien que sa valeur scientifique soit absolument nulle. Toujours est-il que la lèpre est considérée
comme contagieuse à Aïvali et que l'on argue de ce fait
pour justifier cette opinion.

Le manuscrit du Dr Saltzas nous apprend que, bien
avant la révolution grecque de 1821, il y avait à Aïvali
une léproserie assez bien tenue où de nombreux lépreux
trouvaient asile et soins, grâce à la charité des Cydo-
niens. En 1849 déjà il n'en restait que quelques misérables baraques en ruine, exposant les malheureux lépreux
qui s'y réfugiaient à toutes les furies d'Éole, à la pluie, à
la neige, — l'hiver le thermomètre y descend parfois, jusqu'à — 12°, — aussi bien qu'à l'ardeur du soleil cuisant
l'été, malgré la proximité de la mer.

La description qu'il fait de ces baraques et de l'état
des malheureux lépreux que le peuple y plaçait est lamentable : haillons, saleté sordide, vermine, misère profonde ; voilà le tableau. La charité municipale accordait
à chacun d'eux 5 piastres par semaine (1 franc) pour tous
frais. Cet argent était le produit d'une quête faite chaque
dimanche à l'église au profit des lépreux, qui n'avaient que
strictement de quoi acheter du pain pour ne pas mourir de
faim ; ils y associaient parfois des salaisons en putréfaction.

Déjà à cette époque, le peuple classait les malades en
lépreux atteints de la lèpre femelle, en lépreux affectés
de la forme masculine et en ceux qui présentaient la
forme hermaphrodite ou mixte.

Les observations prises par le Dr Saltzas appartiennent à des sujets d'Aïvali même, ou bien qui y sont venus d'Arcadie (Morée) et de Métélin. Ce qui est à remarquer. c'est que quelques pensionnaires de cette léproserie, natifs d'Aïvali, se sont expatriés très jeunes. Ils vivaient à l'étranger dans des pays où il n'y avait point de lèpre, où ils ont présenté les premiers signes de la maladie dès qu'ils ont atteint leur puberté. Ils se sont alors vu obligés de rentrer chez eux, pour se placer à la léproserie.

Il faut rendre justice au Dr Saltzas qui, en bon observateur, avait bien remarqué que sur certains de ses malades l'insensibilité par places sur les membres, ainsi que l'absence des sueurs, lorsque le tronc en était inondé, constituaient les premiers symptômes de la lèpre.

Notre confrère admet l'hérédité qu'il a constatée chez les géniteurs directs ou chez des parents éloignés. Il lui est arrivé souvent de voir un seul enfant hériter de la lèpre de ses ascendants, ses frères et sœurs étant exempts. Les femmes des lépreux qu'il a observés ont toujours été indemnes ; il n'a jamais vu la maladie débuter avant l'âge de neuf ans.

En fait de traitement, notre confrère s'est fait pendant longtemps illusion — il l'avoue lui-même — en attribuant aux diverses médications qu'il avait instituées l'amélioration et l'arrêt spontané de la maladie qui, quelques mois après, reprenait sa marche aggravante.

Lorsque le Dr Saltzas était arrivé à Aïvali, les lépreux de l'asile étaient souvent saignés et purgés. C'était l'époque des doctrines antiphlogistiques. Et l'on convenait que ce traitement entravait la marche des phénomènes congestifs auxquels les lépreux, les débutants surtout, sont périodiquement exposés, ainsi que les poussées aiguës

d'exsudats qui y succèdent. Mais bientôt après, l'expérience a fait renoncer à cette pratique qui calmait bien
momentanément les malades, mais favorisait certes la
marche de l'affection et hâtait le dénouement fatal, par
l'épuisement des forces de ces malheureux déjà affaiblis
par le fait de la maladie et par les privations.

L'iodure de potassium expérimenté par le Dr Saltzas a
été reconnu aggraver la maladie, en poussant vers la peau
qui était le plus fréquemment tuméfiée et irritée. Ce médicament anémiait vite les malades ; et chez quelques-uns
d'entre eux il aurait favorisé le développement de la
phtisie pulmonaire. D'ailleurs le Dr Saltzas avait vu chez
le Dr Devergie, à l'hôpital Saint-Louis, en 1845, où se
trouvaient toujours quelques lépreux grecs, l'iodure de
potassium amener cette aggravation dans les symptômes
de la lèpre, à tel point que Devergie y avait définitivement
renoncé.

Le Dr Saltzas loue l'usage des bains de mer généraux
ou partiels (pédiluves, maniluves) comme bons modifi-
cateurs des ulcères suppurant des lépreux, qu'ils cicatrisent promptement, dit-il. Il cite enfin la croyance de quelques-uns de ses malades que la pleine lune imprime
toujours une aggravation dans la marche de la lèpre.

XII

LES LÉPREUX DU MONT ATHOS.

La population du mont Athos, situé à 1950 mètres au-dessus du niveau de la mer, au bout de l'isthme que Xerxès entreprit de creuser pour le passage de sa flotte, est aujourd'hui exclusivement composée de moines, dont la vie s'écoule dans les monastères, loin du monde, et sous le régime austère des jeûnes et des prières sans fin.

Les constitutions exubérantes qui, malgré cette vie ascétique, auraient des velléités de prêter l'oreille aux cris de la nature récalcitrante, sont réduites au silence par les travaux des champs, tout comme saint François se plongeait dans la neige pour dompter les rébellions de la chair. Ainsi, l'existence de ces moines, absolument inutiles pour leurs semblables, de ces non-valeurs de la société, qui se soustraient aux lois de la solidarité sociale imposant à chacun sa tâche ici-bas dans le tourbillon de la vie commune, est exclusivement consacrée aux exercices de piété, dans le but égoïste de gagner le ciel pour leur propre compte.

J'avouerai sans peine mes préférences pour les Chartreux et les Bénédictins qui, mettant de côté leurs anciennes traditions d'érudits et de bibliophiles, se sont fait aujourd'hui distillateurs, liquoristes à gros lucre et contribuent tout au moins à faciliter nos digestions quotidiennes par leurs élixirs savoureux et bénis qu'ils dégustent, certes, avant de livrer à leurs chalands.

Les moines du mont Athos sont, pour la plupart, végétariens et ichthyophages ; toute leur cuisine est préparée à l'huile d'olives. Leur règlement ne les autorise pas à manger de la chair rouge, de la viande, pas même de la poule d'eau, que le catholicisme s'obstine toujours, je ne sais pourquoi, à considérer comme poisson, contrairement à tous les zoologues qui en font un oiseau à pattes et à plumes, voisin du canard. On sait, en effet, que lorsque l'église catholique interdit l'usage de la viande des animaux à sang chaud, comme on disait autrefois, et ne permet que le poisson, la poule d'eau (Foulica) peut être consommée par les fidèles, sans pécher. Et l'argument ecclésiastique qui arrache cet oiseau à l'ornithologie pour le placer dans l'ichthyologie, à la protestation de l'histoire naturelle? C'est que la graisse de la poule d'eau ne se figeant pas ressemble à l'huile ! Comprenne qui peut. Je livre cet argument théologique à la méditation de nos savants chimistes.

Nos ascètes du mont Athos sont plus rigoristes que cela et plus respectueux envers l'histoire naturelle. Ils n'usent et n'abusent que de légumes secs, de poissons, de divers mollusques maritimes et, pour égayer leur vie monastique, du vin très alcoolique qu'ils préparent eux-mêmes. J'ajouterai enfin que le précepte chrétien de ne pas soigner le corps, destiné à pourrir, mais de consacrer tout son temps à épurer son âme, se trouve largement appliqué par eux; car ils ne se baignent jamais et plusieurs d'entre eux ne se lavent que fort rarement. Enfin, ces gens, malgré leur désintéressement de tout dans la vie cosmique, et leur aspiration constante vers le ciel,

ont si peu confiance en eux et redoutent tellement les
tentations sataniques, qu'aucune femelle ne doit jamais
distraire leurs regards et leur faire songer à la loi im-
muable de l'amour dans la création. En effet, l'accès de
tout ce qui est féminin est interdit dans leurs repaires. Non
seulement une femme n'y a jamais pénétré; mais ils ne
peuvent posséder ni vache, ni chatte, ni chienne, ni poule!

Ayant à parler du mont Athos, il m'a semblé intéressant pour le lecteur d'en esquisser à gros traits les us et
coutumes de la vie monastique. D'ailleurs ce n'est point
une digression; car le régime des moines est partagé par
la colonie des lépreux et n'est pas sans influence sur la
marche de leur cruelle maladie.

Quoi qu'il en soit, les ascètes du mont Athos méritent
un bon point compensateur de leur égoïsme pour l'intérêt qu'ils témoignent aux lépreux qu'ils accueillent dans
leur domaine lorsqu'ils sont traqués, comme des bêtes
malfaisantes, comme des pestiférés, dans leurs pays ré-
ciproques.

Il y a cinquante ans environ que les moines du couvent d'Iviron ont construit un asile pour loger les malheureux lépreux, qui jusqu'alors venaient chercher un
refuge dans les forêts du mont Athos, menant ainsi une
existence de sauvages et se nourrissant d'herbes et de
racines!

La léproserie actuelle est distante de 10 minutes du
couvent. Elle est loin de rivaliser avec les asiles des pays
civilisés; néanmoins les malheureux lépreux y trouvent
un toit, une nourriture qui, bien que loin de convenir à
leur état, les empêche pourtant de mourir de faim, et
enfin des soins médicaux que leur prodigue notre distingué confrère le Dr Phanouriadi.

Cette léproserie est placée sous la tutelle des saints Anargyres et coûte, avec l'hôpital ordinaire dont elle est la dépendance, six mille francs par an environ. Elle est située sur une petite élévation pittoresque, entourée d'arbres séculaires qui l'abritent des rayons ardents du soleil d'été, avec une échappée sur la campagne, où fleurissent en tapis le thym et toutes sortes de fleurs sauvages aux vives couleurs et au parfum suave, pendant la durée du printemps. L'établissement est composé d'un rez-de-chaussée et de sept pièces formant un long carré. Chaque pièce a une croisée et une cheminée pour le chauffage pendant l'hiver. Une véranda abrite les malades qui veulent se promener pendant la pluie. On y remarque aussi une petite chapelle qui n'est pas dépourvue de grâce, comme construction. Le jardin est divisé en deux parties, pour la culture des légumes et des fleurs, par les plus valides des pensionnaires.

Le nombre des lépreux qui demeurent dans cette petite léproserie varie de 8 à 20. Tout cela est parfait; mais ce qui laisse énormément à désirer, c'est la propreté du corps, l'habillement et la diététique de ces malheureux. Leur saleté en toutes choses est affreuse; et leur nourriture consiste en poissons salés et en légumes secs ou verts — toujours préparés à l'huile d'olive — en crustacés, poulpes, etc.; c'est là d'ailleurs la diététique des congrégationnaires qui n'ont ni œuf, ni lait, par l'absence absolue de toute bête qui peut pondre ou accoucher.

On comprend que dans ces conditions hygiéniques déplorables toute bonne volonté de la part de notre honorable confrère, le Dr Phanouriadi, pour traiter thérapeutiquement ces malades, se trouve paralysée.

Ces lépreux ne sont pas isolés, bien qu'ils demeurent

dans une bâtisse spéciale. Les moines et les ascètes les
visitent continuellement. Il arrive fréquemment à ces derniers de passer plusieurs jours dans leur milieu, en partageant leur logement et leur repas. Souvent aussi ces
hôtes des lépreux portent les habits, le linge et les fla-
nelles de ces derniers, pleins du pus desséché de leurs
plaies et ulcères. Parmi ces ascètes il y en a qui se livrent
à toutes ces pratiques depuis de longues années sans le
moindre préjudice. Pas un d'entre eux n'a pu gagner la
lèpre, malgré leur désir de mortifier la chair par l'acquisition d'une maladie cruelle et incurable, comme sacrifice au Seigneur *qui fait souffrir qui il aime.* Les aumôniers attachés à l'asile ont demeuré au milieu des
lépreux pendant quinze et même trente ans, mangeant
continuellement ensemble et menant une vie commune ;
ils sont tous sortis de cette épreuve sains et saufs.

Parmi les sujets des observations relatées à la fin de
ce chapitre et recueillies par le Dr Phanouriadi, le malade n° 8 a à son service, depuis neuf ans, un jeune
domestique qui reste et couche dans la même chambre,
se sert des mêmes ustensiles de table et boit au même
godet. Un second jeune homme attaché à un autre malade
depuis treize ans en partage l'existence. Hé bien! ces
jeunes gens sont indemnes et dans un état de santé
florissante.

En un mot, nous dit notre distingué confrère, le
Dr Phanouriadi, depuis cinq ans que cette léproserie
existe, aucune des nombreuses personnes qui ont fréquenté les lépreux et qui ont vécu dans leur intimité,
comme il a été établi plus haut, n'a gagné la lèpre. Un seul
fait de transmission observé dans cette localité isolée, où
toute contagion peut être suivie avec rigueur et précision,

et où la lèpre n'est point endémique, aurait été certes
de la plus haute importance. Mais un tel fait ne s'est jamais montré.

Voici, enfin, une petite anecdote qui prouve l'insouciance
des moines dans leurs rapports avec les lépreux, leur
incrédulité bien profonde de la transmissibilité, et le peu
de répugnance que leur état hideux leur inspire.

Il y a quelques années, un lépreux offrait à dîner à un
aumônier et à son diacre. L'amphytrion servait lui-même
à table; mais ce malheureux portait des ulcères aux
mains en toute activité et, en nettoyant les assiettes, quelques gouttes du suintement de ces ulcères sont tombées
dans le potage. L'aumônier fit des reproches au lépreux
inattentif, mais il ne refusa point le potage ainsi assaisonné.

Les pensionnaires de l'asile de Iviron sont originaires
d'Iérisso, du Péloponèse, de Mételin, de Volo, de l'île de
Thassos, de Calimnos, etc. Le Dr Phanouriadi, médecin
des monastères du mont Athos, nous a affirmé que l'hérédité est admise par tout ce monde. D'ailleurs, plusieurs
des observations prises à notre instigation, et dont je relate plus loin un aperçu, prouvent l'influence de l'hérédité d'une manière irrévocable. Tantôt c'est le père, le
plus souvent la mère, ou bien la grand'mère, ou le grand-
père qui ont été lépreux. Néanmoins notre honorable confrère nous cite des faits qui démontrent que des parents
lépreux possèdent parfois des enfants sains et indemnes
jusqu'à leur vieillesse extrême. Ces cas sont plus fréquents
lorsque c'est le père qui est lépreux, la mère étant saine.

Les premiers symptômes de l'affection apparaissent ici
de huit à vingt ans. Néanmoins l'éclosion de la maladie
s'observe même plus tard, surtout lorsque l'hérédité re-

monte plus loin que les générateurs directs. Le Dr Phanouriadi n'a jamais vu des enfants jeunes atteints de la lèpre.
La lèpre phymatode est la forme la plus commune.

La lèpre trophonévrosique laisse vivre et vieillir. Il y
avait au couvent un malade âgé de quatre-vingts ans et
lépreux depuis sa trentième année. D'autres ont résisté à
la maladie pendant trente-cinq et même cinquante-cinq ans.

Tous les lépreux, sans exception, appartiennent à des
familles de marins ou de cultivateurs, souffrant, dit notre
confrère, dès leur enfance de toutes sortes de privations.
Mal habillés, presque pas chauffés l'hiver, ils sont exposés à toutes les vicissitudes atmosphériques et souffrent
de la misère la plus profonde.

Dans les pays de provenance des lépreux accueillis au
couvent Iviron, la lèpre est considérée comme contagieuse.
La frayeur de la populace est telle, à la vue d'un lépreux,
que, s'il vient à dépasser la frontière qu'elle lui a assignée,
toujours loin des lieux fréquentés par le public, on leur
tire des coups de fusil. De tels assassinats ont été commis
lorsque des lépreux, enfreignant les recommandations
sévères qui leur ont été faites, ont empiété sur le terri-
toire prohibé.

Cependant, à Moschonissi, les lépreux ne sont point
isolés; ils vivent et prennent leurs repas avec les personnes saines sans aucune précaution. Mais aucune femme
ne veut épouser un lépreux; de sorte que les lépreux n'y
trouvent pas à se marier. Si, après le mariage, un des époux
devient lépreux, le conjoint sain peut réclamer le divorce.
Mais le plus souvent le ménage à un seul lépreux continue
à vivre sans plainte de nulle part, et à avoir des enfants.

Tous les lépreux du mont Athos reconnaissent que la
mauvaise nourriture, surtout le porc, l'huile, les poissons

salés, les anguilles dont ils abusent, leur sont très nuisibles. Ils craignent aussi le froid et l'humidité, qui font
empirer toujours leur état.

Voici un résumé succinct des observations de quelques
lépreux du mont Athos, prises par mon honorable confrère, le Dr Phanouriadi, sur mes indications, ce dont je
lui exprime tous mes remerciements.

Observation 1.

Grégoire, diacre, de Jérisso, fils de pêcheur, état qu'il
a exercé lui-même jusqu'à l'âge de quinze ans. Parents et
grands parents sains. Grégoire a cinq sœurs et quatre
frères. Sauf deux de ces derniers, ses aînés, et une sœur
plus petite que lui, tous et toutes ont été atteints par la
lèpre qui a choisi ses victimes sans ordre hiérarchique.
C'est d'abord une sœur qui devient lépreuse la première
à vingt-deux ans. Elle se marie néanmoins à vingt-trois
ans et accouche d'un fils qui est actuellement lépreux.
C'est le sujet de l'observation suivante. Huit ans après le
début de l'affection chez cette sœur, devint lépreux le huitième enfant, à l'âge de seize ans. Quatre ans plus tard,
la lèpre débute chez Grégoire, qui est le sixième enfant
de la famille. Cinq ans après, c'est une sœur, la seconde
née, qui est atteinte, à l'âge de quarante ans. Cette femme
s'est mariée deux fois. Elle est mère de six enfants dont
deux lépreux. Trois ans plus tard, la lèpre se développe
chez la sœur aînée du malade, qui est aussi le premier
enfant de la famille, à l'âge de cinquante ans. Un an
après la sœur aînée, c'est le dernier frère qui est pris, à
l'âge de vingt-deux ans. Voilà donc une famille de lépreux
qui pourrait être considérée comme un exemple d'une

succession de contagion de la sœur, la première atteinte, à tous les autres frères et sœurs. Mais il est à remarquer que la lèpre, envahissant plusieurs membres de la même souche, a respecté les personnes étrangères à la famille et vivant pourtant dans l'intimité la plus étroite avec eux. C'est ainsi que toutes ces femmes lépreuses avancées cohabitent avec leurs maris, qui demeurent tous indemnes.

Grégoire eut des congestions faciales avec fièvre, à partir de vingt-deux ans. C'est à la suite d'une de ces congestions qu'il remarqua l'apparition d'un exanthème à la face, aux mains et aux pieds. En même temps, des douleurs violentes se faisaient sentir dans les avant-bras jusqu'aux coudes. Ces congestions à répétition duraient depuis deux ans, lorsqu'un mouvement fébrile excessivement violent fut suivi d'une apparition rapide de tubercules. Les congestions devinrent alors plus intenses et l'état général s'est aggravé. C'est un an après l'explosion des tubercules que le malade s'est rendu à Athènes, où le professeur Arétéos diagnostiqua la lèpre, en ajoutant que l'affection n'est pas contagieuse, et l'envoya aux bains sulfureux d'Hipati, dont l'usage a beaucoup amélioré l'état du malade — qui en buvait aussi 500 grammes environ chaque jour — et dans ce sens que les tubercules ont disparu et la peau a récupéré son aspect normal; les poils ont commencé à réapparaître aussi, et le malade éprouva un bien-être général très satisfaisant. Mais, après un an d'armistice, l'affection a fait une nouvelle irruption qui obligea Grégoire de se réfugier à la léproserie d'ici. Le médecin d'alors, le Dr Mélachrino (1), institua un traitement qu'il a interrompu bientôt, à cause

---

(1) Actuellement établi à Constantinople.

des exécrables conditions hygiéniques des malades —
malpropreté et détestable alimentation — qui faisaient
perdre tout espoir d'amélioration.

État du malade le 20 juin 1889 : tubercules de la face
dont plusieurs exulcérés; régions sourcilières épaissies;
tubercules sur les paupières supérieures; kératite ; lèvres minces ; pâleur et état comme lardacé de la face:
cette modification de la peau est limitée inférieurement
par une ligne qui commence à l'angle de la mâchoire et
descend vers le milieu de la nuque pour remonter vers
l'angle de la mâchoire du côté opposé. Mains tuméfiées ;
tubercules et cicatrices, à disposition irrégulière, sur le
côté externe de l'avant-bras. On y voit aussi des taches
disséminées sous forme de cercles d'un rouge foncé. Sensibilité diminuée. Pieds pachydermiques. Jambes couvertes de tubercules sur leur côté externe, jusqu'aux
genoux; complication : insuffisance de la valvule mitrale.
Au dire du malade, il y a dans son pays, à Jérisso, cinquante lépreux sur une population de 1,700 habitants.
Ces malheureux sont dans un état de misère extrême et
manquent de tous soins.

Observation 2.

Stergio, de Jérisso, fils de cultivateur, seize ans. C'est
le neveu du malade précédent. Mère lépreuse déjà quatre
ans avant d'accoucher de cet enfant. Stergio, étant jeune
enfant, souffrait de congestions de la face accompagnées
d'épistaxis, de vertiges, au point de perdre l'équilibre,
et de fièvre. On avait remarqué qu'après chaque apparition des symptômes précédents, la face et les mains se
tuméfiaient et devenaient rouges, pour revenir quelques

jours après à leur état physiologique. Vers l'âge de huit ans, après un mouvement fébrile intense, il a remarqué sur le côté externe de l'avant-bras droit une grosseur qui s'est développée progressivement jusqu'à atteindre le volume d'une noix. Cette grosseur s'est ulcérée plus tard et se cicatrisa enfin ; mais d'autres tumeurs pareilles se sont succédé les unes aux autres ; de manière que les membres thoraciques jusqu'aux épaules, les pelviens jusqu'aux genoux et les fesses s'en sont couverts, dans l'espace de deux ans environ. Ces tubercules se sont plus tard ulcérés, vidés et cicatrisés. Vers l'âge de dix ans, il eut une éruption de bulles occupant la moitié droite du thorax (?). Un an plus tard, chute des sourcils et éruption de la bouche qui empêchait la déglutition (?).

Au moment où cette observation est prise (20 juin 1889) le front est d'un rouge accentué ; régions sourcilières épaissies ; la face couverte de tubercules de diverses dimensions, principalement le nez. Les lèvres et les pavillons des oreilles très développés et épaissis : coryza chronique ; cicatrices de tubercules autrefois abcédés sur les bras et les avant-bras ; la peau des mains est couverte de taches ; les membres pelviens présentent les mêmes lésions.

Observation 3.

Joannikio, cinquante ans, du Péloponèse. Père et mère sains ; mais une sœur de sa mère est lépreuse. Joannikio avait sept frères, dont un devint lépreux à l'âge de sept ans, un autre à seize ans et lui-même à dix ans. Joannikio aidait son père à cultiver la terre. Il éprouvait souvent des démangeaisons partout le corps. A dix ans il eut une arthrite du genou gauche qui le fit admettre à l'hôpital municipal d'Athènes, d'où il sortit avec une ankylose. Il mendiait dans les rues où les gamins l'insultaient souvent en l'appelant *lépreux*. Sa face était alors très souvent le siège d'une rougeur et d'une tuméfaction prononcées. A douze ans, il remarqua au-dessus de la malléole droite une grosseur dure et grande comme le poing, qui, six mois après, s'est mise à suppurer. Depuis cette époque il y a un ulcère qui tantôt se cicatrise, tantôt s'ouvre de nouveau. Une grosseur pareille a paru plus tard, près du coude gauche ; une troisième au tiers inférieur de l'avant-bras; et enfin une quatrième à la région sacrée. Cinq ans après, sont tombés, successivement, les doigts de la main droite, excepté le pouce qui s'est ankylosé. Plus tard, les doigts de la main gauche et enfin les orteils se sont terriblement déformés. La sensibilité a été atteinte de bonne heure chez ce malade. Il se rappelle que lorsqu'on l'appelait lépreux dans les rues d'Athènes et qu'il s'est réfugié à l'hôpital, l'exploration de la peau avec une aiguille, faite par un médecin de la polyclinique, n'occasionnait des douleurs que dans certaines parties du corps. Ce malade extrêmement pauvre est venu ici de très bonne heure et ne fut jamais soumis à un traitement quelconque.

En juin 1889 son état était le suivant : la face ne présente ni tubercules, ni traces d'anciens exsudats. La peau en est lisse, pâle, comme cireuse. Les sourcils, la moustache, la barbe du menton ne sont jamais tombés ; léger ectropion des paupières inférieures ; la peau de tout le corps, sauf aux mains et aux pieds, est normale ; sur le coude gauche, épaississement calleux, trace d'une grosseur autrefois ulcérée ; même altération au milieu du côté externe de l'avant-bras du même côté ; mains tuméfiées

violacées ; les quatre doigts de la main droite sont mutilés ; pouce ankylosé ; quelques phalanges des doigts gauches sont aussi tombées. Sous la plante du pied, près du
talon, on voit un vieil ulcère étendu, à bord à pics, à fond
sale, sans aucune tendance vers la cicatrisation. Des orteils, les uns sont mutilés, les autres sont ankylosés, déformés. La sensibilité n'a diminué que sur les parties
malades. Lorsque cet homme a quitté son pays, il y a
quarante ans, il n'y avait que quatre lépreux.

Observation 4.

Eutropio, vingt-neuf ans, de l'île de Métclin, fut cultivateur jusqu'à l'âge de seize ans. Il a quatre frères et une
sœur. Le plus jeune de ceux-là, âgé de vingt et un ans,
fut atteint de la lèpre, il y a douze mois. Eutropio assure
que ses parents et grands parents n'ont pas été lépreux ;
il serait venu au monde tout violacé et ne reprit sa couleur normale que peu à peu. Pendant son enfance il
éprouvait des étourdissements, des congestions, des épistaxis, mais sans fièvre. A douze ans, il a eu des ulcères
aux mollets. Un an après, la face fut prise ; une grosseur
assez prononcée parut à la tempe ; quelque temps après,
une autre au milieu du front et bientôt toute la figure fut
couverte de tubercules. Au moment de l'examen par le
Dʳ Phanouriadi, la peau du front est mince et pâle ; petits tubercules sur les paupières ; face douloureuse ; joues
tuméfiées et parsemées de petits exsudats ; nez écrasé ;
narine gauche obstruée complètement par des tubercules ;
la droite est réduite à un petit orifice irrégulier. L'ouverture de la bouche est aussi constituée par un orifice
de quatre centimètres ; la lèvre inférieure est droite, tan-

dis que la supérieure est toute irrégulière. Cet orifice
buccal devient rond lors de son ouverture ; la luette et
le voile du palais sont détruits ; voix faible, rauque, mal
modulée ; sensibilité de la face très obtuse ; tubercules
des mains ; doigts rétractés et peu mobiles ; la peau des
membres thoraciques est normale ; sensibilité aux bras
et à la partie supérieure des avant-bras conservée ; mais,
à mesure qu'on s'avance vers la main, elle diminue progressivement, de manière à disparaître tout à fait aux
doigts. La peau des deux tiers inférieurs des jambes est
d'un rouge foncé et comme tigrée par de grandes taches
violacées ; aux coudes et aux dos des pieds elle est épaissie ; orteils mutilés et insensibles ; coryza ; kératite paren-
chymateuse. Ce malade, très pieux, supporte toutes ses
souffrances avec résignation, en attribuant le tout à la
Providence ; il n'a jamais voulu se soumettre à un traitement quelconque ; il s'abstient de viande et ne se nourrit que de poissons salés et de plats préparés à l'huile.

Observation 5.

Euthymio, de Volo, vingt ans, fils de cultivateur ; parents sains ainsi que ses frères. Le grand-père de sa mère
était lépreux. Très pieux, il vint ici et se fit ascète très
austère, à quinze ans ; à seize ans, il présenta les premiers
signes de la lèpre. Au moment de l'examen, la face est
d'un rouge foncé, tuméfiée et couverte de tubercules dont
les uns anciens, les autres récents ; un exsudat volumineux occupe la paupière supérieure droite ; les lèvres, le
nez et les pavillons des oreilles sont gonflés et comme
hypertrophiés. La peau des mains est couverte de tubercules et de cicatrices ; doigts tuméfiés comme phlegmo-

neux; mouvement des doigts très limité; l'auriculaire et l'annulaire sont inflexibles; pieds très tuméfiés; ulcère près du tendon d'Achille; le petit orteil manque de chaque côté, par mutilation.

Observation 6.

Dionnys, de l'île de Thassos, trente-deux ans. Personne dans sa famille n'aurait eu la lèpre. Il conserve encore son grand-père et sa grand'mère maternelle, âgés de plus de quatre-vingt-dix ans. Bien portant jusqu'à l'âge de vingt-six ans, il était tantôt charpentier, tantôt marin. Il n'a jamais fréquenté de lépreux. Une chaussure étroite occasionna une tumeur phlegmoneuse du pied gauche. Un an après, nouveau phlegmon du mollet droit. A ce moment commença la chute des sourcils et de la moustache. En même temps des taches, d'abord d'un rouge vif, devenant ensuite de plus en plus foncées avec desquamation, ont apparu sur les membres pelviens. Certaines de ces taches devenaient le point de départ de petites grosseurs; tandis que quelques-unes revêtaient une coloration mélanique et d'autres s'ulcéraient. Exsudat volumineux à la région sacrée; le prépuce est couvert de petits tubercules. Ce n'est que plus tard que la maladie a paru sur les membres thoraciques. Exsudats du coude et au côté externe des avant-bras, symétriquement placés des deux côtés.

Le malade a remarqué, à plusieurs reprises, qu'après la suppuration des exsudats, les taches disparaissaient par tout le corps, ainsi que la tuméfaction de la face, de sorte que la physionomie reprenait son expression normale.

Dès le début de l'affection, la sensibilité de la face et des membres était émoussée.

Actuellement : face modérément tuméfiée; tubercules discrets; capillaires de la face variqueux; cicatrices de tubercules aux bras et aux avant-bras; mains et pieds gonflés. Le malade abuse de l'eau-de-vie.

Observation 7.

Dimitri, vingt ans, de l'île de Thassos, d'abord culti-vateur et plus tard marin. Rien d'héréditaire : parents, onze frères et une sœur sains; très robuste et bien portant jusqu'à l'âge de dix-huit ans. Il y a plusieurs années qu'il s'aperçut avoir un ruban anesthésique, large de 6 à 7 cen-timètres, s'étendant du côté externe du pied gauche jus-qu'à l'aisselle. A dix-huit ans, il se maria à Moschonissi, et après deux ans de vie conjugale qui procura deux en-fants, il partit en voyage pendant trois mois, comme marin. A bord, il abusa énormément des boissons alcooli-ques et se livra à la masturbation dix et quinze fois par vingt-quatre heures. Un soir, après un frisson qui dura vingt-quatre heures, il fut pris d'une fièvre très violente et remarqua, en se mirant dans la glace, que sa face était très tuméfiée et d'un rouge violacé. Trois jours après, apparition au-dessus du sourcil droit, au coude et à la fesse droite, de tumeurs comme des noix, et bientôt après, sur les parties correspondantes du côté gauche. Plus tard l'efflorescence des tubercules envahit tous les membres, en respectant toujours le tronc; un seul tubercule apparut à la région mammaire. Les exsudats des coudes et des genoux se sont ulcérés; tous les autres se sont résorbés en partie ou en totalité. Dimitri rentra alors chez lui où il resta pendant quatre mois, menant la vie conjugale dans toute son acception. Plus tard il se rendit à l'hôpital allemand de Constantinople, où il fut soumis pendant trois mois, et sans aucun avantage, à l'hydrothérapie vigoureuse, à l'iodure de potassium et à l'arsenic. Quelque temps après il se fit recevoir à l'hôpital grec, où on lui fit prendre des bains sulfureux, qui ont tant soit peu amélioré son état, dans ce sens que les démangeaisons avaient cessé et que la face reprit son expression presque normale. Plus tard, il prit les bains sulfureux de Brousse, sur le conseil du Dʳ Arétéos, d'Athènes ; sous l'influence de ces bains, l'état du malade s'est de nouveau amélioré, les exsudats ont disparu ou diminué et les poils repoussèrent ; mais ce mauvais sujet reprit encore ses habitudes bachiques et vénériennes. Après avoir passé quelque temps maritalement auprès de sa femme, il vint au mont Athos dont le régime aggrava son état. Il se rendit ensuite aux bains sulfureux d'Hipati, dont l'usage fut suivi d'une grande amélioration : les exsudats ont derechef disparu et les poils ont commencé à repousser. Le ruban anesthésique même se serait dissipé et le malade se crut définitivement guéri. Dimitri soutient avoir ainsi, par suite d'améliorations successives, changé sept fois de peau, comme les serpents, selon son expression.

De retour auprès de sa femme, il a continué à vivre avec elle pendant deux ans, se croyant radicalement guéri ; mais il reprit aussi ses habitudes d'ivrogne, comme par le passé. La maladie réapparut encore après deux ans de répit. Il s'adressa alors à une bonne femme qui, selon toutes les apparences, se servit du mercure. Quoi qu'il en soit, son état s'est derechef amélioré, les exsudats se sont résorbés ; les poils, retombés encore lors de cette nouvelle rechute, ont commencé à reparaître. Mais aussitôt cette amélioration survenue, Dimitri recommença sa vie de soulard et bientôt son état s'aggrava. Il se rendit alors à Vienne, où un médecin israélite le soumit à un traitement mercuriel pendant lequel il ne lui était permis de prendre, comme aliments, que du pain, du lait et du vin. A la suite de ce régime et du mercure, son état s'est rapidement aggravé et le malade se décida à se réfugier à la léproserie du mont Athos.

Sa femme et ses enfants sont indemnes. Le 20 juin 1889, Dimitri est dans l'état suivant : face léontine très accusée; membres thoraciques et pelviens couverts d'exsudats; peau tuméfiée et comme cireuse. Aux coudes et aux genoux, il y a des cicatrices d'anciennes ulcérations; pieds très gonflés, comme pachydermiques; le ruban anesthésique persiste; point d'éruption sur le tronc.

Observation 8.

Nikiphoro, prêtre, soixante ans, de l'île de Calymnos. Rien d'héréditaire, dit-il. A vingt-cinq ans, il commença par éprouver de l'insensibilité des mains et des pieds, la peau conservant partout son aspect normal. Actuellement encore, il n'y a ni à la face, ni aux membres, ni ailleurs, soit des exsudats, soit des cicatrices; les téguments ne sont pas non plus épaissis; on peut facilement les plisser partout. Mais la couleur en est très pâle, cireuse comme celle d'un mort. Autrefois il a eut des tubercules nombreux, dans l'épaisseur des téguments, qui se sont résorbés sans suppuration; les sourcils et la barbe sont tombés. C'est là un exemple de la cachexie ultime qui s'observe parfois chez les lépreux souffrant de longue date, et dont nous avons plusieurs exemples.

L'aumônier des lépreux, qui vit au milieu d'eux et qui

partage leurs repas, est en communication libre et permanente avec toute la population du mont Athos.

Très vénéré par tout le monde, il est le confesseur aussi
des moines de plusieurs couvents.

Chez les orthodoxes la communion se fait sous les deux
espèces pour tout le monde, aussi bien pour les ouailles
que pour le pasteur, c'est-à-dire on mêle dans un calice
du pain et du vin, et la même cuillère, trempée et re-
trempée dans ce mélange, est introduite, telle quelle, successivement, dans la bouche de chaque communiant.
Enfin le prêtre officiant doit vider le calice, c'est-à-dire
consommer ce qui reste dans le récipient jusqu'à la dernière goutte, séance tenante. C'est ce que pratique d'ailleurs tout aumônier des lépreux.

Or ce prêtre, qui se trouve en communication même de
bouche avec tous les lépreux, depuis plus de trente ans,
se porte à merveille.

Il n'a colporté d'ailleurs le contagium nulle part, au
mont Athos, puisqu'il n'y a, en fait de lépreux, comme
nous l'avons déjà dit, que ceux qui viennent à l'asile, des
localités voisines.

XIII

LES LÉPREUX DE CALYMNOS, COS, NISSYROS, TÉLOS, SYMI, RHODES, LÉROS ET PATMOS.

Au moment de quitter Constantinople pour me rendre au Congrès de syphiligraphie et de dermatologie de Paris, je priai mon honorable confrère, le Dr Joannidès. que j'ai connu autrefois à Paris pendant qu'il complétait ses études médicales, et qui exerce actuellement à l'île de Léros, d'entreprendre une excursion dans les îles voisines de celle qu'il habite et de me renseigner sur les lépreux qui s'y trouvent. Le Dr Joannidès a bien voulu se transporter en personne à toutes ces îles, autant de foyers lépreux, et s'y livrer à des investigations minutieuses conformément à un programme de questions qu'il importe d'élucider. Je vais donc relater un résumé de ses recherches, et je saisis l'occasion pour lui exprimer tous mes remerciements pour la manière distinguée dont il sut s'acquitter de cette mission.

XIV

LES LÉPREUX DE L'ILE DE CALYMNOS.

L'île de *Calymnos* a une population de 12,000 habitants, tous chrétiens. Autrefois la lèpre faisait des ravages cruels dans cette île. On ignore l'époque ainsi que les circonstances dans lesquelles elle y a fait son apparition. Ce qui est certain, c'est qu'on y comptait jusque dans ces derniers temps une cinquantaine d'éléphantiasiques dans la léproserie, et que la maladie a suivi une décroissance successive depuis une vingtaine d'années environ. De telle sorte qu'il n'y a aujourd'hui — en août 1889 — que huit lépreux en tout ; trois autres continuent à vivre dans leurs familles et dans la société, sans la moindre méfiance des habitants.

Selon le Dr Caravokyros, natif de l'île et qui y exerce la médecine depuis nombre d'années, il y a cinq mois encore, il y avait dix-huit lépreux dont dix ont succombé assez rapidement. Ce confrère attribue la diminution de la lèpre dans son île à l'amélioration de l'état matériel de ses compatriotes. En effet, la misère y était grande jusque dans ces dernières années et la nourriture consistait en pain d'orge très mal préparé — que le peuple trempait dans de l'huile d'olive rance — en poissons salés, en caviar rouge et enfin en légumes préparés aussi à l'huile. Les habitations étaient aussi fort misérables.

Tout cela a changé maintenant. La consommation de la viande, du lait, du beurre, des œufs, est générale et les logements sont devenus très salubres.

Autrefois, lorsque la lèpre était très commune à Calymnos, plusieurs familles, reconnaissant l'influence nocive des plats préparés à l'huile, se seraient préservées de la lèpre en ajoutant à tous abondance de thym sec (1).

Ainsi les confrères de Calymnos accusent comme causes productrices de la lèpre les mauvaises conditions hygiéniques et l'hérédité. Tous les lépreux examinés par le Dᵣ Joannidès comptaient des éléphantiasiques parmi leurs ascendants directs ou éloignés. Une lépreuse attribuait son affection à une parente de septième degré. Plusieurs lépreux, voulant à toute force innocenter leur généalogie, ont essayé de cacher que la lèpre sévissait héréditairement dans leur famille. Le fait est que la maladie saute parfois une génération pour reparaître dans la suite (c'est toujours le Dᵣ Joannidès qui parle). Parfois ce sont les garçons seuls d'une famille qui restent exempts; et *vice versa*. Il y aurait plus de probabilité pour les enfants de devenir lépreux si c'est la mère qui est éléphantiasique.

Le peuple croit à la contagiosité excessive dans toutes les îles de l'Archipel, et se livre à des poursuites cruelles et sauvages, dès que quelqu'un est soupçonné d'avoir la lèpre. Dans ces cas le persécuté n'a qu'à choisir entre son placement à la léproserie et son départ de l'île le plus promptement possible. Néanmoins il arrive aussi, comme nous l'avons signalé déjà maintes fois, que des lépreux dont l'affection marche lentement et qui n'ont pas été défi-

(1) Les expériences récentes ont démontré que le thym et son principe actif, le thymol, constituent un des meilleurs antiseptiques connus jusqu'à présent.

gurés d'une manière hideuse, continuent à vivre dans la société pendant de longues années et jusqu'à la mort.

Malgré la croyance populaire, dit notre honorable confrère, le Dr Joannidès, les médecins qui exercent dans toutes les îles que j'ai visitées : Calymnos, Cos, Nissyros, Télos, Symi, Rhodes, Léros et Patmos, n'ont eu à me citer un seul fait de contagion, tandis que les cas qui démontrent l'hérédité sont nombreux.

Le Dr Caravokyros a vu la femme d'un lépreux, qui a accompagné son mari à la léproserie, où elle a vécu pendant quarante ans, ne pas contracter la maladie.

Une petite fille de six ans, dans la famille de laquelle existait la lèpre, victime d'une erreur de diagnostic, fut placée à la léproserie lorsqu'elle n'était atteinte que d'une affection cutanée vulgaire. Cette personne a passé soixante-quatre années au milieu des lépreux, aux soins desquels elle s'est vouée, sans devenir lépreuse, de l'aveu des médecins et des habitants de l'île de Calymnos.

Un jeune homme, issu de parents lépreux, se marie ; et six ans après il présente les signes de la lèpre. De ses quatre enfants les deux aînés, âgés de douze et de dix ans, sont indemnes, tandis que les deux puînés sont devenus lépreux à l'âge de deux ans environ et sont morts de la maladie. La mère de ces enfants, qui a vécu huit ans avec son mari lépreux, n'a pas contracté la lèpre.

Un marin de Boudroum se marie à Calymnos avec une demoiselle âgée de vingt-deux ans et déjà atteinte de la lèpre dite anesthésique (maladie de Danielsen) (1). La

(1) Malgré la découverte d'un tableau du moyen âge, par le professeur Charcot et P. Richer, qui représente un lépreux trophonévrosique, je ne sache pas qu'un auteur ait décrit cette forme de la lèpre avant Danielsen, il est donc juste de lui donner son nom. (*Nouvelle iconographie de la Sal*

mère et le père de cette femme sont sains, mais la lèpre
a été observée chez des parents collatéraux, paternels et
maternels. Une de ses sœurs avait déjà succombé à la
lèpre ; un de ses frères, âgé de dix-huit ans, devenu aussi
lépreux, est placé à l'asile. Cette femme est morte, il y a
six mois, à la suite d'un accouchement gémellaire, son
mari demeure sain et sauf, malgré une cohabitation très
longue avec sa femme lépreuse.

Une nommée Athanassène, âgée de trente-cinq ans, se
maria il y a neuf ans. Bien que lépreuse phymatode, elle
n'est ni isolée, ni molestée. Sa mère et son père sont indemnes ; mais on compte des lépreux dans la ligne col-
latérale maternelle ; son jeune frère est lépreux aussi. Cette
femme a ses deux enfants intègres, ainsi que son époux
qui continue toujours à vivre maritalement avec elle.

Tous les faits qui précèdent sont empruntés à la pratique du Dr Caravokyros et plaident, ainsi que tout ce qu'il
a observé jusqu'à présent, contre la contagion et en faveur de l'hérédité, dit-il.

La léproserie de Calymnos, assez bien entretenue, est
située à une demi-heure de distance du port, sur un petit
monticule pittoresque. Elle est composée de deux bâti-
ments dont l'un destiné aux femmes et l'autre aux hommes.
Elle possède un jardin et une petite chapelle ; une barque,
ayant un mât peint en rouge, comme signe distinctif, est
mise à la disposition des lépreux dont le plus valide se
rend au port de la ville, à jour fixe, pour chercher les provisions qu'un comité de bienfaisance met à la disposition
des pauvres expulsés qui manquent absolument de tous
soins médicaux.

pêtrière, publiée sous la direction du professeur Charcot, par P. Richer
et Gilles de la Tourette, 1889.)

Voici le relevé des huit lépreux qui y sont relégués ; ils sont tous originaires de l'île, excepté un.

Patéras, âgé de soixante ans, plongeur, se trouve à la léproserie depuis dix-huit ans, bien que malade depuis vingt-deux. Les quatre premières années de maladie, il les a passées dans sa famille qui ne compte aucun lépreux. Sa femme, originaire de Tchesmé, reste indemne, ainsi que son fils et ses deux filles. L'aînée de celles-ci, mariée, a deux enfants qui sont bien portants. Patéras est atteint de la forme de Danielsen : paralysie de la face à gauche ; insensibilité des membres supérieurs depuis le coude, et des inférieurs depuis le genou ; atrophie des muscles des régions thénar et hypothénar ; rétraction des doigts, etc.

C. Pélécanos, originaire de l'île de Cos (village d'Antimachia), agriculteur, âgé de trente ans ; lépreux depuis neuf ans, isolé depuis cinq, marié avec une femme de Léros qui reste indemne, ainsi que ses deux filles dont l'une de huit ans et l'autre de six. Pélécanos est atteint de la lèpre exsudative ; point de sourcils ; tubercules de la face, qui est insensible ; cloison du nez détruite ; iritis avec synéchies, xérodermie du dos des mains ; atrophie commençante de leurs muscles ; flexion des doigts difficile ; douleurs dans les membres ; frigidité. Il accuse comme cause de sa maladie une terreur nocturne.

Cardoulis, âgé de dix-huit ans, isolé depuis quelques mois seulement, bien qu'atteint depuis deux ans. Père, mère indemnes ; sa sœur aînée est lépreuse, ainsi qu'un oncle de sa mère, deux des sœurs de celle-ci, et un de ses cousins. Pas de lépreux du côté du père. Cardoulis est lépreux exsudatif : tubercules aux régions sourcilières et aux avant-bras; taches d'un rouge foncé au front et à la face externe des avant-bras et des jambes. Ces taches congestives paraissent dépendre d'une stase sanguine; elles sont hyperesthésiques.

M...., plongeur, soixante-cinq ans, isolé depuis vingt-neuf ans; il s'est marié étant déjà lépreux; sa femme restée indemne succomba à une maladie accidentelle. Sa fille unique est exempte, ainsi que ses enfants. Le frère aîné de M... était lépreux; néanmoins ses enfants sont sains. M... est lépreux exsudatif : anesthésie de la face et des membres, nez déformé; surdité; les yeux sont détruits; les doigts mutilés; plaques comme psoriasiques aux coudes.

Irène, âgée de soixante-trois ans, célibataire, atteinte à six ans, placée à la léproserie à neuf, où elle se trouve par conséquent depuis cinquante-trois ans. Parents directs indemnes; mais il y a des lépreux parmi ses collatéraux; elle n'a vu ses règles qu'une seule fois à vingt ans. Forme Danielsen; début par des taches à la face et sur le corps. Actuellement doigts déformés; muscles des mains atrophiés; insensibilité, etc.

Diana, âgée de trente-huit ans. Son père d'Astypalio, et sa mère de Calymnos, sont indemnes; mais la sœur de sa mère était lépreuse. Le mari de Diana était lépreux lors de son mariage; un an après leur union, la femme a obtenu le divorce et se maria en secondes noces. Elle eut du premier lit un fils âgé de vingt ans, sain jusqu'à présent; et du second lit également un garçon, âgé actuellement de neuf ans, indemne aussi. Diana a été isolée depuis un an. Elle a ses règles tous les mois; elle est atteinte de la lèpre exsudative à son début : petits tubercules aux régions sourcilières; face rouge, comme injec-

tée, présentant des plaques anesthésiques. Mon honorable confrère ajoute : ce cas offrirait des difficultés de
diagnostic pour quelqu'un qui n'a pas étudié la lèpre.

Marie Soulounia, âgée de vingt-six ans, célibataire, lépreuse depuis cinq ans, isolée depuis deux. Parents directs sains ; mais son oncle paternel a eu la lèpre ; réglée
à vingt-quatre ans, elle a des épistaxis fréquentes. Chute
des sourcils et des cils ; tubercules de la face ; ulcérations
des fosses nasales ; exulcération de la voûte palatine et
du voile.

M. Cambouraki, âgée de cinquante ans, isolée depuis
trente ans ; mariée à vingt, elle eut les premières manifestations de la lèpre quelques jours après ; néanmoins
elle resta en ménage pendant cinq ans ; elle eut deux enfants morts accidentellement, en bas âge. Son mari est
indemne, ainsi que son père et sa mère ; mais le frère de
celle-ci et deux frères de son père ont été lépreux ; en conséquence Cambouraki avait une double hérédité lépreuse.
Figure léonine. Une amélioration spontanée est survenue
chez cette malade : les exsudats des membres et la plupart de ceux de la face se sont ulcérés et cicatrisés ; elle a
conservé quelques sourcils. La face est complètement insensible ; il en est de même de la peau des membres qui
est sclérosée du côté externe.

XV

LES LÉPREUX DE L'ILE DE COS.

L'île de Cos dont la beauté des sites riants et roman-
tiques, dignes du pinceau du Poussin et de Claude Lor-
rain, s'harmonisent gracieusement avec le susurrus de ses
sources limpides, jaillissantes à chaque pas, avec la douceur de son climat et la fertilité exceptionnelle de son
sol admirablement cultivé , se fait remarquer entre
toutes ses sœurs voisines dont elle est comme ia reine.

Cette île, célèbre pour avoir vu naître Hippocrate
et Apelle, compte aujourd'hui 12,000 habitants dont
9,300 chrétiens, 2,500 musulmans et 200 israélites.

La plus grande attraction de Cos est un platane co-
lossal dont la circonférence ne mesure pas moins de
11 mètres, et la cime, quelque peu chauve, touche aux
nuages. Cet arbre vénérable aurait eu la gloire d'abriter
Hippocrate. Plusieurs de ses branches vermoulues s'a-
vancent horizontalement, comme des bras de géant, et
s'appuient sur de nombreux piliers dont on les étaye,
comme pour les soulager du poids de vingt-cinq siècles
qui leur pèse lourdement.

Selon le Dr Platanista, qui y exerce depuis vingt-cinq
ans, la lèpre devient de plus en plus rare à Cos. Il n'y a
en ce moment que deux seuls lépreux dont l'un habite la
ville et l'autre un village voisin. Il n'y a jamais vu plus

de trois ou quatre lépreux: et, chose digne d'être notée,
car elle concorde avec ce que j'ai déjà constaté dans plusieurs localités, c'est parmi les chrétiens seuls que la
maladie choisit ses victimes. Le Dr Plantanista n'a jamais observé la lèpre, ni chez les musulmans, ni chez les
juifs. J'ai relaté ailleurs, dans le courant de ces publications, les causes qui me paraissent exonérer ces deux
nations, dans les pays où leurs adeptes observent d'une
manière stricte les commandements de l'hygiène, très
souvent négligés par les chrétiens. Inutile de revenir et
de répéter ce que j'ai déjà dit à propos des lépreux de
Jérusalem, de l'île de Chio et de Mételin. Je ne veux pas
non plus laisser échapper l'occasion de faire remarquer
que cette prédilection de la maladie exclusivement pour
une seule nationalité, lorsque tous les habitants d'un
pays vivent mêlés ensemble et en contact de tous les instants, surtout dans un petit centre, ne plaide certes pas
en faveur de la contagiosité de la lèpre.

Mes honorables confrères les Drs Platanista et Joannidès nous apprennent qu'autrefois la lèpre faisait de
grands ravages à l'île de Cos, puisqu'on trouve, à une
petite distance de la ville, les ruines d'une vaste léproserie ancienne, complètement déserte aujourd'hui.

Dans la ville même de Cos il n'y a actuellement qu'un
seul lépreux, exsudatif, qui vit dans sa famille, circule
librement et a accès partout. Son père était lépreux ; sa
femme et son enfant sont indemnes.

A l'île de Cos, actuellement, on ne croit pas à la contagiosité de la lèpre. Les victimes de cette affection ne sont
pas isolées; mais le mariage leur est interdit. Ce qui revient à dire que la lèpre y est considérée comme héréditaire, mais non comme contagieuse.

La population de cette île tolère les lépreux dans son sein et ne se livre jamais, comme les habitants des autres îles, à des actes de sauvagerie et de brutalité envers ces malheureux.

Le Dr Platanista est un anticontagionniste convaincu par l'observation et l'expérience. Il n'a jamais pu constater un seul cas de transmission par le contage; tandis que les preuves abondent, pour lui, en faveur de l'hérédité de la lèpre. Parmi les causes favorables à la production de la maladie, il place, en premier lieu, la consommation de l'huile d'olive, des poissons salés et l'abus de la viande de porc. Ce sont surtout les pauvres, vivant dans la misère et soumis à toutes ses conséquences, qui sont habituellement atteints. Ce sont les hommes surtout que la lèpre frappe, dit-il, comme plus exposés aux fatigues et à l'épuisement.

La maladie se développe en général à l'âge de dix-huit à vingt ans et laisse vivre souvent jusqu'à la vieillesse. La forme la plus habituelle est l'exsudative. Néanmoins notre honorable confrère a vu aussi des exemples de la forme anesthésique, que je désignerai dorénavant sous le nom de lèpre de Danielsen.

XVI

LES LÉPREUX DE L'ILE DE NISSYROS.

Nissyros est une île rocheuse où prospèrent, néanmoins, l'amandier, l'olivier et le figuier. Elle compte 4,000 habitants, tous Grecs orthodoxes.

La lèpre y est rare selon le Dr Xénos qui y exerce depuis neuf ans. Cependant, j'ai, en ce moment, parmi mes lépreux de Constantinople, trois natifs de cette île, dont j'ai pris les observations détaillées.

Un prêtre lépreux a succombé à Nissyros aux progrès de la maladie, sa femme et ses enfants restant intacts.

Le Dr Xénos ne s'est jamais occupé de la lèpre et il niait sa présence à Nissyros, lorsque le Dr Joannidès y a rencontré, en se promenant dans les rues, un jeune lépreux âgé de vingt ans. Cet homme, originaire de l'île de Léros, pêcheur de son état, s'est marié, il y a deux ans, avec une femme de l'île de Symi. Ses parents, sa femme et ses enfants sont indemnes. Mais notre distingué confrère, le Dr Joannidès, rentré à Léros, où il exerce, s'est livré à des recherches qui lui ont prouvé que la lèpre existe dans la généalogie de ce malade qui eut des lépreux parmi les parents collatéraux de sa mère. Ce lépreux vit au milieu de la société à Nissyros sans être nullement molesté.

XVII

LES LÉPREUX DE L'ILE DE TÉLOS.

Cette île est habitée par 1000 chrétiens, à l'exclusion de toute autre communauté. Ce sont pour la plupart des cultivateurs et des bergers de cochons. Ils vivent presque à l'état sauvage. Leurs habitations sont de petites masures à plafond bas, composées uniquement d'un rez-de-chaussée sans parquet ni cloisons, mal aérées, mal éclairées, humides, ignobles, abritant souvent pêle-mêle une grande famille, en compagnie toujours de plusieurs cochons. Les rues sont étroites, pleines d'ordures, infectes, où grouillent de nombreux porcs et toutes sortes de bêtes domestiques. En les traversant, le Dr Joannidès avait positivement envie de rendre. Les habitants sont d'une saleté sordide et se nourrissent d'aliments qui répugnent, d'huile d'olive, surtout, que l'on verse dans du pain noir déchiré, de légumes secs, ainsi que des oignons toujours à l'huile. Un plat dont les habitants de Télos sont friands est celui qu'ils désignent sous le nom de *paspara*, préparé avec du lard, de la farine et des figues. On ne mange de la viande de boucherie que deux ou trois fois par an, et encore la fait-on cuire dans l'huile d'olive. Chose incompréhensible ! dans cette île, le poisson frais n'est mangé qne vingt-quatre heures après qu'il a été pêché, et lorsqu'il est entré en putréfaction ! On abuse aussi de la viande de porc, que l'on expose toute crue au soleil pendant plusieurs jours. Le peuple la mange telle quelle, rance et putride.

Les mœurs ne sont pas d'une grande sévérité à l'île de Télos. Loin de là. Les filles aînées sont les seules qui se marient; car, d'après une habitude ancienne, toujours en vigueur, elles absorbent, à elles seules, la dot de leur mère; toutes les autres sœurs sont condamnées au célibat et passent leur vie à cultiver les champs ou à faire paître des troupeaux de cochons. Néanmoins ces demoiselles peuplent et parent la cour du gendre qui exerce souvent sur elles des droits et des actes contraires à la morale, en toute impunité. Cependant cet état devait attirer l'attention du gouvernement et de l'Église.

Tel est l'état hygiénique et moral des habitants de l'île de Télos.

La misère et la saleté y règnent partout. Aussi la lèpre y fait-elle de grands ravages; tandis qu'elle décroît dans toutes les autres îles voisines dont les conditions hygiéniques et l'état social de leurs habitants se sont beaucoup amendés dans ces derniers temps.

Il n'y a pas de médecin à l'île de Télos. Notre distingué confrère, le Dr Joannidès, s'y est rendu en personne, sur notre prière, pour puiser des informations positives sur place.

Il n'y aurait pas de famille qui ne comptât quelques lépreux qui vivent chez eux, dans la capitale même, et se marient avec des personnes saines. Aussitôt que la lèpre a progressé au point d'estropier les malades, ceux-ci se rendent aux îles voisines, principalement à Rhodes et à Symi, où il y a des léproseries.

La Démogérontie, malgré les ordres du gouverneur, ne

fit venir que deux lépreux devant notre honorable confrère ; mais il lui a été facile de constater *de visu* que toute l'île n'est peuplée que d'éléphantiasiques qui se sont méfiés de la présence d'un médecin à la recherche de la lèpre. Les habitants ont pensé qu'il se pourrait bien que notre confrère eût pour mission de les cantonner dans un asile ; aussi se sont-ils cachés de lui, ou bien l'ont-ils fui partout. Il va sans dire que les lépreux circulent librement à l'île de Télos. Ils vivent en famille, fréquent les églises et se marient sans la moindre restriction. Le Dr Joannidès est d'avis que la misère et la saleté qui en est toujours le compagnon inséparable sont les causes les plus puissantes de la multiplication des lépreux dans cette île dont les habitants indemnes constituent l'exception. Un médecin aurait un vaste champ d'observation à l'île de Télos pour étudier la lèpre ; mais il faudrait obliger de force les habitants de se prêter à l'exploration, sans quoi ils se dérobent à l'examen et se calfeutrent chez eux. Pour ce faire, il faudrait l'intervention active du gouvernement impérial.

XVIII

LES LÉPREUX DE L'ILE DE SYMI.

L'île de Symi compte 16,000 habitants, tous chrétiens.

Les Symiotes ont droit aux plus grands éloges, pour avoir fait de leur île rocailleuse un petit centre de civilisation qui contraste d'une manière étonnante avec l'état arriéré et presque barbare des îles environnantes. Grâce à leur patriotisme, à leur activité et à leur générosité, Symi a été radicalement transformé dans ces dernières années. S'imaginerait-on que sur cette parcelle de terre ingrate, perdue au milieu des vagues souvent mugissantes de la mer Égée, les habitants, rivalisant avec les villes les mieux douées, aient construit un joli quai qui enchante les regards et sert de promenade; le port, naturellement sûr, a été perfectionné par des travaux d'art; au milieu de la place publique s'élève une tour ornée de deux horloges, pour indiquer l'heure au public. Une Démogérontie, chargée de gouverner, s'acquitte avec zèle, sévérité et conscience de tous les devoirs qui lui incombent. Et, ce qui plus est, elle administre avec honnêteté et intelligence les deniers publics. On est agréablement surpris de trouver sur cette petite île une pharmacie très bien montée, un cabinet de lecture assez riche, et des écoles fonctionnant avec régularité et succès. Des conférences fréquentes sont faites par les membres

les plus instruits de la société pour tenir leurs compatriotes au courant des progrès incessants qui s'effectuent
en Europe. En un mot, le voyageur est étonné de se
trouver, en mettant le pied sur l'île de Symi, dans un
milieu civilisé. Comme conséquence heureuse et persua-
sive de ce développement intellectuel et de l'amélioration
de l'état social de la population de Symi, nous sommes
heureux de signaler la disparition complète de la lèpre
dont on rencontre bien rarement un spécimen aujour-
d'hui, lorsqu'elle sévissait impitoyablement autrefois et
jusqu'il y a une trentaine d'années ; et lorsqu'elle continue toujours ses terribles ravages dans toutes les îles
environnantes qui continuent à croupir dans l'ignorance
et dans la misère !

Le Dr Pignatore exerce depuis bien des années à Symi.
Il a assisté à cette décroissance successive de la maladie
qu'il attribue à l'amélioration des conditions hygiéniques
et au bien-être que les habitants ont acquis depuis un
certain temps. Ainsi leurs logements, autrefois sales, humides et infects, ont été remplacés par des maisonnettes
saines et proprettes. L'huile d'olive, les poissons salés,
le caviar rouge, qui constituaient leur nourriture exclu-
sive, se trouvent aujourd'hui remplacés par la viande, le
beurre, le lait. Cette coïncidence de l'amélioration de
l'existence des habitants et de la diminution si grande
de la lèpre en si peu de temps sont à remarquer. Elle
corrobore les inductions que nous avons inférées de nos
observations faites partout où nous avons étudié la lèpre,
principalement à Chypre.

Le Dr Pignatore affirme n'avoir jamais observé un
exemple de contagiosité ; tandis qu'il connaît plusieurs
faits dans lesquels l'hérédité est incontestable. Il accuse,

comme causes contribuant au développement de la lèpre, la mauvaise nourriture, l'usage de l'huile d'olive et
des poissons salés, principalement.

Les lépreux de Symi sont placés sur une petite île
nommée Nimos, située à une demi-heure de distance de
l'île principale. A sa visite à la léproserie, le Dr Joannidès n'y a trouvé que quatre lépreux tous étrangers :
savoir : une femme et deux hommes de l'île de Télos et
le quatrième originaire de l'île de Chypre. Ainsi il n'y a
pas à l'heure qu'il est un seul lépreux de Symi. C'est la
communauté qui pourvoit à l'entretien de ces quatre
exilés sur ce rocher désert.

Voici quelques notes sur les quatre lépreux isolés à Nimos.

Stamatis, âgé de vingt-quatre ans, agriculteur, né à
Télos, a eu une tante de sa mère morte de la lèpre, à
l'asile de Rhodes. Il est malade depuis huit ans. Il s'est
rendu à Athènes pour consulter les médecins dont le
traitement a été de nul effet. Puis il est resté six mois à
la léproserie de l'île de Rhodes. Il se trouve à l'île de
Nimos depuis quatre ans. Forme exsudative : chute partielle des sourcils et des cils ; la barbe a été arrêtée dans
son développement ; elle n'a jamais poussé ; peau de la
face rouge, luisante ; tubercules à la région des sourcils ;
nez et oreilles très tuméfiés, ozène ; face anesthésique ;
insensibilité des membres inférieurs à partir des genoux ;
cicatrices d'ulcères anciens sur les membres ; plante des
pieds sensible ; l'insensibilité des membres thoraciques
commence aux coudes et s'étend principalement sur le
côté externe ; paumes des mains sensibles.

Michel Joannou, vingt ans, cultivateur, né à l'île de
Télos, lépreux depuis quatre ans, mais isolé depuis
quelques mois seulement. Sa mère a été lépreuse et

placée dans ce même asile. Son père et ses deux sœurs sont indemnes. Tubercules, anesthésie par plaques, frigidité complète. Rien de particulier à noter.

N. Haralambou, quarante ans, plongeur, né à Lémissos de Chypre; marié à Symi, il n'a pas eu d'enfants. Atteint depuis dix ans et isolé depuis huit, il ignore si son père ou sa mère ont été lépreux; mais son oncle paternel est mort sûrement de la lèpre, ainsi que deux frères à lui, tandis que ses deux sœurs sont indemnes. Sa femme, originaire de l'île de Symi, avec laquelle il a cohabité pendant plus de deux ans, n'a pas été contaminée. Forme exsudative: tubercules nombreux à la face qui est absolument glabre; lèvres très tuméfiées; ailes du nez détruites ainsi que l'œil droit; doigts et orteils mutilés; insensibilité par plaques.

Kalie, de Télos, âgée de trente-huit ans, mariée depuis vingt ans; bien que lépreuse, elle a cohabité pendant treize ans avec son mari qui reste sain. Sa mère et un de ses frères sont morts lépreux. Kalie a eu trois enfants: un de vingt ans qui est lépreux et cantonné dans cette léproserie même, et deux filles exemptes. Réglée régulièrement depuis l'âge de quatorze ans, il n'y a que sept mois qu'elle ne voit plus. La lèpre a débuté chez cette malade par des maux de tête et des douleurs dans les membres. Forme exsudative: tubercules de la face; palais et voile exulcérés; destruction des ailes du nez; elle n'a ni sourcils ni cils; œil gauche perdu, le droit est compromis; ulcères des mains; le doigt auriculaire de la main gauche est tombé; plaques comme psoriasiques sur les membres: la peau en est sèche comme du parchemin; anesthésie par plaques; pourtant Kalie éprouve des douleurs spontanées et des fourmillements dans les membres, principalement pendant la nuit.

XIX

LES LÉPREUX DE L'ILE DE RHODES.

Rhodes, célèbre par son colosse et ses chevaliers — qui lui ont emprunté leur nom — ainsi désignée parce que la fleur, son homonyme, y croît en nature et fleurit en permanence (Rhodon, ῥόδον, rose), est une île de toute beauté. La douceur de son climat, la pureté de son atmosphère toujours embaumée, la constance de son soleil qui la chauffe et l'illumine de toute sa splendeur presque sans interruption saisonnière, la fertilité de son sol, ses grandeurs passées et mémorables, tout cela jure et contraste avec son état piteux actuel.

Sa population, en ce moment de 28,000 âmes environ, se décompose en 20,000 chrétiens, 6,000 Musulmans et 2,000 Israélites.

Il n'y aurait jamais eu à Rhodes beaucoup de lépreux; cependant il y en a toujours eu. Ceux qui font jouer un certain rôle, dans le développement de la lèpre, à l'abus de l'huile d'olive, abus que les habitants de cette île ne manquent pas de commettre, prétendent que la manière dont cette huile est préparée ici l'empêche de beaucoup nuire. Il paraît qu'avant d'exprimer les olives on les soumet à une température de 60° Réaumur.

Je pense que ce qui empêche la maladie de faire de grands progrès sur cette île, c'est qu'elle n'y trouve pas

un terrain propice à son développement. L'île de Rhodes
a toujours été un grand port, très animé, commerçant,
où affluent continuellement des navires de toutes les nationalités, au grand profit des habitants qui sont, relativement, à l'abri des privations cruelles. En outre, par ce
contact permanent avec les étrangers, ils gagnent aussi en
fait d'observances hygiéniques qu'ils ne méprisent pas au
même point que les populations des petites îles environnantes, autant de rochers où sont confinés des misérables,
grouillant dans la saleté et la vermine.

Il y a, à cette heure, dans la léproserie de Rhodes huit
lépreux dont quatre proviennent de l'île de Télos, un de
l'île de Symi et trois de l'île de Rhodes même ; un de ces
derniers est musulman. Voici en quelques mots ce que
ces malades présentent de plus intéressant.

Ismaïl, cultivateur, âgé de vingt-trois ans, natif de l'île
de Rhodes, est atteint de la lèpre depuis six ans. Il contracta mariage et resta en ménage pendant un an. Sa
femme reste indemne ; une tante maternelle lépreuse aurait donné le sein à Ismaïl. Malheureusement cette observation reste muette sur les points les plus importants
de l'histoire du malade. Et d'abord sa tante était-elle lépreuse au moment où elle a nourri Ismaïl ou bien l'est-
elle devenue après ? Puis, nous avons dit et soutenu dans
le courant de ce travail que les musulmans des îles, vivant
dans des conditions tout autres que les chrétiens, étaient,
en général, à l'abri de la lèpre. Or, il serait opportun
de savoir quelle a été l'existence menée par ce musulman ? Était-elle conforme aux prescriptions du Coran, ou
bien vivait-il à la manière de la plupart de ses coréligionnaires de l'île de Crète, par exemple, qui transgressent
les commandements du Prophète ?

Enfin, les musulmans des îles de l'Archipel tirent leur souche des renégats chrétiens. Tout musulmans qu'ils sont, ils prennent souvent pour femmes des chrétiennes. Or, il aurait fallu élucider toutes ces questions équivoques et tirer au net l'origine d'Ismaïl pour savoir si la lèpre n'était pas héréditaire chez lui. J'ai vu, pour ce qui me concerne, des mères lépreuses donner le sein à leurs propres enfants, sans que ceux-ci devinssent fatalement lépreux, malgré leur hérédité maternelle. Il serait extrêmement important de pouvoir établir si une nourrice lépreuse peut donner la lèpre à un nourrisson et si la maladie peut se déclarer dix-sept ans après que l'enfant ait sucé ce lait. Mais il faudra des faits démonstratifs avant de qualifier de pathogène le lait d'une lépreuse.

Notre honorable confrère, le Dr Joannidès, n'a pas eu le temps nécessaire pour faire des recherches dans cette voie, pour essayer d'éclaircir toutes ces questions graves et obscures. Aussi cette observation perd, malheureusement, ses droits de témoignage en faveur de telle ou telle opinion. Quoi qu'il en soit, Ismaïl est un lépreux exsudatif : tubercules de la face ; ulcérations du nez et du palais ; placards anesthésiques disséminés ; ulcères des membres inférieurs ; face glabre, etc.

Génadi, natif de l'île de Rhodes, vingt ans, célibataire. Il n'aurait pas de lépreux dans sa famille. Il n'y a pas eu de lépreux non plus dans son village, si ce n'est une femme qui a quitté le pays et vit en Asie Mineure. Forme anesthésique (de Danielsen) ; cils, sourcils, moustache et barbe conservés ; insensibilité de la face et des membres ; aponévrose palmaire rétractée ; chute des premières phalanges des doigts ; ulcères aux jambes ; mal perforant à

la plante du pied droit ; peau des jambes comme desséchée
et couverte de pellicules.

C. Démétriou, cordonnier, vingt ans, né au village de
Maritzi de l'île de Rhodes. Père, mère non lépreux. Atteint depuis cinq ans et isolé depuis neuf mois ; il a beaucoup souffert de la misère. Sa mère, àgée de cinquante ans,
demeure toujours avec lui. Elle prétend qu'il n'y a point
de lépreux dans leur famille. Elle n'en a pas vu dans son
village non plus. Forme exsudative ; chute des sourcils
et des cils ; face très congestionnée ; tubercules aux régions sourcilières. La maladie a débuté par des douleurs
violentes dans les membres inférieurs.

Kalie Drakaki, de l'île de Télos, âgée de vingt-huit ans,
célibataire ; malade depuis cinq ans, isolée depuis trois ;
réglée à dix-sept, elle continue à l'être chaque mois.
Père et mère morts lépreux ; sa sœur est indemne. Début
par démangeaison à la face, de la céphalalgie, des douleurs et engourdissements dans les membres. Forme exsudative : tubercules de la face qui est rouge, injectée ;
oreilles tuméfiées, luisantes ; chute des sourcils et des cils ;
ulcérations du nez ; épistaxis ; anesthésie de la face par
placards. Aux membres supérieurs l'insensibilité commence à partir du milieu du bras et s'étend sur le côté
externe, tout le long de l'avant-bras et de la main. Il en
est de même des membres inférieurs. Peau des membres
luisante et dure ; ulcère au coude gauche, entouré de tubercules ; ongles à moitié détruits ; ulcération (rhagade)
à la main droite et aux orteils du pied gauche. La malade
ne sue qu'à la poitrine ; ses cheveux tombent.

Pantélis, quarante ans, agriculteur, de l'île de Télos,
marié. Sa femme est restée indemne. Il a eu deux enfants,
une fille mariée et un fils ; tous deux sont sains. Pantélis

a eu une sœur lépreuse. La lèpre existe chez des parents collatéraux. Forme de Danielsen avec mutilations ; les doigts ont perdu leurs phalanges ; aponévrose palmaire rétractée ; membres anesthésiques, face insensible ; paupières paralysées ; le système pileux est conservé à la face.

P. B..., trente-huit ans, de l'île de Télos. Il a un frère lépreux ; ses trois sœurs sont indemnes. La lèpre existe dans sa famille. Forme de Danielsen ; ce malade est pareil au précédent.

Georges, agriculteur, quarante ans, de l'île de Télos, marié. Sa femme et ses enfants sont sains. La lèpre existe dans sa famille. Ce malade ressemble aux deux précédents. Il s'est rendu à Athènes sans tirer aucun profit des soins qui lui ont été donnés.

Jean Nicolaou, plongeur, quarante ans, célibataire, atteint depuis vingt-deux ans. Il est né à Symi. Son père, originaire de cette île et sa mère de Rhodes, sont tous les deux sains ; mais le père compte des lépreux dans sa famille. Forme mutilante : de la main gauche, il ne conserve, en fait de doigts, que la phalange du pouce ; tous les autres doigts sont comme amputés au niveau des têtes des métacarpiens. Il en est de même du pied gauche dont tous les orteils sont tombés sur la ligne des têtes des métatarsiens.

Dans la léproserie de l'île de Rhodes, une femme vit avec son fils unique depuis des années, en communication de tous les instants avec les lépreux. Elle est indemne.

Ni la mairie, ni la commune ne viennent au secours des pauvres lépreux cantonnés à l'asile de Rhodes, qui vivent de la mendicité. Ces malheureux se traînent clopin clopant, à des jours fixes, jusqu'aux divers villages de l'île, pour implorer la charité des habitants. Quant à la

léproserie, si l'on peut gratifier de ce nom une affreuse
baraque qui les abrite tant soit mal des intempéries, heureusement très supportables sous le ciel doux de Rhodes,
c'est une étable à petites divisions pouvant contenir, chacune, un ou deux de ces déshérités de la nature.

XX

LES LÉPREUX DE L'ILE DE LÉROS.

L'île de Léros est habitée par 4,000 chrétiens orthodoxes, à l'exclusion de toute autre religion.

Autrefois la lèpre y faisait de grands ravages. Il y avait
même une léproserie qui hébergeait un certain nombre de
ces malheureux; mais, depuis vingt-cinq ans environ, la
maladie est en décroissance progressive, de façon qu'à cette
heure il n'y a à Léros — selon notre distingué confrère
le Dr Joannidès qui y exerce depuis bientôt trois ans —
que deux lépreux seulement : une femme isolée depuis
dix-huit ans, et un homme qui vit dans sa famille, au milieu de la société, sans restriction aucune. La femme est
atteinte de la forme exsudative. Sa mère, également lépreuse, vit en Égypte avec son mari qui reste indemne.
L'autre lépreux est affecté aussi de la même forme exsudative, depuis six ans. Il est marié depuis sept ans. Il a
été commerçant au Caire. Un oncle de son père a été lépreux. Ce malade est en traitement, sous la direction du
Dr Joannidès, depuis trois ans. Il vit maritalement avec
sa femme. Il allait mieux lorsqu'il a interrompu son traitement pendant trois mois par suite d'un voyage en Égypte.
Le Dr Joannidès a remarqué que, lorsque ce malade est
tranquille moralement, son état s'améliore; tandis qu'il
s'aggrave dès qu'il est en proie à des émotions pénibles.

Notre honorable confrère s'est demandé, tout naturellement, pourquoi la lèpre, si commune autrefois à Léros,
y est devenue rare, depuis un certain nombre d'années. Ses
recherches, sur les lieux mêmes, l'ont conduit à admettre
que la cause essentielle de la tendance qu'a la maladie
de disparaître de l'île est le changement complet et radi-
cal du régime de ses habitants. Autrefois ceux-ci ne se
nourrissaient que de poissons salés, de caviar rouge,
d'huile d'olive, de mauvais pain d'orge très mal préparé.
La viande figurait rarement dans leur alimentation et le
beurre y était absolument inconnu ; toute la cuisine était
faite à l'huile. Aujourd'hui ce n'est plus cela. Depuis près
de trente ans on se nourrit de viande, de lait, de beurre,
en un mot d'une manière convenable.

Pour ce qui concerne la contagiosité, le Dr Joannidès
s'est livré à des études minutieuses. Il a examiné lui-même
les familles qui ont compté des lépreux dans leur sein.
*Il lui a été impossible de découvrir un seul cas démontrant
la contagiosité de la maladie.* Nous connaissons des
maris, dit-il, qui ont fait ménage pendant plusieurs années avec leurs femmes lépreuses, sans contracter la maladie ; et *vice versa* des hommes lépreux qui ont vécu maritalement pendant longtemps avec leurs épouses restées
définitivement indemnes.

Il y a à notre connaissance, poursuit le Dr Joannidès,
une dame d'une cinquantaine d'années qui a passé dix
ans avec son mari atteint de la lèpre. Celui-ci était
tellement épris de sa femme, il en était si jaloux, qu'il
voulait absolument lui transmettre la lèpre et il a eu recours dans ce but à des moyens inimaginables (?) sans
succès.

Quant à l'hérédité, notre confrère ajoute qu'il a toujours

pu découvrir, dans les familles de Léros qui ont eu des lépreux, des parents directs ou collatéraux malades.

De sorte que la conclusion à laquelle arrive le Dr Joannidès est qu'à l'île de Léros, la lèpre se montre héréditaire et nullement contagieuse.

XXI

LES LÉPREUX DE L'ILE DE PATMOS.

D'après les renseignements puisés auprès du Dr Elladicos, qui exerce depuis cinq ans à l'île de Patmos, la lèpre s'y trouve aussi en grande décroissance. Autrefois, il y avait nombre de lépreux isolés, tandis qu'aujourd'hui on n'y rencontre que trois femmes. Deux d'entre elles, affectées de la forme de Danielsen, vivent dans leurs familles, avec leurs maris et leurs enfants absolument indemnes. La troisième, à forme tuberculeuse, célibataire, demeure isolée, soi-disant, dans une maison de campagne où elle reçoit continuellement ses parents et ses amis.

Le Dr Elladicos considère la lèpre comme une maladie héréditaire. Il n'a jamais observé un seul cas de contagion. Ce confrère a les mêmes croyances que chacun des médecins pris à part, et qui exercent dans les îles de l'Archipel où règne la lèpre.

L'opinion de tous ces confrères se trouve être unanime sur la causalité de la lèpre. Ils considèrent tous comme cause essentielle de la maladie la misère et la mauvaise nourriture.

L'abus d'huile d'olive est pour le Dr Elladicos la cause principale de la lèpre à Patmos, où l'on n'aurait jamais abusé ni de caviar rouge, ni de poissons salés. Depuis que la position matérielle des habitants s'est améliorée, et, con-

sécutivement, que les conditions hygiéniques de leur existence se sont aussi amendées, la lèpre diminue progressivement et tend à disparaître. En effet, depuis un certain
nombre d'années, les habitants de Patmos se nourrissent
de viande et de lait; ce qui n'avait pas lieu auparavant.

Je transcris ici les conclusions formulées par le Dr Joannidès lui-même qui, je le répète, s'est rendu, sur mes
instances, aux diverses îles plus haut énumérées pour
puiser sur place les informations nécessaires et pour savoir aussi l'opinion des confrères qui y exercent depuis
nombre d'années.

Il n'est guère possible de savoir à quelle époque la
lèpre a fait son apparition aux îles de l'Archipel.

La cause la plus avérée de la lèpre est la mauvaise
nourriture, notamment l'abus de l'huile d'olive et des
poissons salés. Il faut y ajouter les mauvaises conditions
hygiéniques ambiantes : la saleté, les habitations mal
aérées, mal éclairées; tout ce qui contribue à produire la
misère physiologique joue un grand rôle dans la production et la propagation de la lèpre.

L'influence de l'hérédité nous a été prouvée, dit notre
honorable confrère, par un grand nombre de faits qui se
sont présentés à notre observation (1).

Je n'ai pas rencontré un seul cas qui pût établir net-

_____

(1) Se rapportant à notre premier mémoire sur la lèpre, communiqué
à l'Académie de médecine par le Dr Constantin Paul, dans lequel par
les faits observés par moi jusqu'alors, je ne faisais pas la part assez
large à l'hérédité, le Dr Joannidès dit que pour lui l'hérédité joue un
grand rôle dans la propagation de la lèpre, contrairement à l'opinion du
Dr Zambaco. Mais mon opinion a été modifiée par l'observation d'un
bien plus grand nombre de malades depuis 1885. Et l'on a déjà vu dans
mon second mémoire, lu par moi-même à l'Académie en 1889, et par ce
que j'ai déjà répété maintes fois dans le courant de ce travail, que l'hérédité est pour moi une cause puissante de la multiplication des lépreux.

tement la contagiosité, la transmissibilité de la lèpre d'un individu atteint à une personne saine, en relations avec lui.

Il est vrai qu'on nous a cité deux exemples de contagiosité; mais il ne faut pas inscrire sans contrôle sévère les historiettes racontées par la populace.

C'est ainsi qu'à l'île de Calymnos, on nous a dit qu'un lépreux a transmis la lèpre à son petit frère. Mais la lèpre existait chez plusieurs parents ascendants de ces deux malades.

A Symi, il nous a été dit qu'un lépreux indigène avait transmis la maladie à sa femme originaire de l'île de Carpathos. Mais aucune enquête n'avait été faite pour savoir si la lèpre n'existait pas dans la famille de cette malade. Et nous savons que la lèpre ne manque pas de sévir dans cette île.

Par contre, nous connaissons nombre de personnes qui ont vécu bien longtemps avec des lépreux sans contracter la maladie. Des femmes vivant maritalement avec leurs époux lépreux, des hommes cohabitant pendant de longues années avec leurs femmes lépreuses, pas un n'a gagné la lèpre.

Bien que dans toutes les îles que le D'' Jaonnidès à visitées, les habitants craignent la contagiosité, l'isolement des lépreux, malgré qu'il date de plusieurs siècles, y est fictif. D'une part, cet isolement ne se fait pas à temps; et d'autre part, il s'en faut beaucoup qu'il soit rigoureusement appliqué. Néanmoins la lèpre est en grande diminution aux îles de Léros, de Calymnos et de Symi. Cette diminution est due au bien-être croissant des habitants de ces îles, à l'amélioration des conditions hygiéniques au milieu desquelles ils vivent, et au chan-

gement de leur nourriture avant tout, comme il a été dit
et répété plus haut, à propos de chacune de ces îles.

Par contre à l'île de Télos, où le peuple continue à
vivre comme par le passé, c'est-à-dire dans des conditions hygiéniques déplorables, la lèpre poursuit toujours
ses ravages.

Le Dr Joannidès nous dit que la lèpre héréditaire fait
son apparition, dans les localités où il l'a observée, entre
dix-huit et vingt-cinq ans. Cependant il l'a vue appa-
raître, parfois, pendant l'enfance.

Lorsque la mère est lépreuse, il y a plus à craindre
pour la transmission héréditaire de la maladie aux enfants, selon notre confrère.

La lèpre héréditaire peut se transmettre sur la série
des enfants mâles, à l'exclusion des filles, et *vice versa*.

Très souvent des parents lépreux, père ou mère, pro-
créent des enfants indemnes; mais la lèpre peut se rencontrer sur leurs petits-enfants.

Quelques lépreux peuvent arriver à la vieillesse. Ils
succombent en général, à l'épuisement et au marasme;
parfois aussi à la phtisie pulmonaire, ou intestinale.

A en juger par sa symptomatologie, la lèpre est une
maladie spéciale du système nerveux.

La forme que le Dr Joannidès a surtout observée est
l'exsudative ou tuberleuse; cependant il a rencontré aussi
plusieurs malades atteints de la trophonerveuse ou anesthésique que nous appelons la forme Danielsen.

Enfin notre honorable confrère admet aussi, de par ses
observations personnelles, que les émotions morales
jouent un rôle important dans l'apparition et dans la
marche de la lèpre.

Le Dr Joannidès est de notre avis aussi sur la curabi-

lité de la lèpre par un traitement rationnel, basé avant
tout sur l'observance des préceptes hygiéniques. Un bon
régime et un traitement convenable améliorent toujours
l'état affreux des malheureux lépreux et prolongent leur
existence qui est ainsi rendue moins insupportable.

Il restait encore à notre honorable confrère, le Dr Joannidès, pour terminer son itinéraire, les îles de Halki, de
Carpathos et de Cassos où la lèpre, tout en y existant,
n'est pas très fréquente. S'il s'agissait donc de faire une
statistique approximative des lépreux d'Orient et de désigner les localités où elle s'observe, il ne faudrait pas
omettre de faire figurer sur le tableau ces trois îles, bien
que pour un faible contingent.

XXII

LES LÉPREUX DE L'ILE DE THASOS.

Cette île, qui paraît tirer son nom, depuis les temps héroïques, de Thasos fils de Neptune et de Cilix, peu éloignée de la côte de Thrace, célèbre autrefois par ses vins et ses mines, fait partie de l'Archipel Ottoman. Elle se trouve à 40 milles du mont Athos et à 18 milles de Cavala, patrie du grand Mehmed Ali d'Égypte.

Le sultan Mahmoud a offert cette île au fondateur de la généalogie des Khédives, et à ses héritiers directs, pour récompenser les services que Mehmed Ali a rendus à l'Empire (1), et pour les progrès immenses qui se sont rapidement effectués, sous ses auspices, dans la terre illustre des Pharaons.

Aujourd'hui l'île de Thasos, bien que faisant partie intégrante de l'Empire ottoman, se trouve placée sous l'autorité directe de Son Altesse le prince Halim, le seul

(1) En l'année 1219 de l'Hégire, le chérif de la Mecque Galib leva l'étendard de la révolte contre le sultan Mahmoud, et demeura indépendant pendant trois ans, en prenant lui-même le titre de Khalif et supprimant le pèlerinage à la ville sainte. Mehmed Ali a battu le Chérif Galib par une expédition faite à ses frais, et a reconquis la Mecque au sultan Mahmoud. C'est pour récompenser Mehmed Ali que ce souverain lui a fait cadeau de l'île de Thasos dont les revenus doivent servir à entretenir l'école et l'hôpital de Cavala, patrie de Mehmed Ali Pacha. Bien que plus tard la guerre ait éclaté entre le Sultan et Mehmed Ali, l'île de Thasos lui a toujours été maintenue.

fils survivant de feu Mehmed Ali. C'est ce prince qui est le Mutévéli de ce vacouf : l'exécuteur et le surveillant de cette œuvre de bienfaisance.

La population de cette île est évaluée à 12,000 habitants, tous chrétiens orthodoxes. Il n'y a, en fait de musulmans, que les employés du gouvernement, et les Arnaoutes ou Albanais, recrutés sur la terre ferme pour constituer la gendarmerie de l'île.

D'après les renseignements que je dois à l'obligeance du Dr Démétriadès, médecin municipal, les Thasiens ne peuvent pas se vanter de leur propreté; leur nourriture consiste en pain de seigle, de maïs, parfois de froment, en poissons salés de mauvaise qualité, en légumes secs et quelquefois verts; rarement mangent-ils de la viande; et lorsque cela leur arrive c'est surtout de la viande de chèvre. Ils abusent aussi de l'huile d'olive.

Les habitants de Thasos attribuent la lèpre à la saleté et à la contagion. Ils croient que les œufs des poules sont aussi un moyen de transmission de la maladie, d'après le procédé que nous avons déjà relaté dans notre voyage à l'île de Chio.

On ignore depuis quelle époque la lèpre sévit à Thasos. Au dire des Démogérontes, venus en commission à Constantinople, auprès de S. A. le prince Halim, la lèpre diminue à l'île de Thasos d'une manière spontanée, et sans qu'aucune mesure ait été prise pour son extinction. D'après le Dr Démétriadès, il n'y aurait à Thasos en octobre 1889 que seize lépreux, habitant les divers villages, 9 hommes et 7 femmes. L'hérédité a été démontrée chez 11 de ces malades; les 5 autres ignorent complètement à quelle affection ont succombé leurs parents et s'il y avait eu des éléphantiasiques dans leurs familles.

Ces lépreux vivent chez eux, dans leurs familles, entourés de leurs parents. Il n'y en a que trois qui soient isolés ; ceux-ci habitent dans de petites cabanes, construites en dehors de leur village.

Dans ces derniers temps l'opinion publique a été excitée contre les lépreux, de manière qu'il n'y en a que fort peu qui se permettent de fréquenter les églises et les marchés. On rencontre à Thasos la lèpre de Danielsen surtout (trophonerveuse). Cependant il y a aussi des lépreux exsudatifs.

Il y a deux ménages dont le mari et la femme sont lépreux ; et huit autres dont un seul conjoint est éléphantiasique : savoir sept époux et une épouse. Reste encore, pour parfaire le chiffre de seize, quatre lépreuses célibataires. Le mariage n'est pas interdit par le fait de l'existence de la lèpre chez tous les deux futurs, ou chez l'un d'eux. Mais la lèpre est une cause de divorce que le conjoint indemne a le droit de faire valoir à son avantage. Ces dix ménages actuels possèdent ensemble vingt enfants dont deux garçons, l'un de vingt et l'autre de quinze ans, sont déjà lépreux. Parmi les éléphantiasiques de Thasos il s'en trouve qui ont atteint l'âge de soixante ans.

La lèpre se montre toujours dans certains villages et respecte constamment d'autres. Ainsi elle n'a jamais paru ni à Gasariti ni à Mariés ; tandis qu'il y a plusieurs lépreux habitant des villages situés à une demi-heure de distance de ceux-là et en communication continuelle avec eux.

Les villages qui fournissent des lépreux sont situés vers le sud de l'île.

A Thasos la température atteint l'été 38°. Il neige parfois l'hiver. On constate de grands écarts entre la température diurne et la nocturne.

XXIII

LES LÉPREUX DE CASTAMOUNI.

La ville de Castamouni (mot dérivé de castre moni donné par les Comnène), ou Castambolou, située au fond d'une série de montagnes, à dix-huit heures de distance d'Inéboli, ville du littoral de la mer Noire, faisait partie de l'ancienne Paphlagonie. Sa population est évaluée à une quarantaine de mille habitants. C'est le chef-lieu du département, ou vilayet du même nom. Chose remarquable, bien que le quartier des lépreux se trouve à Castamouni même et que les villages des environs soient infectés par la lèpre, il n'y a pas un seul lépreux cidtain, provenant de la ville même de Castamouni, selon les assurances de deux honorables confrères auxquels je me suis adressé pour obtenir des renseignements exacts. Ces confrères sont le Dr Yanco bey Bafrali et le Dr Moscho.

Le Dr Yanco bey a été chargé par le gouvernement impérial ottoman d'inspecter les nouvelles recrues du vilayet de Castamouni, au mois d'août et de septembre de l'année 1889.

Le Dr Moscho exerce à Castamouni même depuis des années. De sorte que les sources où j'ai puisé mes informations ne peuvent être récusées.

Presque tous les lépreux de Castamouni sont originaires, ainsi qu'on le verra plus loin, d'un mudirlik (commune) éloigné de six heures de Castamouni, situé vers le nord-ouest, et désigné sous le nom de Aztavaï. Ce mudirlik a une population de cinq mille habitants environ (1).

Les villages qui composent le mudirlik Aztavaï sont disséminés dans les montagnes et sont plongés, la plus grande partie de l'année, dans un brouillard épais. Les habitations sont d'affreux rez-de-chaussée, et la nourriture des villageois est insuffisante et très peu réparatrice, puisqu'elle consiste uniquement en pain de maïs, de seigle, et parfois de froment, de mauvaise qualité, ou bien en une espèce de soupe préparée avec ces mêmes graines concassées, bouillies à l'eau sans addition d'aucune autre substance, si ce n'est d'un peu de sel. Il est donc facile de concevoir la misère profonde des habitants de ces villages, dont plusieurs manquent même de cette bouillie comparable à celle dont nourrissaient leurs nègres les maîtres d'esclaves du Brésil.

Dans le village de Tsodzoukveren, le Dr Moscho, médecin de la sous-préfecture de Dadaï, il y a quelques années, arrivé après une excursion de trois jours à cheval, à travers des routes presque impraticables, n'a même pu se procurer du pain et aurait été condamné au jeûne s'il n'avait pris quelques provisions avec lui. Cet épisode suffit pour donner une idée de la misère de ces populations. De ce mudirlik proviennent aussi plusieurs des lépreux cantonnés dans la léproserie de Castamouni. Mais il y a en outre une léproserie à Tache-Kioprou, ville pleine d'antiquités, ancienne résidence du préfet, et située à huit heures de distance de Castamouni et à Safranbolou.

---

(1) En Turquie un vilayet ou département se divise en plusieurs moutessariûliks (sous-préfectures); chacun de ceux-ci se subdivise en caïmacamliks (cantons) et chacun de ces derniers en mudirliks (communes),

D'après les traditions populaires et conformément à un firman qui se trouve entre les mains des lépreux, il y a plus de trois cents ans que la lèpre ravage cette contrée, du moins qu'on a isolé ses victimes.

Le quartier des lépreux ou Miskinmahalessi touche presque à la ville aujourd'hui, dont il n'est séparé que par une petite élévation; il se trouve aussi à côté du cimetière musulman. Mais il faut remarquer que la ville, autrefois très distante, s'est étendue précisément du côté de la nécropole depuis deux siècles: de manière qu'à cette heure le quartier en question et le cimetière se trouvent dans la ville même de Castamouni.

Le document dont nous avons fait mention plus haut et qui atteste la chronologie du Miskinmahalessi émane du vakif — du ministère des œuvres pieuses — et concerne une donation en faveur des lépreux.

En effet des musulmans philanthropes avaient offert jadis des propriétés dont les revenus servaient à l'entretien des malheureux lépreux. Mais, faute de surveillance, toutes ces propriétés ont été négligées et détruites par le temps; de sorte que tous ces revenus se trouvent anéantis. Actuellement tous les lépreux de ce quartier n'ont pour vivre que la somme bien modique de 90 piastres (19 francs) par mois, accordée par le gouvernement, et la mendicité. Un vase en cuivre, posé sur un support élevé d'un mètre à l'entrée du quartier lépreux, au bout de la grande rue de la ville, sert à recueillir les aumônes des charitables passants. Les recettes misérables de ce tronc sont également partagées entre les lépreux.

Autrefois il y avait dans ce quartier près de deux cents lépreux. Avant quinze ans, on en comptait encore soixante; tandis qu'il n'y en a que dix en ce moment Les vides opérés par la mort n'ont pas été comblés par de nouvelles recrues.

Les femmes indemnes des lépreux, qui avaient accompagné leurs maris, sont rentrées, après la mort de ceux-ci, dans leurs villages respectifs avec les enfants qu'elles ont eus pendant leur séjour au Miskinmahalessi.

Toutes ces données nous conduisent à conclure que la lèpre se trouve en diminution dans le département de Castamouni, et cela spontanément ; car aucune mesure n'a été prise, aucun effort n'a jamais été tenté pour en restreindre les progrès, soit de la part du gouvernement, soit de la part de la population.

Voici ce que nous disent nos honorables confrères, les docteurs Yanco bey et Moscho, pour ce qui concerne la contagion, qu'ils ont soigneusement recherchée, sur notre prière.

Chez aucun des malades que nous avons visités et examinés nous n'avons pu découvrir la contagion. La plupart d'entre eux sont restés dans leur famille, étant déjà lépreux, plusieurs années avant d'être cantonnés au quartier spécial, sans transmettre la maladie à ceux qui les entouraient. Plusieurs femmes indemnes ont accompagné leurs maris lépreux à la léproserie, ont eu des enfants de ces maris dûment lépreux et ont cohabité avec eux pendant de longues années. Après la mort de ces derniers, elles sont rentrées bien portantes dans leurs villages et dans leurs familles. Il y a en ce moment dans le Miskinmahalessi un homme nommé Ismaïl, âgé de cinquante ans, qui y a accompagné sa mère lépreuse. Il reste avec sa femme au milieu des lépreux depuis vingt-cinq ans. Tous les deux conjoints sont sains.

Un autre ménage indigent demeure, faute de moyens,

avec les lépreux depuis des années sans avoir contracté la maladie.

Bien que censés être isolés, les lépreux sont par le fait en relation permanente avec la population de Casta-mouni. Une sentinelle placée à l'entrée du quartier lé-preux, près du tronc destiné à recevoir l'offrande des pas-sants, empêcherait les lépreux d'aller en ville et les cita-dins de se rendre chez les lépreux, à moins d'autorisation spéciale. Néanmoins les infractions à la consigne sont de tous les moments.

Plusieurs habitants de la ville sont en communication permanente avec les lépreux, ainsi que leurs femmes et leurs enfants. Le susdit Ismaïl, charpentier, fils d'une lépreuse avec laquelle il demeure au quartier des lépreux, travaille chaque jour en ville, et est en relations avec tout le monde.

Un enfant de sept ans, issu de mère et père lépreux, fréquente l'école communale chaque jour et rentre le soir au quartier des lépreux, auprès de ses parents. Il est in-demne et n'a jamais été accusé d'avoir transmis la lèpre. Ce fait n'est ni le seul ni le premier de ce genre. Hé bien, je le répète, il n'y a pas de lépreux natif de la ville de Castamouni même. Les éléphantiasiques qui peuplent le Miskinmahalessi proviennent tous des villages des envi-rons, ainsi que je l'ai déjà dit plus haut.

Aucun lépreux ne se transporte de son plein gré au quartier qui leur est spécialement consacré.

Dès que le bruit a couru qu'il y a un éléphantiasique dans un village, une commission des lépreux de Miskin-mahalé, qu'on appelle des Dédés, s'y rend de son chef et examine le sujet en suspicion. Si le mal n'est pas déjà patent, l'épreuve qui décide la question consiste à promener sur la surface du corps, après avoir fermé les yeux du candidat, notamment sur les membres et les environs des coudes, des plumes de poule qu'on appelle *djiga*. Si le récipiendaire ne perçoit pas ce contact, les Dédés s'en emparent comme leur appartenant, le transportent à leur quartier, l'y installent et le marient; à moins que l'époux ou l'épouse actuelle ne veuille accompagner son conjoint à sa nouvelle et dernière résidence.

Voici l'histoire abrégée des lépreux qui se trouvent actuellement au Miskinmahalessi de Castamouni.

Fatimé, âgée de soixante-cinq ans, du village Aslan ; parents non lépreux ; mariée à douze ans avec Ahmed, du village Korpé, dont elle eut trois fils, savoir : Ismaïl, âgé aujourd'hui de cinquante ans, Hassan de trente-huit, Husseïn, soldat, de vingt-huit et une fille morte à quarante ans ; tous exempts de la lèpre. C'est à l'âge de trente ans que Fatimé, demeurant à Korpé, fut prise de démangeaisons vives aux coudes, de douleurs violentes des doigts avec gonflement; exulcération et, plus tard, chute de leurs extrémités.

Bien qu'elle ait été reconnue lépreuse, elle a continué à vivre dans son village pendant dix ans, grâce à son fils Ismaïl qui était le plus influent des habitants. Elle est donc restée ainsi en communication avec tout le monde. C'est même chez elle qu'elle accoucha de Husseïn, trois ans avant de venir au quartier des lépreux de Castamouni. Ce n'est que dix ans après le début de la maladie, bien après la mutilation de ses doigts et de ses orteils, que Fatimé, devenue ainsi très laide, fut répudiée par son mari et vint alors au quartier des lépreux de Castamouni, où elle se trouve depuis vingt-cinq ans. Elle demeure au rez-de-chaussée d'une petite cabane dont la chambre du haut est occupée par son fils Ismaïl avec sa femme. Dès son arrivée parmi les lépreux elle en épousa un, originaire de Atzibaï, qui a succombé après quinze ans de ménage. Il n'y a pas eu d'enfants de cette union. D'après les assurances de Fatimé, personne n'a la lèpre dans sa famille.

Actuellement, en octobre 1889, son état est affreux : il ne lui reste ni doigts, ni orteils ; tous les muscles du corps sont atrophiés, émaciés ; élancements continuels dans les membres ; insensibilité pour ce qui concerne les sensations externes ; n'appréciant ni le contact, ni la température des objets, souvent elle se brûle profondément ; il en résulte des suppurations et des plaies longues à se cicatriser. La maladie n'a jamais été contrariée dans sa marche par une médication quelconque.

Réchidé, âgée de trente-cinq ans, native de Pozkotza, du mudirlik Tevrikiani. Son père, âgé de quatre-vingt-dix ans, vit encore indemne ; mais sa mère, Chérifé, devint lépreuse à trente-huit ans. Elle succomba ici, au quartier des lépreux, à l'âge de soixante-dix ans.

A douze ans Réchidé éprouva des élancements aux deux coudes ; puis après elle eut des phlyctènes et des ulcérations sur le côté externe des avant-bras dont les cicatrices persistent. Ses sourcils sont tombés ; la face, les mains, les pieds et le côté externe des cuisses ont perdu leur sensibilité. Transportée au Miskinmahalessi, elle épousa le lépreux Osman de Adjibaï, dont elle eut un fils, Husseïn, âgé de sept ans et indemne, quant à présent.

Réchidé ignore si ses frères sont sains ; mais sa mère était lépreuse, ainsi que le fils du frère de sa mère, c'est-à-dire son cousin-germain. Bien que cette malade vécut plusieurs années dans sa famille, il n'y a pas à sa connaissance d'autres éléphantiasiques. Son père a cohabité pendant de longues années avec sa mère dûment lépreuse.

Séfouré, âgée de vingt-quatre ans, née à Etsir, mudirlik de Aztibaï. Son père Mehmed, âgé de soixante-dix ans, vit toujours ; sa mère a succombé à soixante ans, à une maladie vulgaire ; ses deux frères, âgés de vingt-cinq et trente ans, et ses deux sœurs mariées, dont l'une de trente-cinq et l'autre de vingt-neuf ans, sont tous indemnes. Il y a quatorze ans que la malade a quitté sa famille ; mais elle s'y rendit il y a huit mois, pour la revoir, et re- trouva tout son monde sain.

A l'âge de treize ans Sefouré a été prise d'une fièvre violente et de démangeaisons irrésistibles; puis il survint des tubercules et des ulcérations; plus tard l'annulaire droit est tombé; il apparut en même temps sur l'astragale droit un ulcère qui atteignit 3 centimètres de diamètre.

Arrivée au Miskinmahalessi, Sefouré épousa Mehmed, natif de Adjibaï, lépreux lui-même, âgé de soixante ans, qui mourut un an et demi après le mariage.

Ce Mehmed, soit dit en passant, a eu d'un premier mariage, avec une femme indemne, deux fils et une fille. Ces quatre personnes demeurent saines. Les fils sont âgés de trente et de trente-trois ans et la fille de vingt.

Après la mort de Mehmed, Séfouré épousa un autre lépreux, âgé de vingt ans, qui vient de succomber aussi, il y a quelques jours.

Fatimé, quarante ans, née à Aktsaï, mudirlik de Adji- baï, de parents indemnes. Il n'y aurait pas de lèpre dans sa famille.

Il y a vingt ans, elle épousa Mohamed de Koumari, âgé de trente ans, sain; mais la mère de celui-ci et son frère aîné auraient été lépreux.

Fatimé a eu deux filles et un fils,

Il y a huit ans qu'elle se trouve au Miskinmahalessi. La maladie a débuté par des démangeaisons vers le cou-de-pied droit. Bientôt après, il y survint un gonflement et des tubercules, ainsi qu'aux mains où parurent aussi des ulcères. Plus tard les muscles des mains se sont atrophiés; insensibilité et déformation de tous les doigts de la main droite; enfin l'annulaire de la main gauche tomba.

Actuellement, il ne reste que deux orteils au pied droit; tous les orteils du pied gauche sont déformés. Fatimé épousa dans le village des lépreux le nommé Ali, lépreux lui-même, du village Téréli du mudirlik de Adjibaï.

Toutou, vingt ans, de Satikioï (Adjibaï) près de Kio-pré. A douze ans elle éprouva des douleurs très violentes aux membres thoraciques et pelviens. Peu de temps après elle eut des exulcérations aux doigts; les mains et les pieds devinrent aussi insensibles à la température et à la douleur provoquée.

Tous ces lépreux sont à répéter : nous ne sentons absolument rien si l'on coupe ou qu'on brûle nos membres. Bien qu'elle soit ici depuis huit ans, F... ne s'est mariée qu'il y a deux mois avec Moussa. Elle est en ce moment enceinte de deux mois. Son père Husseïn et sa mère Zéli ainsi que ses frères sont indemnes.

Moussa, vingt-cinq ans, du village de Almoren, mudir-lik de Adjibaï. Sa mère et sa sœur sont saines; mais le père, lépreux, est ici au quartier depuis quinze ans. Sa femme Kezban l'y a accompagné et a vécu plusieurs années avec lui dans le Miskinmahalessi, sans contracter la maladie.

Moussa devint lépreux, il y a douze ans. La maladie a

débuté par des élancements dans l'épaisseur des membres; plus tard les doigts se sont ulcérés. C'est à ce moment-là qu'il a été transporté au quartier des lépreux de Castamouni. Pieds et mains insensibles ; plusieurs de ses doigts sont mutilés ; l'auriculaire droit est atrophié ; le gauche est tombé ; point de sourcils ; œil gauche entièrement perdu par un exsudat envahissant la cornée ; exulcération du palais et du voile. Ce malade est le mari de la femme dont l'histoire précède.

Izenicoglou Osman, quarante ans, né à Cheïhemré de la commune d'Adjibaï, de parents sains. Il y a dix ans, il a eu la syphilis. Il fit son service militaire et devint lépreux, un an après son retour dans son pays.

Il y a douze ans qu'il est cantonné au Miskinmahalessi par les Dédés qui ont constaté chez lui la lèpre consécu·tivement à l'exploration à laquelle ils se livrent d'habitude, et que nous avons mentionnée au commencement de ce chapitre.

Figure congestionnée, comme asphyxique, très tuméfiée; chute des sourcils; aux coudes, ulcères et exsudats ; il en est de même des genoux; les pieds sont pachydermiques ; sur la voûte palatine, excroissance hyperplasique et exulcérations; insensibilité cutanée des membres. Cet homme est le mari de Rechidé.

Ahmed, vingt-huit ans, né à Koranouk de Kiouré. Père, mère, sains. Il y a trois ans qu'il a ressenti des démangeaisons et des douleurs aux coudes, s'irradiant jusqu'aux extrémités des doigts. Plus tard il eut des ulcérations aux appendices de la main droite. Actuellement il ne présente pour tout symptôme se rapportant à la lèpre que l'insensibilité qui commence au-dessus du coude et s'étend jusqu'aux. extrémités des doigts. Il y a deux ans, il a épousé sa compatriote Hourié, âgée de vingt ans, avec laquelle il vivait dans son village jusqu'il y a trois mois. Mais, reconnu lépreux, il a été arraché à sa famille et conduit de force au Miskinmahalessi. Sa femme a voulu l'y accompagner. Elle est enceinte de trois mois (septembre 1889). La femme de l'oncle d'Ahmed était lépreuse.

Le Dr Moscho nous affirme que ses recherches l'ont conduit à la conclusion que *la lèpre n'est pas une maladie contagieuse*. Il nous promet de visiter la léproserie de Kioprou et de faire une excursion jusqu'à Adjibaï, localité qui fournit la plupart des lépreux cantonnés à Castamouni. Voici les arguments de notre confrère.

Des personnes saines, habitant le quartier des lépreux et en communication permanente avec eux, pas une n'a contracté la lèpre. Ainsi Ismaïl s'y trouve avec sa femme depuis vingt-çinq ans. Cet homme, charpentier de son état, travaille chaque jour en ville, où il n'y a eu aucun lépreux de mémoire d'homme. La femme Kesban a vécu maritalement pendant dix ans avec son mari lépreux dont elle a eu un fils âgé de quinze ans aujourd'hui. Son mari était déjà lépreux lorsqu'elle l'a épousé. Après la mort de celui-ci, il y a cinq ans, Kesban est rentrée dans son village d'Adjibaï où elle vit toujours indemne.

Quant à l'hérédité, le Dr Moscho nous dit qu'aucun des lépreux de Castamouni n'a avoué avoir eu des parents lépreux. Tous se résignent dans leur malheur, en disant que c'est Dieu qui leur a envoyé la maladie, et veulent innocenter leurs familles.

D'après les renseignements fournis par les malades eux-mêmes, le début de la lèpre se serait signalé chez les lépreux de Castamouni par des démangeaisons aux

coudes et dans les membres, ainsi que par des douleurs
intenses dans les masses musculaires de ces membres; le
tout accompagné d'une forte fièvre. Plus tard, il survint
des ulcérations aux coudes, de l'anesthésie, la chute des
sourcils, la tuméfaction de la face, des ulcérations du
palais, des exsudats, et la mutilation des doigts.

L'insensibilité à la température fait que ces malheureux se brûlent à chaque instant les membres avec le fer
et les objets chauds.

Il y a quinze ans encore les lépreux étaient très nombreux au Miskinmahalessi. On y comptait vingt-deux
familles et une population de soixante personnes; tandis
qu'aujourd'hui il n'y a que dix lépreux en tout. Cela
prouverait que la lèpre est en diminution spontanée depuis un certain nombre d'années; car aucune mesure n'a
été prise pour combattre ce fléau.

Aucune des femmes saines des lépreux, qui ont accompagné leurs maris au quartier où elles ont passé des dix
et des quinze ans et même davantage, n'a contracté la
lèpre. Plusieurs d'entre elles ont eu des enfants pendant
que la lèpre était dans toute sa violence chez leurs époux.
Ceux-ci morts, leurs femmes sont rentrées dans leurs
villages; et pas une n'est revenue au quartier des lépreux;
ce qui aurait eu lieu si la lèpre s'était manifestée chez
elles. Nous avons déjà vu que dans le département de
Castamouni on sait reconnaître la lèpre dès son début,
dès qu'il y a anesthésie des membres, et avant toute
autre manifestation de la maladie.

Pour en finir j'ajouterai que depuis une dizaine d'années
les communications sont bien plus faciles et quotidiennes,
soit entre les divers villages du vilayet de Castamouni, soit entre cette ville et les communes qui com-

posent cette préfecture, soit enfin entre Castamouni et
les villes des environs. Et pourtant la lèpre reste toujours
confinée aux mêmes localités qu'autrefois. Elle n'a paru
ni dans d'autres villages que ceux atteints depuis l'antiquité, ni à Castamouni, ni dans les villes voisines, malgré les relations continuelles et bien plus fréquentes
qu'autrefois entre ces diverses localités, je le répète.

XXIV

LA LÈPRE AU CONGRÈS D'ATHÈNES.

L'année 1887, au mois de mars, un comité organisateur, sous la présidence d'un savant et d'un oculiste très distingué, le Dr Anagnostaki, ancien élève de Graefe et de Desmarres, professeur à la Faculté d'Athènes, convia en congrès les médecins exerçant en Orient, sa modestie craignant un refus, s'il s'élançait dans des invitations lointaines. Ce congrès réunit un grand nombre de confrères et fournit, à plusieurs d'entre eux, l'occasion de communications importantes, consistant surtout en mémoires originaux sur les maladies endémiques et spéciales aux localités où chacun d'eux exerce sa profession.

La lèpre devait naturellement y trouver sa place. J'ai fait part à mes collègues de mes recherches sur cette affection qui désole aussi d'une manière navrante la population de la Grèce. Et pour faire appel à l'expérience des membres du Congrès hellénique qui pratiquent dans les pays où l'éléphantiasis sévit, j'ai fait ma communication sous la rubrique suivante : *La lèpre est-elle contagieuse ?*

Je me propose de relater ici, d'une manière brève, les opinions qui se sont fait jour dans la discussion que j'ai provoquée. Le lecteur sera mis ainsi à même de juger si, du choc de ces opinions parfois contradictoires, a pu

jaillir quelque lumière capable d'éclaircir les questions
à l'ordre du jour, concernant la transmissibilité, l'étiologie et la pathogénie de la lèpre.

Le Dr Caramidja, professeur de la polyclinique d'A-
thènes, a pris la parole et nous exposa ce que son expérience lui a enseigné, grâce aux nombreux lépreux auto
ou hétérochtones qui se présentent à sa consultation. Il
a observé trois formes de lèpre : la maculeuse, la phymatode et l'anesthésique. Selon lui la lèpre peut parcourir
tous ses stades en persévérant dans la variété primitive
dans laquelle elle a apparu, sans revêtir une autre forme,
sans se transformer ou se compliquer d'une autre expression d'emprunt dans sa marche ultérieure. Il a suivi
pendant des années des lépreux présentant la forme dite
anesthésique ou la phymatode pure. Cependant il lui a
été donné d'observer sur la face les caractères des trois
formes réunies. La lèpre maculeuse est rare et très rapide dans sa progression fatale. Le Dr Caramidja n'a vu
qu'un seul Lamien résister pendant deux ans à la variété
de la lèpre maculeuse; tous les autres malades qu'il a
observés sont morts en moins de temps. Cependant plusieurs confrères, et je suis du nombre, ont vu les macules
précéder souvent l'apparition des exsudats et constituer
un exanthème spécial, à la suite des mouvements fébriles,
si fréquents au début de la lèpre phymatode. Il faut donc
s'entendre sur la signification du mot *macules*. Lors
même qu'il s'agirait de la lèpre maculeuse à cercles
quasi-psoriasiques envahissant les membres et le tronc
— on sait que ce dernier est respecté dans la lèpre exsudative — celle-ci encore permet, selon nous, de vivre
pendant de longues années.

Le Dr Caramidja reconnaît deux variétés de la forme anesthésique : l'hypertrophique et l'atrophique. Dans la première, la peau s'épaissit et s'endurcit comme dans la sclérodermie, avec laquelle on pourrait la confondre. Elle est accompagnée de la chute des doigts par un travail analogue à celui du mal perforant. Cette hypertrophie est précédée d'une tuméfaction qui diffère de l'œdème tardif accompagné d'albuminurie consécutive à une néphrite lépreuse ou à une dégénérescence amyloïde du rein ; ce qu'il ne peut décider, faute d'autopsie.

La variété atrophique de la lèpre anesthésique amène le marasme du derme comme chez le vieillard, avec sécheresse, et permet de vivre bien plus longtemps que toute autre forme de la lèpre (1). La lèpre anesthésique,

(1) Je dirai que dans la lèpre dite anesthésique, que l'on doit dénommer type Danielsen, parce que cet auteur est le premier qui l'ait décrit bien qu'il existât de temps immémorial, puisque dans le tableau d'Albert Dürer datant de 1513 — la guérison du boiteux à la porte du temple par Jean et Pierre — il y a un lépreux présentant la griffe spéciale caractéristique de cette variété (ce tableau a été reproduit dans l'Iconographie de la Salpêtrière, par P. Richer et Gilles de la Tourette) ; dans la lèpre anesthésique, la perte de la sensibilité dans tous ses modes n'en constitue pas un signe exclusif. Au contraire, l'anesthésie est un syndrôme constant à toutes les variétés de la lèpre, précédant parfois toute autre manifestation ou survenant à une période plus avancée de la maladie. Le Dr Karamidja nous paraît confondre la lèpre mutilante avec la lèpre anesthésique ou maladie de Danielsen, qui amène toujours l'atrophie des muscles, surtout des interosseux, et plus tard ceux des régions thénar et hypothénar, voire même des phalanges. De même l'atrophie, le marasme de la peau se rencontre surtout dans une variété spéciale de la lèpre que j'appelle momifique, à marche lente torpide, qui amène une caducité surprenante chez les jeunes sujets réduits à la vieillesse d'une manière très rapide. Cette variété momifique diffère de la maladie de Danielsen par l'absence de l'atrophie des muscles interosseux digitaux — du premier interosseux dorsal principalement — et des muscles des régions thénar et hypothénar ; par l'absence de la paralysie de l'orbiculaire des paupières, par la chute des sourcils et des cils, — chute qui manque dans la maladie de Danielsen, — par la déformation du nez parfois et par la présence de vastes ulcères à longue durée, à cicatrisation très difficile. Ces ulcères, situés principalement sur les membres, rapprochent cette forme de la lèpre lazarine dont il se pour-

continue le Dr Caramidja (de Danielsen), ne présente souvent pour tout phénomène que l'insensibilité de la peau des extrémités, de sorte que les malades ne peuvent être reconnus comme lépreux.

Dans les tomes XI et XII du recueil périodique *Asclépios*, le Dr Caramidja a publié l'histoire d'un lépreux phymatode de Calymnos, remarquable par la disparition, par la résorption des tubercules qui laissaient le plus souvent des taches noirâtres à leur suite. Les bains sulfureux d'Ipate amèneraient souvent la résorption des exsudats.

En Grèce, la lèpre a été constatée à Egine, Acrati, Amorgos, Amphissa, Andros, Aréoupolis, en Eubée, Théra, Ios, Kalamé, Mégare, Menini, Poros, Salamis, Spetza, etc.

Le Dr Caramidja a vu des cas qui prouveraient la non contagiosité de la lèpre ; par exemple la vie conjugale très longue, un des époux seul étant lépreux, sans que l'autre soit contaminé. Les enfants peuvent devenir lépreux par héritage paternel, la mère restant indemne. La découverte du parasite de la lèpre plaide en faveur de la contagiosité, dit le Dr Caramidja. Cependant il s'empresse d'ajouter : « Je n'aime pas à poursuivre les questions médicales théoriquement, je préfère les traiter pratiquement. » Le Dr Caramidja admet l'hérédité, qui peut se

rait bien qu'elle ne fût qu'une variété. J'en ai vu plusieurs exemples. L'atrophie de la peau survient aussi, parfois, à la période ultime de la lèpre phymatode même ; lorsque les tubercules sont résorbés et que la cachexie extrême qui imprime à tout le corps une couleur de cire va bientôt emporter le malade. Enfin nous avons vu l'atrophie des téguments, avec rides et aspect de peau de vieillards, dans une variété de lèpre qui revêt la forme et les allures d'une dermite exfoliatrice dont nous avons fait dessiner des spécimens. La peau ne s'hypertrophie pas toujours comme l'avance le Dr Caramidja dans la lèpre de Danielsen, si ce n'est parfois à l'extrémité des membres pelviens, principalement près des malléoles.

(Note de l'auteur.)

manifester après une longue incubation par le seul fait qu'un individu émane d'un géniteur lépreux, ou bien qui défère une prédisposition à contracter la maladie sous l'influence des causes externes.

Rindfleisch croit que la lèpre, autrefois contagieuse, n'est plus qu'héréditaire de nos jours. Il y a trois ans une fille lépreuse âgée de douze ans, athénienne, se présenta à l'Astyclinique. Le Dᴿ Caramidja ne croit pas que cette lèpre soit autochtone. Il serait porté à attribuer ce cas à la contagion ou à l'hérédité; peut-être cette fille est-elle bâtarde, ajoute notre confrère; son père et sa mère étaient en effet sains. Notre confrère ne nous a rien dit soit sur l'état de santé des grands-parents, soit sur leur origine.

Le Dᴿ Caramidja finit en appelant de tous ses vœux la construction de léproseries qui, par la séparation des sexes, fera disparaître la cause principale de la lèpre, l'hérédité. Il est vrai qu'il restera toujours l'endémicité pour continuer à faire des lépreux; mais toujours est-il que l'hérédité disparaissant, la lèpre sera bien plus restreinte.

On voit par ce qui précède que le professeur Caramidja admet l'hérédité et l'endémicité; et que, bien qu'il n'ait jamais observé un cas de contagion, il n'ose pas nier cette dernière, et cela uniquement parce qu'on a trouvé un microbe chez les lépreux. Il m'a répété, après la séance, n'avoir jamais vu un cas plaidant en faveur de la contagiosité.

Selon le Dᴿ Albanaki, de Calama, l'hérédité n'est pas à discuter. Elle est pleinement démontrée par les faits. Il ne se croit pas autorisé à discuter sur la contagiosité; mais l'humanité impose la création de léproseries. Le peuple est tellement persuadé de la contagiosité qu'il admet que la maladie est transmissible même par l'air. Tout individu soupçonné d'être lépreux devient un objet d'horreur et de frayeur et se trouve repoussé, même par ses amis et par ses parents. Il suffit même qu'un calomniateur qualifie son ennemi de lépreux pour que ce malheureux soit repoussé par tout le monde et chassé à la montagne, où il vivra dans les huttes ou dans les grottes, de la charité publique. La vie de ces malheureux est le pire des martyrs. Il importe donc que la société, que le gouvernement soit éclairé pour ne pas attenter injustement à la liberté de ces malheureux, si la maladie n'est pas contagieuse.

Le Dr Costomyris dit qu'à Polychnito de Métélin où la lèpre n'existe pas, deux personnes s'étant baignées dans les eaux thermales qui y existent, quelques heures après des lépreux venus des villages voisins, sont devenus eux-mêmes lépreux. Depuis cette époque les lépreux ne sont plus autorisés à s'y baigner, dit-il; mais il ne nous cite ce fait que comme un conte, sans nous donner l'observation de ces malades, sans nous éclairer sur leur origine, ni sur le lieu de leur naissance, ni sur l'état de leurs parents.

Le Dr Hadjimichalis oppose à l'assertion précédente le fait qu'à Ipate, où il y a des bains thermaux sulfureux, les lépreux se baignent en grand nombre, chaque année, sans le moindre inconvénient pour les autres baigneurs, sans qu'un fait, pareil à celui cité par le Dr Costomyris, se soit jamais produit.

Le Dr Gerassimides a exercé pendant plusieurs années à Héraclée de l'île de Candie. Il a vu et suivi un grand nombre de lépreux surtout au village des Misquines, où il se rendait souvent pour soigner des maladies intercurrentes. Il a pu se convaincre de la non-contagiosité de la maladie. Il se déclare aussi contre l'hérédité. Voici les arguments de notre honorable confrère : les relations et la vie commune des gens sains avec les lépreux, pendant de longues années, n'ont jamais transmis la lèpre. La maladie se développe chez des personnes dont les parents et les grands-parents sont restés indemnes jusqu'à un âge très avancé. D'autre part on voit journellement des lépreux engendrer des enfants qui ne deviennent pas lépreux, lors même qu'ils ont atteint l'extrême vieillesse. C'est la frayeur et la répugnance que l'on éprouve à la vue des lépreux, qui les font condamner à vivre loin de la société. Dans une note, que notre confrère m'a remise, il produit à l'appui de ses idées l'observation d'une certaine Marigo, fille d'une lépreuse, qui dès sa naissance fut emportée et adoptée par une famille stérile. L'enfant devint une fille d'une beauté remarquable. Elle a aujourd'hui quarante-cinq ans et exerce la profession de sage-femme, en pleine santé.

Un jeune Crétois, nommé Calomiri, né en 1845, issu de parents sains, se rendit, à l'âge de dix ans, à l'île de Syra auprès d'un de ses oncles, pour y faire ses études. Quatre ans après, par suite de la mort de l'oncle, il se vit obligé de retourner chez lui, à Candie, au village Anoguia, situé sur la côte septentrionale du mont Ida, aujourd'hui mont de Jupiter, où le doyen des dieux fut nourri par la chèvre Amalthée. Désolé de l'interruption de ses études, il reprit la profession de berger et menait une vie isolée sur la montagne d'où il ne descendait jamais; loin de la société et de toute communication, il se nourrissait d'herbes et de lait. Cette existence et les mauvaises habitudes monastiques très souvent répétées amenèrent une grande prostration des forces chez Calomiri.

En 1863 il vint à Héraclée où les Drs Gérassimides et Zafiridis, touchés de son désir de s'instruire, le placèrent comme garçon de pharmacie, avec faculté de continuer ses études. Ce jeune homme suait toujours abondamment aux pieds et aux mains; lors même que la température ambiante était froide, la sueur coulait toujours sur ces parties et, chose curieuse, les deux confrères ont eu l'occasion de constater que cette sueur était phosphorescente dans l'obscurité. Quelque temps après, Calomiri se rendit à Athènes pour continuer ses études pharmaceutiques et présenta les premiers symptômes de la lèpre phymatode : la chute des sourcils et l'apparition d'exsudats à la face. Plus tard, revenu à Crète, il habita le village des lépreux où il termina son existence d'une manière navrante. Le Dr Gérassimides a cité ce fait pour prouver le développement spontané de la lèpre sans tare héréditaire, et lorsque le sujet demeurait sur la montagne en dehors de toute communication; il a voulu aussi rendre palpable l'influence des causes morales, du chagrin, de la mauvaise nourriture et de toutes les causes d'épuisement, dans les pays où la lèpre est endémique.

Selon le Dr Hadjimichali, d'Athènes, il y a dans le royaume de Grèce tout au moins 400 lépreux. C'est dire de quelle importance est pour la Hellade la démonstration de la contagiosité ou de la non contagiosité de la maladie. Bien que la présence du microbe autorise à placer la lèpre parmi les affections contagieuses, ses recherches sur plusieurs lépreux, qu'il lui a été donné d'observer, n'ont pu le convaincre de la contagiosité de la maladie. Il a vainement recherché le microbe sur un poisson accusé en Thessalie d'occasionner la lèpre aux habitants du village Pilion. Il pense que la transmission par hérédité est incontestable. La longue incubation de la maladie rend la recherche de la contagion très difficile. L'explosion de la lèpre héréditaire à vingt et vingt-cinq ans, chez les enfants des lépreux, prouve que le germe peut rester muet pendant une longue période d'années et faire plus tard explosion.

Le peuple chez nous, ajoute le Dr Hadjimichali, a de tout temps considéré la phthisie pulmonaire et la lèpre comme contagieuses ; et le Dr Villemain a parfaitement prouvé l'exactitude de cette croyance pour ce qui concerne la tuberculose. Donc c'est à l'expérimentation seule qu'il sera donné de trancher la question. La présence du microbe et la disparition de la lèpre dans l'Europe centrale par le fait de l'isolement des malades plaident en faveur de la contagiosité ; mais le fait n'est pas encore démontré.

Le Dr Hassioti, professeur agrégé à la Faculté d'Athènes, a constaté le premier et montré au congrès les microbes de la lèpre dans la moelle épinière d'un éléphantiasique.

Le Dr Esope admet l'hérédité et la plus grande probabilité de la transmission de la lèpre par cette voie lorsque c'est la mère qui est atteinte. L'hérédité étant indiscutable, la première chose à faire, pour restreindre la maladie, est la défense du mariage des lépreux, soit entre eux, soit avec des personnes saines. Il importe aussi de réunir ces malheureux et de pourvoir à leur entretien dans des établissements appropriés, où l'observance des règles de l'hygiène agira favorablement sur la marche et l'issue de la maladie.

Le Dr Boumboura, de l'île d'Andros, nous dit y avoir vu plusieurs lépreux, sans avoir jamais pu constater la

contagiosité. Les lépreux y sont persécutés et chassés à
la montagne avec défense d'entrer dans les villages. Cependant leurs parents vont les visiter et restent auprès
d'eux pendant des heures et des journées, en toute communication.

Le Dr Zachariadi, d'Athènes, a exercé la médecine pendant plus de quinze ans en Crète, où il a étudié la lèpre. Il
ne croit pas à la contagion et se fonde sur ce qu'il n'a
jamais vu la maladie se transmettre du mari lépreux à
la femme et *vice versá*, même après une cohabitation de
longues années qui a procuré souvent une grande progéniture. De même des parents et des amis, toujours en communication avec les lépreux, n'ont jamais contracté la
maladie. Il ne connaît pas d'exemple de contagion. La
lèpre héréditaire fait son apparition, selon notre honorable
confrère, à l'âge de la puberté. C'est le village de Timbaki
qui fournit le plus de lépreux ; ses habitants sont les plus
pauvres et les plus mal nourris de toute l'île. Il est d'avis
que la mauvaise hygiène est pour beaucoup dans le développement de la lèpre, dans les villages où elle est endémique, ainsi que toute cause d'épuisement. Les malheureux, après avoir travaillé dans les champs jusqu'à
exténuation, se nourrissent de lard fondu au soleil ou cuit
avec des œufs, ou bien de têtes de tziros dont les bour-
geois ont mangé le corps. Ces tziros, genre de maquereaux, viennent de Constantinople et sont desséchés au
soleil ou bien conservés dans la saumure. Les paysans
boivent toute la journée, lorsqu'ils se livrent au travail
éreintant des champs en plein soleil ardent, de l'eau infecte provenant des rizières.

Le Dr Zachariadi, ainsi que plusieurs de ses confrères,
a souvent délivré des certificats affirmant que la lèpre

n'est pas contagieuse. Mais le peuple n'y ajoutait aucune foi et expulsait les lépreux quand même.

Lors de notre séjour à Athènes, pendant le congrès, il y avait trois lépreux hétérochtones : c'étaient des marchands ambulants, en communication continuelle avec le peuple.

A Athènes on reçoit les lépreux, à l'hôpital municipal, dans les salles communes. Par conséquent les médecins ne croient pas à la contagion dont aucun n'a jamais vu d'exemple. Il n'y a jamais eu un Athénien atteint de la lèpre.

Le Dr Rizopoulo, de Lamie, a exercé à l'île de Scopélos et à Alonissos pendant cinq et huit ans. La lèpre y existe. Tout ce qu'il y a vu dépose contre la contagiosité de la maladie. Il a vu un capitaine de vaisseau natif de Scopélos, devenu lépreux à la suite d'un naufrage, sans hérédité, sans contact avec des lépreux. Il attribue l'explosion de la maladie chez un originaire d'un foyer de lèpre, à la frayeur éprouvée. Il a vu bien des ménages composés d'un lépreux ou d'une lépreuse et d'un conjoint sain; jamais la maladie ne fut transmise à l'autre conjoint. Il nous cite deux maris lépreux qui ont vécu pendant plusieurs années avec leurs femmes saines, sans avoir d'enfants. Après la mort des maris, les femmes se sont remariées et ont eu des enfants indemnes.

Le Dr Zangarol, médecin de l'hôpital grec d'Alexandrie d'Egypte, y a vu plusieurs lépreux, dont plusieurs de l'île de Chypre. Il possède 18 observations détaillées. Il ne croit pas à la contagion. Il reçoit les lépreux à son hôpital et les fait coucher dans les salles communes, au milieu des malades ordinaires. Au commencement, il a rencontré une grande opposition de la part des autres

malades; mais le docteur a fini par persuader tout le
monde de la non contagiosité de la maladie; de manière
qu'actuellement aucune observation n'est faite de ce que
les lépreux sont admis à l'hôpital grec. Le Dr Zangarol a
délivré des certificats de la non contagiosité de la maladie
à nombre de lépreux qui, grâce à lui, sont rentrés dans la
société et ont continué à y vivre au milieu de tout le
monde. Il n'a jamais eu à s'en repentir.

Le Dr Zangarol a envoyé un malade au Dr Unna qui l'a
soumis au traitement par l'ichthyol pendant huit mois,
sans aucun résultat. Le malade s'est présenté au Dr Zangarol, à son retour de Hambourg, dans un état bien plus
grave qu'avant de s'y rendre.

Le Dr Lyropoulo exerce à Volo qui fait partie du ter-
ritoire cédé par la Turquie au royaume de Grèce en 1878.
Cet honorable confrère a observé plusieurs lépreux à
Volo, où la maladie est endémique et d'où plusieurs
viennent aussi me consulter à Constantinople. Il m'a affirmé n'avoir jamais vu un exemple de contagion. Après
le congrès, le Dr Lyropoulo s'est rendu, sur ma prière,
aux localités où se trouvent les lépreux et a bien voulu
m'envoyer quelques observations, ainsi que le résultat de
l'enquête à laquelle il s'est livré.

A 6 heures de la ville, il y a un village de lépreux appelé Glafkos. Il a trouvé deux lépreux au village Pilio.
L'un d'eux, père d'une nombreuse famille, dit-il, vivant
au milieu d'elle, sans la moindre précaution et depuis des
années, est une démonstration de la non contagiosité de
l'affection. Dans un village voisin, il a rencontré quatre
lépreux dont deux affreusement défigurés. Bref le Dr Lyropoulo est anticontagionniste et base son opinion sur
des faits cliniques qu'il lui a été donné d'observer.

I....., natif d'un village du district de Pilio, est lépreux, dit le Dr Lyropoulos, depuis six ans. Il a cinquante ans. Lors de la visite de notre confrère il avait beaucoup de fièvre; les extrémités supérieures et inférieures étaient gonflées et rouges, depuis deux jours, et très douloureuses, par moments surtout; le nez très affaissé, aplati et presque disparu. Les pavillons des oreilles et les lèvres sont très tuméfiés et hypertrophiés. Plusieurs doigts manquent aux mains, et ceux qui restent sont très déformés. Le scrotum est aussi tuméfié. Des surfaces ulcérées s'observent sur toutes les parties énumérées et progressent en étendue et en profondeur continuellement. Cet homme a une jeune femme et trois enfants, provenant d'un premier mariage, âgés, les fils de dix-huit et vingt ans et la fille de douze. Ses frères et sœurs, les parents et les nombreux amis qui vont le visiter, tout ce monde reste indemne autour de ce malade affreux à voir et dont la mère était lépreuse. I..... accuse, à part l'hérédité, les grands excès alcooliques qu'il a commis, principalement pendant son séjour à Alexandrie d'Egypte, où il a passé plusieurs années.

Le Dr Parissis a séjourné pendant quatre ans en Abyssinie, où il fut envoyé par le gouvernement hellénique, sur la demande du Négus. La lèpre est très commune en Abyssinie, la forme léontine surtout, dont il rencontrait des victimes partout, ayant le nez déformé, la face hideuse, les extrémités mutilées. Ces malades se promènent librement et se marient à volonté, sans inspirer ni crainte ni frayeur. La lèpre n'est pas considérée comme contagieuse en Abyssinie. Questionné par moi sur le régime alimentaire du peuple, le Dr Parissis nous dit qu'en Abyssinie on ne mange ni poisson ni huile; on évite même tous

les corps gras, instinctivement, à cause de la chaleur
extrême qu'il y fait. On s'y nourrit surtout de viandes
très fraîches, palpitantes (1), crues, et de pain de blé et
d'orge, surtout d'une graine sésamoïde appelée tef, et de
pois chiches. Ce pain, quelle que soit la farine dont on le
prépare, provient d'une pâte non fermentée. C'est une
sorte de galette plate, peu cuite. Il n'y a pas de porc en
Abyssinie, mais on y mange le sanglier. Tous les animaux y sont très maigres et les hommes aussi.

On y abuse du piment rouge qui sert à préparer une
sauce qui emporte la bouche, que l'on met à tous les
plats et dont on se sert toujours avec la viande crue; on
la mêle même au lait.

En Abyssinie on s'enivre avec de l'hydromel qui est
extrêmement capiteux. Les Abyssins sont très sales; ils
ne se baignent pas et ne lavent que leurs pieds après
leurs excursions. Le corps nu n'est couvert que d'une
longue chemise en coton. Les personnes distinguées portent aussi une chlamyde. Tout le monde va nu-pieds,
même le roi, excepté les étrangers. On se marie et se dé-
marie à volonté. Les jeunes filles peuvent y vivre avec
l'homme de leur choix sans aucune difficulté ; une fête
simple consacre cette union temporaire qui peut être bri-
sée très facilement.

Les écarts du thermomètre entre les jours et les nuits
sont énormes. Ainsi l'été, le thermomètre de Celcius
monte jusqu'à 31° le jour; et la nuit il peut descendre jusqu'à 11°. Il y a une différence de 20° et demi entre le mois
de janvier qui est le plus chaud et juillet qui est le mois
le plus froid. La plus haute température constatée par le

(1) Tous les Abyssins presque ont le tænia inerme. Les moines, qui ne
se nourrissent que de poissons, ne l'auraient pas.

Dr Parissis a été 35°,2 à l'ombre. La syphilis est très
commune en Abyssinie. Bien qu'elle soit négligée et en
général abandonnée à elle-même, elle ne produit pas de
grands dégâts; les accidents tertiaires, les ostéites et
les exostoses y seraient rares. Le peuple combat la syphilis et la lèpre qu'il confond souvent ensemble par
des prières et des actes de dévotion. Comme médication,
il emploie les fumigations au cinabre pendant quarante
jours; on ne se nourrit que de lait, durant ce traitement.

La syphilis est désignée en Abyssinie sous le nom de
mal des Francs; elle est attribuée aux Portugais qui l'auraient introduite en 1600. L'invasion du pays par les Anglais, en 1867, en a multiplié énormément les victimes.

Le Dr Parissis a rencontré en Abyssinie, outre la lèpre
phymatode, l'anesthésique, la maculeuse et la mixte. La
lèpre y est aussi commune parmi les femmes que parmi
les hommes. On la rencontre notamment parmi ceux qui
vivent dans la grande misère. Notre confrère ne l'a observée qu'après l'âge de vingt ans. L'hiver de 1885 —
c'est-à-dire aux mois de juin, juillet et août — au camp
de Tébra-Tabour d'Amara, sur 25,000 personnes, le
Dr Parissis a rencontré plus de 100 lépreux venus de divers endroits pour mendier. La plupart étaient des
hommes de vingt à quarante ans. Parmi ces malheureux,
les phymatodes et les mutilés étaient les plus nombreux.

Il lui est arrivé de voir l'éléphantiasis des Grecs greffée
sur l'éléphantiasis des Arabes — cette hypertrophie
monstrueuse des parties atteintes. — Ainsi le scrotum
très volumineux et le membre viril, privé de son pré-

puce (1), présentaient en même temps des tubercules exsudatifs, de manière qu'on y voyait les deux éléphantiasis
superposées l'une à l'autre.

Le Dr Varouha a observé la lèpre à l'île de Crète. Il
admet la lèpre héréditaire, la lèpre spontanée et la lèpre
contagieuse.

Parmi les causes qui produisent l'endémicité, il signale le climat et la nourriture; savoir les variations de
la température, l'humidité, le poisson et les corps gras.
les abus alcooliques, en un mot les aliments que les lé-
gislateurs antiques avaient défendus dans certains climats,
pour préserver la santé publique. Il constate que les musulmans sont bien moins atteints que les chrétiens et que

(1) Les Abyssins, tout chrétiens qu'ils soient, ont conservé l'habitude
de la circoncision. Celle-ci est pratiquée le huitième jour de la naissance par un père ou un membre de la famille, et tout simplement à
l'aide d'une paire de ciseaux; les filles sont aussi bien circoncises que
les garçons; on leur enlève le clitoris. Il n'y a pas d'eunuques en Abyssinie, parce qu'il n'y a point de harem à garder. Mais ce qui est sur-
prenant, c'est que les jeunes garçons enlevés par les razzias, par l'in-
cursion des marchands d'hommes, soit sur la frontière de l'Abyssinie,
soit dans le Soudan, sont amenés dans un couvent cophte dans la
haute Égypte, où ils subissent la mutilation de la neutralité, par des
mains chrétiennes, d'aucuns disent par les moines même. Cette pratique
est conforme aux vieilles traditions du Vatican qui annulait le sexe pour
conserver la voix pure, enfantine, quasi-angélique, des chantres de la
chapelle sixtine où l'on trouve encore quelques reliquats de ces mutilés
qui n'ont pas de sexe, à l'instar des Anges. C'est à Rome antique que
Byzance, la nouvelle Rome, a emprunté l'habitude de castrer, habitude
bien vieille, d'ailleurs, puisqu'Hérodote en parle. Or les Musulmans ont
tout simplement imité les chrétiens pour ce qui concerne l'usage des
eunuques. La religion musulmane interdit la confection des eunuques.
Le khalif Omar a condamné comme assassin celui qui empêche la procréation, parce qu'elle supprime des existences humaines futures, au
même titre que celui qui supprime l'existence de son semblable vivant.
Donc on a tort d'accuser les Musulmans de faire des eunuques. Ils n'ont
pas plus inventé cette mutilation que les vices qui remontent jusqu'à
l'époque de Socrate et d'Alcibiade; pas plus que l'institution du harem
qui n'est autre chose que le gynécée de la Grèce antique.

certaines localités sont de vrais foyers lépreux, tandis que d'autres sont à l'abri du fléau, bien que placées souvent à une petite distance des premières.

Le Dr Varouha réclame tout d'abord, pour supprimer la cause la plus puissante de la propagation de la lèpre, l'hérédité, la défense inexorable du mariage à tout individu lépreux et même à toute personne qui compte des lépreux dans sa famille, jusqu'au second degré de parenté. Il réclame aussi la création de léproseries.

Le Dr Varouha est contagionniste; mais la maladie ne serait pas transmissible dès son début. Aussi n'isolerait-il que les lépreux avancés. Il ferait soigner les autres par des personnes âgées, moins aptes à gagner la maladie. Le contact serait, pour ce confrère, funeste à la période des ulcérations et de la diarrhée. Enfin, dit-il, il faudra soulager la misère et éclairer le peuple sur les infractions graves commises par lui aux règles de l'hygiène.

Le Dr Varouha, au courant des progrès de la microbie, par ses lectures, ne nous a cité aucun fait clinique probant, persuasif de cette transmission par le contage. Je pense qu'au lieu de faire de la théorie, il aurait mieux valu se renfermer dans le cercle de l'observation clinique qui est plus à même de trancher la question en litige que les plus belles théories du monde.

Nous nous attendions à voir notre confrère étayer son opinion par l'histoire détaillée de maints malades, puisqu'il exerce à Crète depuis plus de trente-cinq ans; mais il est arrivé, malheureusement pour la science, les mains vides et ne nous a exposé que des généralités vagues sans témoignages scientifiques, frappés au coin de la clinique.

XXV

LES LÉPREUX DE SCUTARI PRÈS CONSTAN-TINOPLE.

A trois quarts d'heure de distance environ de Stamboul, à Scutari, ville essentiellement musulmane, située sur la côte d'Asie et près de la tour de Léandre, sur la lisière du vaste et remarquable cimetière turc, couvert de la plus belle forêt de cyprès qu'aucun voyageur ne manque de visiter, il existe ce qu'on est convenu d'appeler une léproserie, un Miskinhané. C'est une vieille masure, au fond d'une petite cour qui lui sert de péristyle, ayant une vingtaine de chambrettes au rez-de-chaussée.

La plupart de ces réduits, ne recevant qu'un faible jour par des œils de bœuf du plafond, sont privés autant d'air que de lumière. C'est dans ce hangar tombé en ruines que sont logés parfois vingt-cinq et trente misérables lépreux.

Dans chacune de ces petites pièces infectes et noires restent et couchent, sur des grabats dégoûtants, deux ou trois de ces malheureux souvent couverts d'ulcères, minés par la fièvre et mourant de faim. Lorsqu'on pénètre dans une de ces cellules on est saisi d'un sentiment de constric-tion de la poitrine ; on est pris de suffocation, principale-ment l'hiver quand, tout étant fermé, un triste mangal (réchaud) allumé de quelques tisons ajoute ses exhalaisons asphyxiantes à l'infection émanant des corps humains en putréfaction! C'est dans ces taudis, sans cheminées, sans aération, que chaque chambrée prépare sa cuisine, lorsque la possession de quelques paras (centimes) a permis d'acheter un poisson de fraîcheur douteuse ou quelques légumes secs, rebut de l'épicier voisin.

Lorsque ces vingt chambres de la léproserie sont remplies, l'établissement est au complet, et tout nouveau candidat est refusé, faute de place. Au-dessus de la porte d'entrée de ce cénobion qui est un couvent, un téké, où les mahométans seuls peuvent être accueillis, il existe un toura (griffe impériale) de feu sultan Mahmoud, grand-père du souverain actuel, avec une inscription en vers élogieux exprimant la reconnaissance et bénissant le bienfaiteur, sous les auspices duquel la léproserie a été restaurée.

Il m'a été impossible de découvrir, dans les archives de l'Evkaf (ministère des œuvres pieuses), un document quelconque concernant la création, la fondation de cette léproserie. L'opinion publique l'attribue à Sultan Soliman II le Magnifique, qui a régné au seizième siècle.

Quoi qu'il en soit, les lépreux qui sont séquestrés dans ces bouges sont tous étrangers à la ville de Constantinople et à ses environs. Ils proviennent surtout d'Anatolie, des environs de Castamouni, de Tchangri, de Boli, de Sinope, etc., villes situées à vingt et trente heures environ de la capitale, où la lèpre et la syphilis sont également communes (1).

_____

(1) Il y a quelques années, il y a eu même une lépreuse éthiopienne, une esclave envoyée par son maître, et qui est morte dans l'asile. Cette négresse, soit dit en passant, est restée dix ans dans le harem du Pacha, étant lépreuse très avancée. Personne n'a gagné la lèpre dans la maison.

Pourquoi ne pas cantonner tous les éléphantiasiques de ces provenances au quartier des lépreux de Castamouni, situé à plus grande proximité de leurs villages respectifs, mais les envoyer à Scutari? Je pense qu'on serait disposé à tout expédier à Constantinople, mais que l'asile de Scutari étant trop petit pour contenir les nombreux lépreux d'Anatolie, une fois celui-ci au grand complet, le trop-plein est déversé à Castamouni, à Safranbolou et à Kioprou, où il existe également des quartiers réservés aux lépreux. En effet, à un quart d'heure de distance de ces villes environ, il y a de ces léproseries contenant chacune de vingt à trente de ces malheureux (1).

Dans toutes ces localités, dès qu'une personne commence à perdre les sourcils, qu'elle devient frileuse et livide par l'action du froid, même très modéré — et à plus forte raison lorsque la température ambiante n'est pas basse, — que les membres se gonflent, ne fût-ce que d'une manière passagère, que la peau des coudes s'épaissit et que la figure revêt un aspect gras, luisant, ses compatriotes le dénoncent à l'autorité qui décide, le plus souvent sans avis médical, son expédition à la léproserie. Le malheureux est alors appréhendé au corps et conduit *manu militari* à Scutari, près Constantinople, d'où il ne pourra plus sortir au grand jamais. Néanmoins nous sommes parvenu, bien qu'en surmontant de grandes difficultés, à renvoyer à leurs foyers de pauvres gens arrachés à leurs familles, sur calomnie ou par erreur, lors-

----

(1) Ces pauvres, condamnés à la plus affreuse misère, vont mendier de village en village, obligés de faire des lieues et des lieues pour obtenir quelques lentilles ou quelques poignées d'orge. Dans les villages où ils se présentent souvent au bruit de la cliquette, on leur jette à distance quelques provisions. Mais on ne leur prête ni lit ni cuiller.

qu'ils n'étaient atteints que de scrofules ou de maladies
cutanées vulgaires, invétérées. Ainsi toutes les fois qu'un
village veut se débarrasser d'un habitant qui le gêne, il n'a
qu'à le déclarer lépreux ; tout comme quand on veut tuer
son chien on le dit enragé. Il y a quelque temps un malheureux épileptique, originaire d'un village d'Anatolie,
a été expédié à la léproserie de Scutari, sous l'inculpation
de lèpre. Il y resta enfermé pendant huit ans, et il a fallu
agir pendant des mois pour prouver l'ineptie de l'accusa-
tion et pour le rapatrier.

Mentionnons que, malgré huit années de vie cloîtrée
dans la léproserie et de rapports intimes avec une lépreuse
qu'il y a épousée, cet homme n'a pas été contaminé.

Les lépreux de Scutari sont désignés sous le nom de
Dédés, mot que l'on applique souvent aux derviches et
aux moines des couvents islamiques.

Une fois inscrit à la léproserie de Scutari, le miskin ou
lépreux ne pourra plus la quitter, même momentanément. Car, considéré par le gouvernement et par la population comme atteint d'une maladie extrêmement contagieuse, il lui est défendu de circuler dans la société. Il
ne lui est même pas permis de dépasser les quelques
bornes placées en dehors de l'asile, à 10 mètres de la porte
d'entrée environ, du côté de la route, pour mendier.

Des pierres en forme de demi-colonnes, concaves à leur
sommet, et placées de champ, reçoivent les aumônes des
rares passants implorés par les cris stridents ou enroués
des lépreux qui, assis devant la porte de la léproserie, demandent ainsi la charité, à distance, et chantonnent, en
concert discordant, des prières en faveur du bienfaiteur
qui déposera un sou dans le creux des jalons qui servent
aussi de troncs.

Le lépreux enlevé ainsi à son foyer et expédié de force
à l'asile de Constantinople est, en général, marié. Sa
femme bien qu'indemne l'accompagne avec ses enfants,
s'il y en a; et voilà tout le ménage installé dans un de ces
taudis dont nous avons donné plus haut la description
incomplète. Si le lépreux est célibataire, l'imam (aumônier de l'asile) lui choisit une compagne parmi les lépreuses disponibles de l'établissement et il unit ainsi, au
nom de la loi, les deux éprouvés par le même sort cruel.
Lorsque le lépreux a quelque petit avoir — ce qui est
rare — il est très facilement agréé par quelque femme
pauvre habitant Constantinople et par conséquent indemne, qui vient alors se loger dans la léproserie et partager l'infortune et la couche de son époux. Le fait se
présente aussi, si étonnant qu'il paraisse, lors même que
le lépreux est dans la plus affreuse débine.

En général, d'après le règlement en vigueur, tant qu'il
y a dans l'asile une lépreuse sans mari, toutes ses compagnes s'opposent à ce qu'on fasse un passe-droit et que
l'on prenne femme de dehors. La routine veut que chaque
lépreuse se marie à son tour. De telle sorte qu'il échoit
parfois à un lépreux nouvellement arrivé, gars de vingt
ou de vingt-cinq ans et fort, une femme de cinquante ou
de soixante ans, parce qu'elle figure la première sur la
liste des prétendantes. C'est dans ces cas surtout que la
polygamie trouve sa raison d'être, et que le mari use avec
raison de son droit de prendre une seconde femme. Et
d'autant plus que la lèpre à son début exalte en général
les appétits vénériens, ainsi que nous l'avons constaté
souvent. D'ailleurs la science et la notoriété publique
sont d'accord cette fois-ci.

Lorsqu'au contraire le nombre des lépreux dépasse celui des lépreuses, l'imam (aumônier) considère comme son devoir d'aller quêter une épouse pour le lépreux célibataire. Il fait alors la battue dans tous les quartiers de la ville et finit toujours par trouver quelque malheureuse qui accepte la situation peu enviable de se jeter dans les bras d'un éléphantiasique pour le bon motif. Car l'imam bénit l'union au nom de la religion et de la loi. Cette épouse citadine est saine, bien entendu. Elle jouit de toute sa liberté de circuler partout et de recevoir ses parents et ses amis à la léproserie. Après la mort de son mari, elle retourne en ville où elle peut trouver à s'établir ; à moins qu'elle ne convole à de nouvelles noces avec un autre lépreux de l'asile, ce qui se voit encore pas mal souvent.

De toutes façons tous les lépreux du Miskinhané de Scutari sont en possession de femme. Et il y en a même qui en ont deux.

Ce qui est curieux c'est que l'homme lépreux peut amener avec lui, à la léproserie, sa femme saine ; tandis que la femme lépreuse ne peut être accompagnée de son mari indemne. Celui-ci n'y sera point reçu, lors même qu'il voudra partager l'existence malheureuse de sa compagne, dans l'asile. On l'oblige à divorcer et on le renvoie chez lui. Pourquoi cette différence tenant uniquement au sexe ?

D'ailleurs il est exceptionnel que l'époux sain ne répudie immédiatement sa femme, devenue lépreuse, sans aucune autre formalité qu'en lui disant *tu es déliée*, conformément à la loi musulmane. Tandis que la femme ne peut en aucune façon réclamer et obtenir le divorce, si ce n'est pour un nombre bien restreint de faits, et encore avec de grandes difficultés. La lèpre figure parmi ces causes rédhibitoires.

La femme, plus portée vers l'abnégation, accompagne volontiers son mari lépreux et se résigne à vivre avec lui dans la léproserie, seule ou avec ses enfants, jusqu'à la mort de l'époux. Après quoi elle quitte l'asile, à moins que — ainsi que je l'ai dit plus haut — ayant contracté l'habitude d'y séjourner et privée de tout moyen d'existence, elle ne se décide à contracter de nouveaux liens avec un autre lépreux de l'établissement, ce qui n'est pas rare.

Tous ces malheureux lépreux, parmi lesquels plusieurs de vingt-deux et vingt-cinq ans, s'attendent à devenir aveugles, à avoir le corps couvert d'ulcères et à mourir à petit feu, par suite de cette agonie lente qui détruit leur corps morceau par morceau et le décompose avant qu'ils n'expirent. Ils voient ce tableau navrant chez les camarades, leurs aînés, et pourtant ils s'y résignent sans plainte. Ils attendent l'accomplissement de leur destinée sans que rien puisse les distraire de leurs pensées noires, constamment fixées sur leur présent et sur leur avenir lugubre ; car, condamnés réellement à la prison et à l'oisiveté, rien ne vient les détourner de songer sans cesse à leur terrible situation. Néanmoins ils endurent toutes leurs souffrances patiemment en répétant tous que Dieu l'a voulu et qu'il leur en sera tenu compte.

Lorsque nous avons commencé à fréquenter la léproserie de Scutari et à visiter ces malheureux, nous les avions trouvés récalcitrants à tout conseil. C'est que jamais un médecin ne s'était occupé d'eux. Ils nous répétaient tous : nous sommes malades par la volonté de Dieu ; est-ce que le médecin est plus puissant que la Providence pour en entraver les décrets ? Mais avec la douceur et la patience nous sommes arrivé à modifier leur jugement. Voyant que nous nous intéressions à eux et

que nous les soulagions, tout au moins, ils se sont laissé
faire; et maintenant, ils réclament eux-mêmes les médi--
caments aussitôt qu'ils les ont finis.

Ayant voulu dessiner quelques-uns des lépreux les plus
intéressants de Scutari, scientifiquement parlant, ils nous
ont opposé des difficultés insurmontables. Fixer les traits
d'un homme sur du papier, c'est contraire aux idées de
ces pauvres ignorants ; le portrait est un apanage de l'ido-
lâtrie. L'homme étant créé à l'image de Dieu, le dessiner
c'est vouloir reproduire le Créateur de l'univers, ce qui
constitue un grand blasphème.

La seule consolation qui reste à ces déshérités de la nature c'est la perspective des récompenses *post mortem*. C'est
leur conviction religieuse seule qui les soutient. Mais la
religion musulmane a une exigence aussi souveraine que
bienfaisante et hygiénique, elle n'autorise la prière que
lorsque le corps se trouve en état de propreté ; il faut
absolument se baigner et faire ses ablutions avant le
namaze (la prière). Or le bain de l'asile tombe en ruine
depuis dix ans, et les mutilations de la plupart de ces malheureux les mettent dans l'impossibilité de faire les lo-
tions de rigueur. Ainsi parmi les lépreux de Scutari il y
en a qui ne se sont pas baignés une seule fois depuis
vingt-cinq ans (1).

Les lépreux de l'asile sont tellement expérimentés
pour reconnaître la lèpre que, lorsqu'il arrive à quelqu'un
de s'en croire atteint, il n'a qu'à se rendre directement à
la léproserie où il est admis, sans autre forme de procès,
si les pensionnaires trouvent en lui un consort et s'il est

---

(1) Une souscription ouverte parmi nos amis a procuré une somme de
1,000 francs qui a servi à réparer la petite mosquée et le bain de l'asile,
à la grande satisfaction de ces malheureux.

musulman. Ils lui disent alors : *Tu es des nôtres, reste avec nous.*

Lorsque, dans un quartier musulman de Stamboul, on soupçonne quelqu'un d'être lépreux, l'imam de la léproserie de Scutari est souvent invité à le visiter et à trancher la question. Et en effet, il est tellement rompu aux difficultés de ce diagnostic, que je ne crains pas d'affirmer qu'il rendrait bien des points à la plupart des médecins instruits même de la capitale. Une fois son diagnostic incontestable posé, le récipiendaire pourra être transporté de suite à l'asile de Scutari, s'il est mahométan bien entendu. Car la léproserie étant un couvent, un téké, reste fermée à tous les lépreux non musulmans, pour lesquels il n'y a aucun asile ; et qui errent, par conséquent, en toute liberté, dans toutes les rues de Constantinople, refusés qu'ils sont systématiquement à tous les hôpitaux dès qu'ils sont reconnus, et lors même qu'ils seraient atteints d'une maladie intercurrente, par exemple d'une pneumonie ou d'une pleurésie, si grave qu'elle fût.

L'imam de la léproserie est le représentant de la justice dans l'établissement. Il a le droit de punition sur ses administrés, s'ils venaient à faillir aux convenances et aux lois. Car, même pour les dérogations au droit commun, l'autorité ne consent point à faire arrêter un lépreux. Où pourrait-elle l'enfermer ? Dans quelle prison le placerait-elle, sans contaminer les autres prisonniers et le personnel ?

Il y a quelque temps, un gendarme ayant arrêté un lépreux, le commissaire de police, après avoir bien tonné et juré contre celui qui fit cette prise dangereuse, fut bien obligé de le garder la nuit, l'heure étant beaucoup trop avancée pour le faire reconduire jusqu'à la léproserie. Mais où l'emprisonner? Il s'ingénia à l'isoler précisément dans l'endroit le plus retiré, mais en même temps le plus fréquenté de sa circonspection. Le malheureux lépreux a dû passer la nuit dans un cabinet qui n'était pas précisément le cabinet secret et parfumé du commissaire. Était-ce réellement le meilleur moyen pour prévenir toute contagion ?

Cette frayeur, si exagérée, de contaminer, fait que les lépreux jouissent du privilège de l'impunité.

Ainsi, il y a quelques mois un lépreux, à transports fougueux, a été pris en flagrant délit d'adultère et en plein jour dans l'asile même. Plainte a été portée au parquet par le mari trahi qui était cette fois-ci l'imam des lépreux. Mais le juge d'instruction n'a voulu prendre en main ni la cause, ni la pétition du plaignant, de peur d'être contaminé; et le délinquant resta ainsi impuni.

Le plus ancien lépreux de l'asile est désigné sous le nom de Kéhaya. C'est une sorte de sous-chef, placé sous l'autorité de l'imam qu'il remplace pendant son absence. Le kéhaya, une fois nommé, est inamovible.

Le 12 mai 1885, il y avait à la léproserie douze femmes et sept hommes lépreux. Il y en a eu jusqu'à trente autrefois, et même au delà.

Voici quelques renseignements intéressants concernant les diverses localités d'où les lépreux de Scutari tirent leur origine.

Ils proviennent en général du vilayet de Castamouni, des villages dont la population est très pauvre et très sale. Les habitants de tous ces villages sont peu développés, intellectuellement parlant, et extrêmement ignorants. Bien que mahométans, ils ignorent jusqu'au premier précepte de l'islamisme qui est la propreté. Aussi, en général, ils ne font pas le *namaze* (la prière) ; car s'ils priaient, ils commenceraient d'abord par se baigner et par faire chaque fois les ablutions de rigueur. Or, ces gens ne lavent jamais leur corps ; d'ailleurs, il n'y a point d'établissement de bains dans tous ces villages, autant de foyers de lèpre, dispersés par-ci par-là au milieu des montagnes peu accessibles au progrès et à la civilisation. L'humidité et le froid y sont aussi excessifs. Une neige de plusieurs pieds les couvre pendant six et sept mois de l'année. La nourriture y consiste surtout en maïs, orge, fèves et caplidja (une espèce de petites lentilles), le tout préparé à l'huile de lin (bezir yayi). Le plat le plus commun est le guioslemé : des crêpes faites avec la farine des graines précédentes et de l'huile de lin.

On verra, sur la carte annexée à ce travail, marqués en rouge, les endroits où règne la lèpre, dont plusieurs à une certaine distance du littoral de la mer Noire. Ce sont surtout les petits villages situés dans les environs de Kuré Caza, Baltchik, Djidé, Capsio, Tchangri, Bartine, Olos, Atché Kessé, Korpé, etc.

Je dois aussi faire remarquer que l'ivraie — appelée en turc délidjé — est très connue dans tous ces pays, principalement pendant les années pluvieuses, et que le paysan ignorant et insouciant ne prend aucune précaution pour l'isoler du blé dont il se nourrit aussi quelquefois. Le froment n'est même pas tamisé avant d'être porté au moulin ou d'être concassé grossièrement pour servir à la bouillie ou au boulgoure. — Le boulgoure est le plat favori des paysans. C'est une sorte de pilaf préparé avec du blé concassé et du suif.

Le froment, ainsi mêlé à une grande quantité d'ivraie, détermine souvent une sorte d'ébriété et d'hébétude, à un point tel qu'il est arrivé à des ouvriers qui en avaient mangé de rester impassibles à côté de la mine à laquelle ils avaient mis le feu eux-mêmes. Ils allaient nécessairement sauter avec, si on ne les avait arrachés de force au danger imminent, facile à prévoir pour toute personne jouissant de son intelligence, si bornée qu'elle fût (1).

Les habitants de toutes les localités ci-dessus mentionnées ne mangent point les œufs de leurs poules. C'est toujours pour la raison que nous avons consignée dans notre article sur les lépreux de Chio : de crainte que les résidus des digestions intestinales des lépreux, avalés par les poules, ne transmettent le contagium dans les œufs qu'elles pondent.

Lorsqu'il s'agit de manger une poule, ils la condamnent au purgatoire pendant deux mois; c'est-à-dire qu'on la séquestre pour empêcher sa gloutonnerie compromettante. Je ferai observer que ces poules et ces œufs sont jugés bons pour les habitants de Constantinople, où on les expédie sans la moindre précaution ou formalité ; et les Constantinopolitains qui les dévorent, à leur insu, et par conséquent sans purification préalable, ne contractent pas la lèpre; puisqu'il n'y a pas un seul lépreux dans la capitale, natif de Constantinople même.

Dans toutes les localités que je viens d'indiquer, la syphilis est extrêmement commune, surtout dans les villages éloignés du chef-lieu et où il n'y a point de mé-

(1) Dans les environs de Bartine, ville située sur le littoral de la mer Noire, il y a un miel que le peuple désigne sous le nom de *déli bal* (miel des fous). Ce miel détermine aussi une sorte d'ivresse et parfois de l'exaltation chez ceux qui en mangent. Il paraîtrait que les abeilles qui produisent ce miel butinent sur un arbrisseau très commun dans ces contrées. On vient de m'expédier un de ces arbrisseaux, en fleurs, c'est un Echododendron que je me propose d'envoyer à M. Baillon, professeur de botanique à la Faculté de Paris.

decin. Ainsi à Bartine, et spécialement dans le village Olos, on rencontre à chaque pas, dans la rue, des personnes qui ont perdu le nez et qui sont défigurées par la vérole. On désigne la syphilis sous le nom de Fringhi (mal français) (1). Plusieurs lépreux de ces localités ont leur père et leur mère syphilitiques. Ils prétendent que la syphilis, acquise ou héréditaire, se manifeste la première, et plus tard la lèpre vient s'y ajouter. Le fait est que nous avons vu parfois la syphilis et la lèpre chez des individus qui, certes, ont eu, auparavant, la vérole dont ils ont conservé les stigmates indélébiles témoignant de son passage. Nous possédons plusieurs observations pareilles, notamment celle de la femme d'Ahmed Tchanguirali, Aïché — couple lépreux demeurant à la léproserie de Scutari — dont le père, la mère, trois frères et trois sœurs, tous ont eu la syphilis. Les uns sont morts ; les autres vivent, mais sans luette, avec perforation du palais et déformation du nez (Voir les observations à la fin de ce chapitre).

Un confrère qui exerce dans le département de Castamouni m'a raconté une anecdote curieuse : Un richard de l'endroit le pria de donner ses soins à sa fille, âgée de dix ans, qui toussait depuis quelques jours. Notre confrère constata chez cette enfant une légère bronchite, mais en même temps une syphilis constitutionnelle à manifestations multiples. Il fit part de son diagnostic avec émotion au père, en insistant surtout sur la vérole ; mais le père lui a répondu avec sang-froid et sourire : « Nous sommes

(1) Ce sont les médecins italiens, de tout temps très nombreux en Orient, qui, désignant la syphilis sous le nom de *mal français*, ont fait que le peuple s'est habitué à l'appeler *fringhi*. De même qu'autrefois en France on accusait Naples d'avoir été le premier foyer de la vérole qu'on surnommait *mal napolitain*.

tous vérolés ici; ce n'est pas pour la syphilis que je vous ai consulté, mais pour la bronchite, tout simplement. »

Lorsqu'une personne présente, du côté de la peau, quelque éruption et des signes équivoques qui pourraient bien être les précurseurs de la lèpre, le peuple charge quelque vieille matrone de soumettre l'inculpé à l'épreuve des fumigations que l'on fait de la manière suivante : On jette sur un réchaud quatre ou cinq trochisques, composés de sciure de bois, de farine, de cinabre et de soufre ; parfois on mêle le soufre, le mercure et la sciure ensemble, tels quels. Le patient ouvre la bouche et aspire. Mais dans certains villages, on fait des fours à deux ouvertures, l'une supérieure et l'autre inférieure ; l'individu y entre tout nu pour se soumettre à ces fumigations pratiquées par la projection du mélange précédent sur des charbons incandescents ; et pendant toute la durée de la séance, il maintient sa bouche pleine d'eau, afin que les gencives ne soient point impressionnées directement par les vapeurs mercurielles, je suppose. Pendant dix jours, chaque matin le patient prend une fumigation ; et pendant quarante autres, il est condamné à ne manger que de la soupe au riz, préparée à l'eau, et du pain sans sel. Si les manifestations reculent à la suite de cette épreuve, on considère l'individu comme syphilitique et on le lâche, sans s'en inquiéter autrement. Mais si la maladie persiste et s'aggrave, ce qui arrive toujours lorsqu'il s'agit d'éléphantiasis, on déclare l'individu lépreux. Celui-ci est alors expulsé et condamné au bannissement perpétuel, la lèpre étant considérée comme bien plus contagieuse et bien plus dangereuse que la vérole ! Cependant il y a des accommodements même avec la lèpre ; ainsi si l'individu a quelque petit avoir, il peut bâtir une cabane au milieu de son

jardin et s'y isoler sans opposition du côté de ses con-
villageois.

Les enfants en bas âge, que l'on rencontre à la léproserie de Scutari, sont nés, en général, avant la séquestra-
tion de leurs parents. Car la lèpre avancée est une cause
de stérilité ; et puis la misère à laquelle sont en proie ces
malheureux, une fois dans le Miskinhané, est telle, que
les naissances y sont rares et qu'il y a plutôt des avortements, faute d'alimentation convenable. Enfin les enfants,
nés même viables, à la lettre de la loi, sont de petits
vieillards, chétifs, squelettiques, cachectiques ; ou bien
nés moribonds, ils succombent au bout de quelques jours
ou de quelques semaines à l'athrepsie ou à une diarrhée
colliquative.

En effet, on comprend facilement dans quelles conditions doit se trouver un fœtus conçu dans une léproserie,
et provenant de parents lépreux qui souffrent la faim et
vivent dans l'infection ; et quel sera l'avenir du nouveau-
né, lorsqu'il viendra au monde dans un tel milieu où tout
lui manquera, jusqu'au lait qu'il s'efforcera en vain de
chercher dans le sein tari de sa mère lépreuse.

Nous venons de dire que les conceptions sont, relativement, rares chez les lépreux. Elles s'y observent néanmoins, surtout si les époux sont jeunes et la maladie à
son début ; j'en ai même vu, chose étonnante, chez des
femmes arrivées à la dernière période de la maladie,
couvertes d'ulcères et cachectiques. Un tel exemple
existe en ce moment dans l'asile. J'en parlerai plus
loin.

J'ai constaté dans mes recherches que, si le père est
sain et la mère lépreuse, il y a plus de probabilités en
faveur de la conception. Il en est de même lorsque, tous

les deux époux étant lépreux, le mari est moins avancé
et mieux conservé que la femme.

Une lépreuse, épouse d'un homme indemne, en a eu
jusqu'à six enfants; tandis que la grossesse est, relativement, plus rare si le père est lépreux avancé et la femme
saine. Cependant, si le père est seul lépreux et jeune, et
si la maladie n'est pas arrivée à sa période ultime, la
grossesse est encore assez fréquente, notamment dans la
lèpre forme Danielsen.

Un lépreux, nommé Carasakali Mehmed, a eu trois enfants chez lui et un quatrième ici à la léproserie. Sa
femme n'a point été contaminée. Elle s'appelait Aïché.
Après la mort de son mari, elle quitta l'asile. Tous les
enfants sont sains, l'aîné a cinquante ans, et le dernier,
une fille âgée de trente ans, est mère de deux enfants indemnes, jusqu'à présent.

Chose remarquable, les deux géniteurs étant lépreux,
leurs enfants, procréés en pleine évolution lépreuse, peuvent encore grandir et rester indemnes. J'ai rencontré
de tels exemples dans l'asile de Scutari, ainsi que dans mes
voyages dans les divers pays lépreux. On en verra d'ailleurs quelques-uns à la fin de ce chapitre, énumérés parmi
les personnes qui peuplent en ce moment la léproserie.

En 1882, j'avais rencontré dans l'asile deux jeunes gens
âgés l'un de dix-huit et l'autre de quatorze ans. Ils étaient
alors et restent encore exempts de toute manifestation
lépreuse. Ils ont quitté la léproserie, il y a quelque temps.
Ils appartiennent à deux familles différentes, provenant
de villages éloignés situés dans le vilayet de Castamouni;
savoir : Halimé, dont le père était Omer, observation I,
et la mère Fadimé; et Mehmed, berger, fils d'Eminé et
de Mémiche, tous les deux également lépreux.

Le nommé Moustapha, natif d'Abana, près d'Ynéboli, eut chez lui trois enfants qui vivent sains et saufs et, après son internement à la léproserie, une fille qui succomba à la lèpre, à quinze ans. Leur mère vit encore indemne, bien qu'elle ait eu quatre enfants avec son mari lépreux. Elle a aujourd'hui soixante ans.

L'imam prétend, conformément à la religion musulmane, que c'est le père qui donne la graine, le germe producteur qui se développe sur le terrain, dans le champ, représenté par la femme ; c'est-à-dire que l'enfant est une procréation, une émanation du père, participant surtout des qualités paternelles. L'imam de Scutari, partant de ces principes, admet que le père transmet la lèpre bien plus souvent que la mère, dans les mariages mixtes. Mais notre observation personnelle nous a conduit, jusqu'à présent, à la conclusion inverse, à savoir que la femme lépreuse donne bien plus souvent le jour à des enfants qui seront lépreux, le mari étant sain.

Il y a deux ans, une jeune lépreuse, Eminé, mariée à un homme également lépreux, devint enceinte, bien que non réglée depuis longtemps. La mère, couverte d'ulcères, aphone, arrivée, en un mot, à la période ultime de la maladie, succomba trois mois après la parturition. L'enfant, après avoir tété le sein maternel, a été nourri au biberon ; il mourut d'athrepsie à neuf mois. Le père, Moustapha Caradenizli, lépreux, vit toujours dans la léproserie.

Les enfants des lépreux peuvent continuer à vivre dans la léproserie de Scutari, après avoir atteint la puberté, et lors même qu'ils sont indemnes.

Depuis la création de ce Miskinhané, chaque chambrée de deux, trois ou cinq personnes, selon le nombre des

membres qui composent une famille, reçoit 20 piastres
par mois et chaque jour deux fodlas — pain circulaire
d'un diamètre de 40 centimètres, d'une épaisseur de
2 centimètres, à peine cuit et de 500 grammes environ.
— Le ministère des œuvres pieuses accorde, en tout,
vingt-deux paires de ces fodlas. Ces 20 piastres, ou
4 francs et 25 centimes, n'étaient payées qu'une fois tous
les trois ou cinq mois, et après de nombreuses démarches
de l'Imam. De sorte que les malheureux lépreux, mourant
littéralement de faim, cédaient leurs appointements au
tiers et au quart de leur valeur à quelque Juif (1) qui
trouvait toujours moyen de toucher le tout intégrale-
ment. De manière que la somme totale, mensuelle de
400 piastres, censée être touchée par la léproserie, se
trouvait réduite à 100 ou à 100 et quelques, chaque
mois. Cette somme misérable devait suffire à l'entretien
des vingt-cinq à trente lépreux, à leurs enfants et à leur
aumônier qui, bien que non lépreux, partage en tout,
avec ses femmes, l'existence de ces derniers dont il défend les intérêts, relève le moral, bénit le mariage, lave
et enterre les morts, et qui sert enfin d'intermédiaire
entre la société et ces parias. Car, relégués dans un cimetière, ces malheureux sont considérés comme n'étant
plus de ce monde. Habitant dans la nécropole même, où
leur tombe béante les attend à chaque instant, ils sont
enterrés vivants, en quelque sorte.

Il paraît que, jusqu'il y a soixante ans encore,
20 piastres de monnaie représentaient une valeur de

---

(1) J'appelle Juif tout individu qui, par des moyens illicites et que
désapprouve la morale, cherche à gagner en fraudant. Ces Juifs forment
à Constantinople un ramassis emprunté à toutes les religions et à toutes
les nationalités. Je désigne sous le nom d'Israélites les descendants des
Hébreux, le peuple d'Israël.

20 livres d'aujourd'hui, environ (1). Le Grand Vizir ne recevait pas plus de 1,000 piastres par mois, dans les temps antiques ; et, de mémoire d'hommes vivants encore, le tiers d'un paras (un ahtché) — le sixième d'un centime de franc — suffisait pour restaurer convenablement une personne.

Aujourd'hui, par une progression successive, tous les appointements ont été modifiés sur cette échelle ascendante. La léproserie seule a conservé ses appointements d'il y a trois siècles et touche invariablement la somme misérable de 400 piastres par mois (80 francs), à répartir entre tous les séquestrés.

Je dois cependant exprimer tous mes éloges et la reconnaissance des lépreux pour feu Moustapha-Pacha, ex-ministre des œuvres pieuses, qui, sur notre prière, avait donné l'ordre de payer régulièrement la somme modique mensuelle des lépreux. Ce que continue à faire S. E. Riza-Pacha, son successeur, à qui j'exprime ici toute ma gratitude, au nom de mes pauvres lépreux de Scutari (2).

Bien que la consigne sévère, qui défend à tout lépreux de sortir du Miskinhané, soit observée, les communications du peuple avec les malades sont de tous les jours, de tous les instants. Les enfants des lépreux circulent

---

(1) Une livre vaut 23 francs.

(2) A la suite d'une pétition que j'ai eu l'honneur d'adresser à Sa Majesté Impériale le Sultan, dont le cœur noble et généreux compatit à tous les malheurs, une ration de 5 ocques (5 kilogrammes) de viande sera bientôt distribuée chaque jour à la léproserie de Scutari. Nous espérons que Sa Majesté, informée aussi de la présence de près de quatre cents lépreux, mutilés, estropiés, misérables, tremblant la fièvre et jetés sur le pavé de Constantinople, voudra bien décréter la création d'une léproserie où tous ces malheureux seront placés, avec l'égalité dont jouissent tous ses sujets, pendant son règne glorieux, quelle que soit la religion à laquelle ils appartiennent.

partout librement dans le quartier. Les femmes indemnes des lépreux se mêlent toujours à la société. L'Imam et ses femmes, qui ne sont point lépreuses, vont presque chaque jour en ville. Les parents des lépreux viennent très souvent les visiter et couchent dans la léproserie parfois plusieurs jours.

A quelques centaines de mètres de la léproserie, se trouve une grande caserne, le Sélimié, où se logeaient les soldats anglais pendant la guerre de Crimée. Chaque jour des militaires viennent à la léproserie pour causer avec des pays et même des parents, logés dans l'asile. Il m'est arrivé d'en rencontrer souvent pendant mes visites chez les lépreux.

Les marchands ambulants pénètrent chaque jour dans la léproserie.

Les enfants des quartiers voisins y viennent jouer avec les enfants des lépreux, pendant des heures entières.

De tout temps quelques familles pauvres des environs, ou compatriotes des lépreux, se sont logées pendant des années, avec leurs enfants, dans la léproserie, pour ne pas payer de loyer. En un mot l'isolement est illusoire et les communications entre les lépreux et les habitants sains de Scutari et de Constantinople sont continuelles.

Dans l'enceinte de la léproserie, il y a le tombeau d'un Saint. A la grille de son mausolée, le public vient chaque jour attacher de petits chiffons pour y nouer ses souffrances, en invoquant la protection de l'Evlia (Saint) (1).

Enfin, toute personne qui rêve l'accomplissement de

---

(1) J'ai vu la même pratique, absolument, effectuée par les catholiques en Normandie, aux croisées de Notre-Dame-la-Délivrante, située à une petite distance de la ville de Caen. Plus les religions changent, plus elles se ressemblent et prouvent l'uniformité des pensées humaines.

quelque vœu ou désir n'a qu'à se rendre à la léproserie,
où il existe deux pierres meulières dont la supérieure,
mobile, tourne sur son axe, au moyen d'une manivelle.
Un lépreux saisit celle-ci avec sa main mutilée, estropiée,
souvent ulcérée, et imprime des mouvements de rotation,
pendant que l'aspirant à la réalisation de son bonheur
imaginaire maintient une de ses mains posée sur celle du
lépreux. Après une quinzaine de tours, le soupirant doit
s'esquiver à reculons et ouvrir un robinet de fontaine
placé à côté, mais en se gardant bien d'en voir le jet (1).

---

(1) C'est là, peut-être, un reste du culte des fontaines des temps antiques. En effet, le christianisme aussi, pour mieux prendre racine, s'est bien
gardé de détruire les traditions des cultes antérieurs. Au sixième siècle,
Grégoire le Grand disait aux missionnaires bretons : « Il faut se bien
garder de détruire les temples des idoles. Il faut y construire des autels
et placer des reliques. » Ainsi la source sacrée des temps antéchrétiens
était conservée ; mais la gracieuse nymphe était remplacée par une statue
grotesque de la madone. De nos jours encore, c'est-à-dire au vingtième
siècle presque, on trouve dans le Morvan, en France, certaines fontaines
d'une renommée curative indiscutable, on n'a pas besoin d'en boire ; il
suffit d'y jeter un centime. (Le culte des fontaines et des arbres, dans la
Tradition, par E. Blémont et H. Carnoy ; n° du 15 septembre 1889.)
Ne voit-on pas les pèlerins de l'eau de Balikli, près des sept tours de
Constantinople, jeter des paras (centimes) dans l'eau sacrée qui jaillit
sous l'église (Ἁγίασμα), lorsqu'ils y vont faire leurs dévotions?
Au hameau de Tussy, disent les auteurs que nous venons de citer, on
voit le matin, en s'y promenant, agenouillée au bord d'une fontaine, une
malade qui dit : « Je t'apporte mon malheur, ô source, donne-moi ton
bonheur. » Puis elle se retire, jette en arrière son offrande et s'éloigne
furtivement. Cette manière de faire ne manque pas d'analogie avec ce qui
se pratique à la léproserie de Scutari. A Faubouloin, une source des
rochers et un hêtre sacrés rappellent les mystères druidiques. Les bonnes
femmes portent à la fontaine Notre-Dame, mais sans parler, comme les
matrones romaines à la déesse Muta, qui, un gâteau de miel, pour rappeler ses mouches, qui, un bourgeon de laine, pour guérir ses brebis
malades. Et, non loin de là, un frêne majestueux offre un spécimen de
dendrolâtrie universelle : dans son écorce sont fichées de nombreuses
épingles, comme des ex-voto, pour y fixer les souffrances des pèlerins.
L'homme absurde est celui qui ne change pas. Plus ça a l'air de changer,
plus c'est la même chose.

Il va sans dire que ce sont surtout les femmes qui vont implorer le secours des Djines, par ces pratiques cabalistiques, aidées de l'intervention des lépreux. J'en ai vu appartenant à la haute société musulmane, en grand luxe, ornées de dentelles et de bijoux, toucher ainsi la main des lépreux, pour le succès de quelque pensée dont je ne tâcherai pas d'approfondir la portée. Sur la meule, il y a une petite cavité où l'on doit déposer au moins 10 paras (un sou) avant de procéder à l'artifice; c'est l'équivalent, à bien meilleur marché, du prix de la messe, payé par le pèlerin de Notre-Dame-la-Délivrante normande.

Recherche-t-on dans ces circonstances l'intervention des lépreux, parce qu'ils sont aimés de Dieu qui les éprouve en leur infligeant la maladie sacrée? Ou bien, dans un ordre d'idées tout à fait opposées, demande-t-on leur patronage auprès des esprits malins, de ce que la Providence les ayant abandonnés à leur sort cruel, ils se sont livrés à Satan? Je ne saurais deviner la pensée qui guide les gens qui font ainsi le pèlerinage chez les lépreux (1).

---

(1) Lorsque la théologie n'est pas toujours d'accord avec elle-même, il est permis à un profane de rester dans l'embarras. Nous avons dit, à la page 53 de ce même ouvrage, que la vierge Eunymia, fille de Clotaire II et sœur de Dagobert Ier, demanda à Dieu et obtint la faveur de devenir lépreuse, pour éviter les noces humaines et se consacrer à Dieu; et qu'aux yeux de l'Église, la lèpre est un don du ciel. D'autre part, on lit dans *Fr. Jacobi et Fr. Henrici institutoris inquisitorum hæreticæ pravitatis, Malleus maleficarum*, 1580, — ouvrage qui se trouve à la Bibliothèque nationale : — « Il y a des exemples de Lamies qui, en regardant en face une personne, à qui elles voulaient nuire, lui ont fait subitement gonfler toute la figure et lui ont donné la lèpre. Ce n'est pas une consolation suffisante que de pouvoir brûler ensuite cet infâme suppôt de Satan. » Et plus loin, l'inquisiteur dit: « Misérable, c'est toi qui as tué Pierre, c'est toi qui, en soufflant sur Brigitte (la sainte), lui as donné la lèpre; con-

Enfin, la promiscuité entre les lépreux de l'asile et la population de la capitale s'accomplit sur une large échelle, principalement une fois par an.

A Constantinople, chaque année, la fête de Saint-Georges, le 5 mai, est un jour de réjouissances pour tout le monde, pour tous les éléments hétérogènes qui composent le peuple ottoman. Les familles, mari, femme et enfants, se répandent sur les prairies aux environs de la ville, se couchent sur l'herbe, y font leurs dînettes, inaugurent l'alimentation par l'agneau, et fêtent le printemps. Les grandes prairies qui bordent le cimetière musulman de Scutari, où se trouve la léproserie, sont inondées par la foule, qu'on peut évaluer à plusieurs milliers de personnes revêtues de leurs habits de fête aux mille couleurs criardes et affublées de fleurs. C'est là un fourmillement curieux qui constitue un tableau bizarre, absolument topique. Ce jour, la léproserie est envahie aussi par tout le monde. Les femmes vont consulter l'oracle de la fontaine miraculeuse, après avoir tourné, avec les lépreux, la main dans la main, la manivelle du moulin. Les gens dont la santé laisse à désirer vont attacher leurs maux, par des chiffons de toutes couleurs, sur le grillage du tombeau de l'Evlia.

Les enfants du peuple remplissent aussi la cour de la léproserie et s'y livrent à des jeux bruyants, pêle-mêle avec les lépreux et leur progéniture.

J'ai dû entrer dans tous ces détails pour prouver que l'isolement des lépreux de Scutari est absolument illu-

---

fesse. » (Voyez *Les Démoniaques d'autrefois, sorciers et possédés*, par le professeur Ch. Richet; *Revue des Deux Mondes*, février 1880.) D'autre part, le texte sacré dit : « Une lèpre hideuse couvrit tout le corps de Job. » C'est la lèpre sacrée, pour éprouver le juste et le perfectionner.

soire et que la population de la capitale, de Scutari surtout, se trouve en communication quotidienne, permanente, avec les lépreux, d'une manière directe et indi-
recte.

Hé bien! il n'y a point de lépreux dans la ville de Scutari. De mémoire d'homme il n'y en a point eu. Il n'y a
point de Constantinopolitain lépreux, si ce n'est parmi
les israélites; et ce sont précisément ceux-ci qui ne se
rendent jamais chez les lépreux, qui n'ont jamais affaire
à eux et qui vivent dans des quartiers très éloignés de la
léproserie. Je reviendrai plus tard sur ce sujet que je
considère comme étant de la plus haute importance.

Le père de l'imam (aumônier) actuel, imam lui-même de
l'asile, originaire de Chinislik, à huit heures de distance à cheval de Bachledjik, situé dans le golfe d'Ismith,
a vécu trente-huit ans dans la léproserie où il vint avec sa
première femme Aïché, son fils aîné — l'imam actuel, —
et sa fille Luftié; ces enfants avaient alors un et deux ans.
Ses chambres, occupées actuellement par son fils qui lui
a succédé dans ses fonctions, sont au milieu de celles des
lépreux avec lesquels il a toujours vécu. Il s'y maria huit
fois avec des femmes de la ville, indemnes bien entendu.
Il épousa aussi la veuve saine d'un lépreux mort dans
l'établissement. Aucune de ses femmes, aucun de ses six
enfants élevés à la léproserie, dont quatre y ont même vu
le jour, n'a attrapé la lèpre.

Voici la liste détaillée des huit femmes de feu l'ex-
imam, père de l'imam actuel :

Première femme, Aïché, native du village Bilhérise, du
caza Chinislik des environs de Brousse. De ce premier
mariage naquirent deux enfants : l'imam actuel, âgé de
quarante-neuf ans, et une fille Luftié, morte de la phtisie

pulmonaire à l'âge de quinze ans, en ville où elle était placée. Aïché succomba à la fièvre typhoïde.

Seconde femme de l'ex-imam, Eminé Kirmasli, de Stamboul, qui a vécu dix ans dans la léproserie; pas d'enfants. Divorcée.

Troisième femme de l'ex-imam, Fatma Abanali, veuve du lépreux Ahmed d'Abana, de Djidé, sur la mer Noire, qu'elle a accompagné à la léproserie de Scutari où il est mort. Ce couple a amené avec lui, à l'asile, trois enfants: Aïché, Muniré et Mehmed; tous élevés à la léproserie restent indemnes. Du mariage de l'imam avec Fatma naquirent une fille morte à trois mois et Mehmed Riza, chirurgien militaire, âgé aujourd'hui de trente ans, qui a toujours vécu dans la léproserie jusque dans ces derniers temps. L'imam a vécu douze ans avec Fatma, après quoi il l'a répudiée. Fatma épousa alors à Stamboul le nommé imam Baba. Elle vit toujours; elle a soixante-dix ans. Elle est indemne.

La quatrième femme de l'ex-imam fut Zahré, une payse de Fatma, avec laquelle il a vécu pendant cinq ans sans avoir d'enfants. Elle fut divorcée il y a quinze ans, et elle vient de mourir en ville de maladie vulgaire.

Cinquième femme de l'ex-imam, Aïché, née à la léproserie même de Scutari de parents lépreux, mais indemne comme toutes ses autres femmes du reste. Aïché, élevée à la léproserie, épousa d'abord un cocher de Stamboul, Osman Agha. Après la mort de ce cocher elle fut prise par l'imam dont elle eut une fille, Ulié, morte accidentellement, et un fils, berger, âgé aujourd'hui (avril 1890) de vingt-deux ans, indemne. Aïché est morte poitrinaire il y a quinze ans, après avoir vécu cinq ans dans la léproserie, comme femme de feu l'ex-imam. Aïché avait eu, de

son premier mariage avec un cocher de Stamboul, Osman
Agha, une fille nommée Hatidjé qui avait deux ans lorsque sa mère épousa l'ex-imam en secondes noces. Hatidjé
fut amenée à la léproserie où elle a toujours habité depuis. Agée de trente-cinq ans aujourd'hui, elle est la première femme de l'imam actuel, fils de l'ex-imam dont nous
décrivons en ce moment le harem. Elle est indemne.

Sixième femme de l'ex-imam, Djideli Aïché, qui, après
avoir été répudiée par l'imam, se remaria et eut de ce
nouveau mariage une fille, laquelle mariée à son tour eut
une fille âgée de quatorze ans aujourd'hui. La grand'-
mère, la fille et la petite fille, toutes trois indemnes, vivent
à Smyrne.

Septième femme de l'ex-imam, Tcherkése Fatma, esclave
circassienne libérée; ils ont eu deux enfants : Nedjim, âgé
de vingt-deux ans et Kiazim qui en a quatorze, tous deux
vivants, indemnes. Cette Tcherkése Fatma fut à son tour
répudiée par l'ex-imam, après avoir vécu cinq ans avec
lui dans la léproserie. Depuis, elle s'est remariée, divorcée et remariée cinq fois. Elle n'a pas eu d'enfants de ses
autres mâles. Elle vit toujours indemne et habite en ce
moment Ada Bazar. Elle est âgée de quarante-huit ans
environ.

L'ex-imam, après avoir répudié Tcherkése Fatma, a re-
contracté *un huitième* mariage avec son ex-troisième
épouse Abanali Fatma. Il épousa en même temps la
Mouadjir Hatidjé, — *huitième femme, neuvième mariage*
— originaire de Roumélie. Hatidjé eut avec l'ex-imam une
fille nommée Vasfié qui a près de dix ans aujourd'hui.
Vasfié, née aussi et élevée dans la léproserie, habite en
ce moment, avec sa mère, qui ne s'est pas remariée, à
Foundoukli, près de Péra. La mère et la fille sont indemnes.

Toutes ces huit femmes de l'ex-imam ont vécu pendant
des années dans la léproserie. Elles ont toujours circulé
librement dans tout Constantinople. Ainsi que nous l'a-
vons vu, plusieurs d'entre elles se sont remariées en ville,
après avoir été répudiées par l'imam. Elles ont continué
à venir à la léproserie pour voir leurs anciennes com-
mensales et amies. Hé bien, elles n'ont pas été contaminées, ni elles, ni leurs enfants, ni qui que ce soit des personnes qu'elles ont fréquentées aux quatre coins de
Stamboul; et je le répète à satiété, *je n'ai pas découvert,
jusqu'à présent, un seul lépreux constantinopolitain, musulman ou chrétien.*

Il était arrivé à l'ex-imam d'avoir deux femmes à la fois.
Ainsi son lit a été partagé en même temps par Eminé
d'Inéboli et Fatma Abanali, et plus tard par celle-ci et
Aïché de Djideli, et enfin il eut conjointement Fatma
Abanali et Hatidjé de Roumélie. L'ex-imam a eu de ses
huit mariages six enfants dont quatre nés à la léproserie
où ils ont été tous élevés au milieu des lépreux. Ils sont
tous indemnes.

L'imam actuel, âgé de quarante-neuf ans, que je me fais
un plaisir de montrer à tous les confrères qui s'adressent
à moi pour voir mes lépreux, est un hercule. Il habite
l'asile depuis l'âge de deux ans et remplit les fonctions
d'aumônier depuis dix ans, depuis la mort de son père
dont il continue les traditions. Il partage la table bien fru-
gale des lépreux au milieu desquels il vit. Ses deux
femmes sont l'une constantinopolitaine et l'autre de
Choumla. Il en a eu une troisième qu'il a divorcée.
Toutes se logent dans la léproserie et partagent la vie des
lépreux.

Sa femme numéro *un*, nommée Hatidjé, a eu pour

grand-père Molla Moustapha, de Castamouni, lépreux qui
vint à l'asile de Scutari avec sa femme circassienne indemne. Le Molla a eu quatre enfants dans la léproserie :
trois fils et une fille, Aïché, qui a été la cinquième femme
de l'ex-imam. Aucun de ces enfants, nés et élevés dans la
léproserie, n'a gagné la lèpre. Aïché a eu, avant d'épouser l'ex-imam, de son premier mari, le cocher Osman, la
fille Hatidjé qui est maintenant l'épouse de l'imam actuel.
Or l'imam actuel a épousé la fille de sa marâtre Aïché.
Cette Hatidjé, femme numéro *un* de l'imam actuel dont le
grand-père a été lépreux, qui a été élevée dans la léproserie qu'elle habite depuis plus de trente ans, est indemne. Hatidjé n'a pas fait d'enfants. Elle a des parents
et de nombreuses connaissances qui habitent dans divers
quartiers de Constantinople, et qu'elle va visiter chaque
semaine ; elle y passe souvent une ou plusieurs nuits ;
après quoi elle revient à la léproserie, amenant fréquemment de ses amies ou de leurs enfants pour leur faire un
changement d'air, principalement l'été. Les amies qui de
leur côté viennent la voir dans la léproserie, accompagnées souvent de leurs enfants, y passent un ou plusieurs
jours, séjournant au milieu des lépreux et en contact continuel avec eux. Ces visites faites et rendues durent depuis plus de quinze ans, sans qu'il y ait eu un seul exemple de contagion.

La femme numéro *deux* de l'imam actuel a été répudiée par lui après deux années de vie conjugale, pour avoir
été prise en flagrant délit avec un lépreux de l'établissement. Il n'y a pas eu d'enfant de ce mariage. Rentrée en
ville indemne, elle s'y est remariée.

La femme numéro *trois* de l'imam actuel, Zahré, du
village Cadikioï, kuré caza de Castamouni, indemne, est

issue de parents sains. Elle habite la léproserie depuis
deux ans; elle accoucha en février 1890, dans l'asile
même, d'une fille qui va y être élevée sans la moindre
inquiétude de la part des parents pour son contact continuel avec les lépreux. D'ailleurs le père de cette enfant,
l'imam actuel, a été élevé dans l'asile, par les lépreux en
quelque sorte, et est profondément convaincu, par tout ce
qu'il a vu depuis qu'il se connaît, de la non-contagiosité
de la lèpre. Nous avons dit qu'il a quarante-neuf ans.

Un lépreux d'Anatolie, Osman, du sandjak de Castamouni, envoyé au Miskinhané, eut la bonne ou la mauvaise chance de ne pas y rencontrer une lépreuse disponible. Il épousa une citadine, Eminé, qui vint partager la
couche de son mari séquestré. Elle était âgée de trente-
six ans et veuve. Elle avait un fils de son premier lit, âgé
de deux ans, qu'elle amena avec elle à la léproserie. Le
second mari succomba à la lèpre après huit ans de vie
conjugale. Il naquit de ce mariage trois enfants, dont deux
sont morts après quelques mois d'existence; le troisième
enfant, une fille âgée de vingt ans, saine, s'est mariée à
Stamboul. La femme qui sortait toujours se promener en
ville, du vivant de son époux, quitta plus tard l'asile et se
remaria, il y a six ans de cela. Cette femme est absolument indemne, ainsi que son fils, issu de son premier lit,
et qui a été élevé dans la léproserie.

La nommée Halifé est venue à la léproserie, il y a près
de trente-cinq ans, avec son mari lépreux, Hassan Hume-
toglou, du littoral de la mer Noire. Ils ont eu trois enfants : deux filles qui sont restées indemnes — ainsi que
leurs enfants âgés aujourd'hui de quinze et douze ans —
et un fils, le dernier né, Moustapha qui, à quinze ans, a
succombé à la lèpre. Halifé a aujourd'hui soixante ans.

Après la mort de son mari elle quitta la léproserie où elle a passé vingt-cinq ans de sa vie. Elle s'est remariée plusieurs fois et vit toujours indemne.

Un nommé Cara Mehmed, lépreux, fut chassé de son village, situé dans les environs de Castamouni, et vint avec sa femme Yirmibèche Kizi et ses trois enfants ici, à la léproserie de Scutari, où il a eu un quatrième enfant, une fille nommée Zahara. Mehmed est mort de la lèpre après neuf ans de séjour dans l'asile avec toute sa famille. Ses enfants Hatidjé, Mehmed, Soulcïman et Zahré ont aujourd'hui quarante, trente-cinq, vingt-cinq et vingt-deux ans. Ils sont tous indemnes, ainsi que leur mère.

Ahmed Abbasoglou, originaire de Djidé, épileptique, est envoyé à la léproserie de Scutari comme lépreux, sur calomnie. Ses compatriotes ont trouvé ce subterfuge pour s'en débarrasser, en s'appuyant sur ce qu'il avait perdu les sourcils. Il n'a pu trouver justice et rentrer chez lui qu'après huit ans de séjour dans l'asile où il a épousé une lépreuse. (Pas d'enfant de ce mariage.) Ahmed n'a pas contracté la lèpre. Rentré chez lui, il se remaria. Il a des enfants âgés de vingt-cinq et de trente ans aujourd'hui, également indemnes.

Cet homme, qui a passé plusieurs années de sa vie avec des lépreux, est si fort pour diagnostiquer l'éléphantiasis dès son début, bien commune dans son département, qu'on vient lui demander son avis de dix lieues à la ronde.

Moustapha Djidéli, du village Kourou Djesli, tenant un petit café en face de la léproserie de Scutari, a demeuré dans l'asile même, couchant dans la même chambre que des lépreux, pendant douze ans; il y a plus de quinze ans de cela. Il reste indemne.

L'imam m'affirme avoir vu plusieurs enfants nés ici de parents lépreux, rester définitivement indemnes, malgré leur origine, et bien qu'ils aient été élevés dans la léproserie.

Assez souvent des femmes veuves, saines, contractent un second mariage avec un lépreux de l'asile où elles s'établissent avec leurs enfants fréquemment en bas âge, nés de leur premier lit. Ces enfants poussent dans la léproserie, en contact permanent avec les lépreux. Il n'y en a pas qui aient contracté la lèpre.

Nous avons vu que l'ex-imam, le père de l'imam actuel, épousa une troisième femme nommée Fatma Abanali, veuve et ayant une fille de son premier mari. Cette fille, Muniré, a été élevée à la léproserie, portée et caressée toujours par les lépreux qui la gâtaient. Plus tard, elle se maria en ville et eut une fille, Nafié qui, mariée à son tour, a eu un fils, Raïf, âgé de quatre ans aujourd'hui. Muniré et Nafié continuent à se rendre souvent à la léproserie où elles passent des jours et des semaines au milieu des lépreux avec leur petit enfant, sans rien craindre. Je les ai vues et examinées, ainsi que la plupart des sujets dont l'histoire précède. Toutes les deux sont indemnes.

Fatma, leur grand'mère, la veuve de l'ancien imam, demeure toujours dans la léproserie depuis plus de quarante ans. Elle n'a pas contracté la lèpre, bien que son premier mari, qu'elle avait accompagné à l'asile, fût lépreux, comme il a été déjà dit.

Alimé est sœur du lépreux aveugle Omer (observation n° 1). Elle a quarante-cinq ans. Sa mère est la même que celle d'Omer, mais le père est différent. Elle est plus âgée qu'Omer. Elle a accompagné son frère à la léproserie. Elle a demeuré dans la même chambre que lui, prenait soin de sa personne et pansait ses plaies pendant longtemps. Elle est indemne. Omer est mort en 1888.

Aïché est la fille d'une mère lépreuse, Eminé Capous-kioli, du caza de Djidé, envoyée à la léproserie de Scutari, et d'un père sain. Arrivée ici à l'asile avec sa mère lépreuse, à l'âge de deux ans, elle y est restée pendant huit ans, jusqu'à la mort de sa mère. A ce moment-là elle fut accueillie par la famille de Moustapha Dédé, derviche de Aziz Mahmoud qui la fit épouser plus tard à son fils, pharmacien, Moustapha Zékiaï, demeurant à Scutari, à Téké Capoussou. Elle a aujourd'hui vingt ans; elle est indemne.

Fatma est fille de la lépreuse Djesbane, qui épousa en secondes noces Moustapha, Djideli vivant encore (observation n° 5). Son père indemne avait divorcé sa mère devenue lépreuse. Fatma a passé près de cinq ans à côté de sa mère à la léproserie. Après quoi elle fut placée à Scutari, au quartier de Haïrédine Tchaouch chez Tahir-Bey. Elle a dix-huit ans actuellement et reste indemne.

Il y a en ce moment dans l'asile de Scutari un nommé Mehmed, originaire de Baldjek Cariéssi, du caza de Safranbolou, à huit heures de distance de Batoum. Ce Mehmed, interné depuis trois ans, est atteint de la forme mutilante. Il est lépreux depuis quinze ans. Marié depuis dix-sept ans, il a un fils Hassan de douze ans, une fille Urkié de six ans, et un petit enfant Husséin de vingt jours. J'ai scrupuleusement examiné ces enfants le 18 avril 1890, ainsi que leur mère Fadimé qui n'a jamais voulu abandonner son mari et qui est âgée de trente ans. La mère et les enfants sont indemnes. Mehmed a été très éprouvé l'hiver dernier : il a perdu trois doigts et porte encore des rhagades profondes sur les plis palmaires.

Éminé Sépédji, constantinopolitaine, âgée de quarante-quatre ans environ et saine, divorcée par son premier mari, vint épouser le lépreux Osman Gurenli, de l'asile de Scutari, où elle a vécu pendant dix-huit ans, avec Ali son fils du premier lit. Éminé a eu trois enfants avec son second mari, Osman le lépreux, dont deux morts en bas âge (?). La troisième enfant, Hatidjé, a passé toute son enfance à la léproserie. Elle a vingt-quatre ans, s'est mariée en ville et eut deux enfants. Elle est indemne ainsi que ces derniers. Éminé Sépédji est restée plus de douze ans dans la léproserie qu'elle quitta deux ans après la mort d'Osman, pour épouser en ville le Candardji Ibraïm, sain. Elle n'est pas lépreuse, pas plus que son fils Ali, élevé dans la léproserie, âgé aujourd'hui de vingt-cinq ans, officier dans le talatabourou Yéchil Chiritli. Elle demeure à Ak Seraïl, à Havozlou Bostan.

Mehmed, originaire de Djidé, du village Mustcheb, est malade depuis cinq ans ; du moins d'une manière ostensible, et peut-être atteint, à son insu — comme cela arrive presque toujours — depuis huit ou dix ans. Il présente quelques tubercules très discrets sur les avant-bras seulement ; rien à la face, si ce n'est qu'il a perdu les sourcils. La main gauche offre la griffe de la forme Danielsen, très prononcée ; les muscles interosseux et ceux des régions thénar et hypothénar sont très atrophiés. Cette main est insensible, maladroite, faible, inutile et embarrassante. Cet homme, robuste en apparence, n'a aucun autre symptôme de la lèpre. Il est marié depuis neuf ans avec Fatma, du même village que lui, dont il a deux enfants : une fille Hatidjé de huit ans, et une autre Aïché de quatre. Il est installé, avec sa femme et ses enfants, dans la léproserie de Scutari, depuis trois ans. J'ai examiné très minutieusement cette famille pour la dernière fois, le 18 avril 1890. La femme reste indemne. Et les enfants ne présentent encore aucun signe qui inspire de l'inquiétude.

Zehré, âgée de trente ans, est une belle brune, jouissant d'une parfaite santé. Son père Mehmed, du village Guidéros — des environs de Djidé, Sandjak de Castamouni — devenu lépreux dans son pays, et père déjà de trois enfants, fut envoyé à la léproserie de Scutari avec tout son ménage. C'est sept ans après qu'il s'y est installé, que sa fille Zehré vint au monde. Treize ans après son cantonnement à Scutari, Mehmed mourut de la lèpre, forme Danielsen, désignée en turc sous le nom de Kut Miskine. Trois ans après, sa femme Aïché Yirmibèche Kizi, indemne, a succombé à une maladie accidentelle. Zehré, née et élevée à la léproserie, a été mariée en ville, à onze ans, bien qu'elle ne fût réglée qu'à douze. Elle n'a eu qu'un seul enfant, Chukrié, à l'âge de dix-sept ans. — Elle a toujours eu recours à divers procédés pour ne pas devenir enceinte. — Chukrié est âgée de treize ans actuellement et n'offre, quant à présent, aucun signe de la lèpre.

Après la naissance de Zehré, à la léproserie de Scutari, sa mère Aïché Yirmibèche Kizi, indemne, devint trois fois enceinte, par le fait de son mari lépreux; mais elle avorta successivement à six, à quatre, et à trois mois. Zehré continue à se transporter souvent à la léproserie de Scutari avec son enfant Chukrié. Elle y passe même quelques jours, de temps en temps, au milieu de ses anciennes compagnes.

Les trois enfants de Mehmed de Guidéros, Souleïman, Mehmed et Hatidjé — deux fils et une fille — nés dans

son pays, avant son envoi à la léproserie de Scutari, mais
élevés dans l'asile même, ne sont pas lépreux non plus.
Ils ont quarante-huit, quarante-cinq et trente-cinq ans.
Ils sont tous mariés et ont des enfants. Leur mère Aïché
Yirmibèche Kizi, qui a passé tant d'années dans la léproserie, vivant maritalement avec son époux lépreux dont
elle eut quatre enfants, n'a pas contracté la lèpre. Zehré,
âgée de près de trente ans aujourd'hui, née dans la léproserie même, où elle a passé son enfance et sa première
jeunesse, est aussi saine et sauve.

Le Manave Mehmed (fruitier ambulant), âgé de trente-
huit ans, demeure dans la léproserie depuis dix-sept ans.
Son père est Husséïn, le mari d'Éminé (observation n° III),
qui l'a eu d'une autre femme, avant d'épouser Éminé.
Manave Mehmed a perdu sa mère lorsqu'il avait huit ans.
Il est resté avec son père et avec sa marâtre, Éminé,
lépreuse, jusqu'à l'âge de seize ans. Il vint alors de
Baldjik à Constantinople pour s'employer comme ouvrier.
Il a toujours fréquenté la léproserie, où il passait souvent
des jours et des semaines. Enfin marié, mais trop pauvre
pour payer un loyer, il est venu s'installer avec sa
femme, ici à la léproserie, auprès de sa marâtre lépreuse,
Éminé. Il possède trois enfants nés à la léproserie dont
l'une Husny a dix ans, l'autre Fatma sept et la troisième
Chanié cinq ans ; tout ce monde — Manave Mehmed, Umu
sa femme et ses trois enfants — vit mêlé aux lépreux. Ils
sont tous indemnes.

Deux pauvres femmes, sans gîte, vivent dans l'asile,
depuis des années, de la vie des lépreux. Elles sont
indemnes.

La police a envoyé à la léproserie un nommé Mehmed
Mohadjir de Rouméli, dont le nez paraît avoir été déformé

par la syphilis. C'est un homme très robuste, âgé de vingt-cinq ans environ, un vagabond, qui ne présente aucun signe de la lèpre, et que l'on a placé ici pour s'en débarrasser; c'est un fainéant qui se dit lépreux pour être casé gratuitement. Toute la journée, il rôde dans Scutari et les villages des environs. Le soir, il rentre coucher à l'asile. Voilà trois ans qu'il mène cette existence. Je l'ai réexaminé, pour la dernière fois, le 17 avril 1890, sans trouver chez lui le moindre indice de la lèpre.

La belle-mère de Mehmed d'Olos, la belle-mère de Djideli Mehmed, sont installées et demeurent dans la léproserie de Scutari depuis dix-huit et vingt ans. Elles sont indemnes.

Des pauvres misérables des environs de l'asile, plus malheureux encore, si possible, que les lépreux, viennent chercher chaque jour le reste de leur pain affreux, pour s'en nourrir, et passent des heures entières dans leur compagnie. En sortant de la léproserie, ils se mêlent au peuple. Cet aller et venir continue depuis des années. Aucun de ces mendiants au second degré, utilisant les miettes des lépreux, n'a contracté la lèpre. Il n'y a point de lépreux à Scutari, ni à Constantinople, natif de la capitale ou de la banlieue; ils n'ont pas pu par conséquent colporter en ville non plus le contage de la lèpre.

Ce qui doit être remarqué et qui porte son précieux enseignement, c'est que des femmes saines, qui ont conçu par le fait d'un lépreux et qui donnent le jour à des enfants qui deviennent lépreux, *restent constamment indemnes*. De tels exemples se sont vus en nombre à la léproserie; et j'en ai rencontré en masse dans mes pérégrinations dans les pays lépreux, ainsi qu'à Constantinople, parmi mes lépreux ambulants. J'en ai plusieurs en observation en ce moment.

Enfin, j'ai à Constantinople des cas encore plus remarquables, d'enfants issus de pères lépreux, qui ont présenté les premiers signes de la lèpre peu de temps après leur naissance; ils sont donc venus au monde lépreux en quelque sorte, puisque tout le monde admet que l'incubation est longue, très longue même dans la lèpre. Hé bien, les mères qui ont conçu et porté ces enfants ayant le germe qui éclot parfois quelques semaines seulement après la naissance ; ces mères qui ont recélé dans leur sein des enfants lépreux, n'ont pas contracté la maladie.

Ainsi les femmes des lépreux, les mères qui donnent le jour à des enfants déjà atteints de la lèpre pendant la vie intra-utérine et dont la maladie commence à évoluer dès la naissance, ne sont contaminées ni par les relations du mari, ni par les connexités intimes de la vie fusionnée en quelque sorte, par la circulation commune de la mère et du produit de la conception.

Voilà les faits. Quant à leur interprétation, je la laisse à la sagacité impartiale du lecteur.

L'imam actuel répète à qui veut l'entendre : je suis venu à la léproserie, que j'ai toujours habitée, à l'âge de deux ans, j'en ai quarante-neuf, et j'ai vu tant de personnes saines vivre ici, au milieu de nous, pendant des années, sans qu'une seule ait gagné la lèpre, que je ne puis considérer la maladie comme contagieuse. Mon père a passé aussi trente-sept années de sa vie dans la léproserie et n'a pas vu, non plus, un seul exemple de contagion.

Ainsi mes observations et mes recherches m'ont surabondamment prouvé, jusqu'à présent, que pas une des nombreuses personnes qui ont fréquenté les lépreux, pas une seule de celles qui ont passé plusieurs années de leur vie au milieu des lépreux, pas une femme vivant maritalement avec son mari lépreux, lors même qu'elle aurait mis au monde des enfants lépreux, et vice versa, pas un mari sain cohabitant avec son épouse lépreuse, n'a contracté la lèpre. Voilà ce qui ressort des nombreux faits à ma connaissance, jusqu'à ce jour. Néanmoins je cherche sans cesse et j'attends toujours la démonstration clinique de la contagiosité.

Voici quelques-unes des observations prises par moi à la léproserie de Scutari. Les insérer toutes, dans ce travail, c'eût été trop fastidieux. Aussi me bornerai-je à en résumer les plus intéressantes.

OBSERVATION I.

Lèpre exsudative, héréditaire ; début à vingt ans, par une éruption de petites taches sur les membres, disparue une première fois et revenue un an et demi après. La lèpre a marché progressivement depuis. Complication d'eczéma, mutilation des doigts et des orteils. Anesthésie de la face et des membres. Cécité lépreuse. Marié trois fois dans la léproserie, avec des lépreuses. A une fille indemne.

Omer Kéhaya (1), âgé de quarante ans, de Kuré Cazassi, vilayet de Castamouni. L'oncle de son grand-père était lépreux. Père, mère, six frères et trois sœurs, tous indemnes. Il n'a eu aucune communication avec des lépreux, dit-il. A vingt ans il s'aperçut de petites taches sur ses avant-bras et sur ses jambes. C'était comme des morsures de puces. Ces

---

(1) Nous avons dit que parmi les lépreux le plus âgé et le plus raisonnable porte le titre de Kéhaya. C'est un chef choisi par les pensionnaires eux-mêmes qui lui doivent obéissance, en l'absence de l'imam qui représente l'autorité dans la léproserie.

taches ont disparu quelques mois après son arrivée à Constantinople, où il exerçait le métier de pâtissier (bourekji). Après un an et demi passé ici, il rentra dans son pays. C'est alors qu'il remarqua une seconde éruption, aux mêmes régions que la première fois. La maladie a fait des progrès suivis depuis ce moment-là, au point que, revenu à Constantinople trois ans après, il était couvert de tubercules aux membres et à la face; ses sourcils étaient tombés aussi. Convaincu qu'il était lépreux, il vint se placer volontairement à la léprosesie de Scutari.

Nous avons examiné ce malade en février 1884. Sa face est toute déformée; les paupières inférieures détruites; on dirait qu'elles ont été enlevées par des coups de ciseaux; aussi les globes oculaires sont-ils toujours à découvert. Ce qui lui reste des paupières est tout bosselé par un semis de tubercules. Les globes oculaires sont des moignons charnus; le gauche conserve supérieurement une partie de la sclérotique et un arc de la cornée au travers duquel on aperçoit l'iris. Tout le reste est constitué par une masse charnue, exubérante, bosselée, ulcéreuse, suppurante. L'œil droit n'est qu'une masse rouge, ayant à son milieu une fente transversale d'un centimètre environ, d'où il suinte du pus. Il n'y a aucune trace appréciable des membranes constituantes de l'œil. Tubercules nombreux à la face; nez affaissé, déformé; respiration pénible, bruyante, à cause de la réduction des orifices nasaux et de l'ouverture orale aussi, par suite de cicatrices difformes. Une coloration rouge foncée, avec épaississement de la peau, a envahi le bas de la face, sous forme de masque, s'étendant du milieu du nez jusqu'au menton, et ayant pour limites latérales les sillons naso-labiaux. Aucune coloration distincte n'indique les limites des lèvres, qui sont aussi très déformées; l'inférieure présente une gerçure perpendiculaire, médiane; un semis de petites croûtelles couvre ce masque. L'aquarelle de ce malade figure dans la collection que j'ai offerte au musée de l'hôpital Saint-Louis. J'ai pu l'obtenir, à l'insu du malade aveugle. Point de moustache; quelques touffes de poils clairsemés au menton et aux joues; pavillons des oreilles couverts de tubercules lépreux; eczéma à la nuque ; ganglions cervicaux engorgés ; voix enrouée depuis deux ans. A la région externe du bras droit, placard de 4 centimètres sur 3 d'eczéma chronique, couvert de croûtes dont la chute laisse une peau mince, luisante, bistre, humide, comme un vésicatoire à son déclin qui suinte encore. Au côté externe de l'avant-bras, placard de 2 centimètres sur 3, couvert d'une croûte desséchée, fendillée. Toute la peau des environs est épaissie et colorée en rouge violacé. La peau de la partie inférieure de l'avant-bras et du dos de la main est violacée, épaissie, dure au toucher, sillonnée de lignes qui s'entrecoupent dans tous les sens. A deux travers de doigt de l'apophyse styloïde du cubitus, on voit deux tubercules, nichés dans la peau, et gros comme des pois. La main droite est toute mutilée ; l'auriculaire ne conserve que la tête de sa phalange métacarpienne. Le malade coupa ce doigt avec le rasoir, sans éprouver aucune douleur, ennuyé qu'il était par une suppuration qui détruisait le doigt lentement. L'annulaire et le médius ont perdu jusqu'à l'extrémité supérieure de leurs secondes phalanges exclusivement. Après un travail long qui a éliminé les os, Omer amputa les parties molles lui-même, sans ressentir aucune souffrance. L'index est comme étranglé dans son milieu par l'élimination de la phalange moyenne. Le pouce, tout déformé, présente un ongle très long qui se recourbe, comme une griffe, sur la pulpe, et creuse une ulcération sur le côté externe de l'index. Main gauche : l'index ne conserve que la moitié de sa première phalange, et le médius la première et un petit bout de la seconde ; l'annulaire est un doigt de polichinelle, mobile dans tous les sens, par l'élimination de la phalange du milieu seulement ; une partie de la seconde phalange de l'auriculaire a été éliminée aussi. Au dos de la main : eczéma hypertrophique avec croûtes, couleur violacée de la peau et épaississement pachydermique ; larges croûtes épaisses, fendillées, brunes sur le bras et l'avant-bras gauches. Membres pelviens : plaques d'eczéma chronique sur les jambes et les cuisses. Les croûtes qui s'en détachent laissent voir une surface lisse, rouge, brune, suintante. A partir de leur tiers inférieur, les jambes et les pieds sont pachydermiques. Pied

gauche : tous les orteils manquent ; un seul conserve un petit bout de sa phalange métacarpienne. Le droit n'a d'éliminé que la phalange unguéale du gros orteil. L'insensibilité
des membres thoraciques s'étend sur toute leur longueur
depuis l'épaule, et sur les pelviens depuis la crête iliaque
jusqu'au bout des orteils. La région poplitée et celle de la
saignée conservent leur sensibilité au pincement, au contact
de la neige, que j'y promène, et aux approches d'une allu-
mette enflammée. Il en est de même de la face, jusqu'à une
ligne qui, du bord supérieur du cartilage thyroïde, se dirige,
de chaque côté, vers la racine des cheveux, à la nuque. Le cuir
chevelu conserve sa sensibilité.

Omer s'est marié, dès son entrée à la léproserie, avec Fa
dimé, atteinte de la lèpre mutilante qui ne lui avait épargné
que quelques bouts de doigts. Cette femme mourut au bout
de cinq ans. Il naquit de cette union une fille qui a vingt ans
en ce moment. Cette enfant, bien développée, appelée Halimé, reste indemne jusqu'à présent.

Huit jours après la mort de sa première femme, Omer
épousa Fatma, une négresse lépreuse, qui succomba aussi à
la lèpre quatre ans après, sans enfants. Quelques jours après
avoir perdu celle-ci, il épousa Hava, une troisième lépreuse
(Observation II), qui vit encore veuve, et dont l'observation
suit. Omer est à la léproserie depuis vingt-cinq ans sans
avoir jamais été visité par un médecin. Il refuse tout médicament. Nous avons suivi ce malade. Dans l'espace d'un an,
la lèpre a fait de tels progrès chez lui que sa voix s'est
éteinte, par les lésions du larynx, au point que la parole devint incompréhensible. Un exsudat infiltrant toute l'épaisseur
de la peau a couvert les poignets, principalement du côté
du bord cubital ; des tubercules discrets se sont aussi disséminés sur toute l'étendue des membres, et à la face ; la région externe des sourcils s'est infiltrée dans sa totalité. Enfin
l'eczéma chronique a envahi les cuisses, les jambes, les bras
et les avant-bras.

Le frère du malade, Mehmed, soldat, se trouvant à la caserne Sélimié, voisine de la léproserie, passe chaque jour des
heures entières auprès d'Omer. Enfin, épuisé de plus en plus

par la suppuration et par une diarrhée septique, Omer a succombé presque subitement à l'asphyxie, par suite des altérations laryngées.

OBSERVATION II.

Lèpre, forme Danielsen, stationnaire depuis vingt-cinq ans. Frère lépreux exsudatif, sœur atteinte de la lèpre mutilante ; père indemne ; mère lépreuse, ainsi que l'oncle paternel. Début par du pemphigus sur les membres. Griffe spéciale ; résorption des phalanges ; atrophie des muscles des régions thénar et hypothénar, symétriquement ; mutilations des orteils. Dissociation des sensibilités : anesthésie pour le contact et la douleur ; mais sensibilité conservée pour le froid et la chaleur

Déli Hava de Tchanguiri, troisième femme d'Omer le kéhaya — du malade précédent — âgée de quarante ans, malade depuis plus de vingt-cinq ans, placée à la léproserie depuis vingt-deux. Sa mère, Eminé, Tchakir kize, est morte de la lèpre dans son pays. Son père, Ahmed, était indemne ; mais le frère de son père, c'est-à-dire son oncle, Déli Osman, était lépreux aussi. Donc Hava a une double origine lépreuse par sa mère d'abord et indirectement du côté paternel. Grands-parents sains. Personne autre n'aurait eu la lèpre dans sa famille, ou parmi ses amis, du moins à sa connaissance. C'est là un grand mensonge qui prouve combien il faut se méfier des assertions des malades, qu'on ne doit définitivement accepter qu'après enquête. En effet, Hava eut un frère, Hussein, et une sœur, Fadimé, tous les deux morts lépreux à l'asile de Scutari : le premier, célibataire, de la lèpre tuberculeuse ; et la seconde atteinte de la lèpre mutilante, après y avoir passé huit ans et épousé Omer le Kékaya qui fait le sujet de l'observation I. Omer prit pour femme Hava après la mort de Fadiné, sa sœur. Du mariage d'Omer avec sa première femme, Fadimé, naquit, bien que tous les deux géniteurs fussent lépreux, une fille, Halimé, qui a maintenant vingt ans et qui demeure à Castamouni. Il est à remarquer

que cette enfant est née ici, à la léproserie de Scutari, où elle
a passé aussi ses dix premières années, et que, malgré son
origine, sa naissance et son séjour prolongé dans la léproserie, elle demeure indemne. Hava a été réglée à quinze ans;
elle continue à voir chaque mois pendant trois ou quatre
jours. Avant d'être formée, elle a eu du pemphigus aux coudes, aux avant-bras, aux genoux et au dos des pieds. Ces
grandes phlyctènes crevaient et séchaient bien vite. Elle attribue sa maladie à de grandes frayeurs qu'elle aurait éprouvées et qui la hantaient même la nuit, sous forme de rêves,
au point de la réveiller en sursaut, toute tremblante. C'est peu
de temps après ces frayeurs qu'elle remarqua que ses membres étaient insensibles. Quelque temps après l'apparition du
pemphigus, sans pouvoir en préciser la date, ses doigts ont
commencé à se rétracter, à se déformer. Mais cette déformation n'a subi aucun progrès, aucune modification depuis
qu'elle est admise ici à la léproserie, c'est-à-dire depuis vingt-
deux ans.

Au moment de mon premier examen, en juillet 1884, Hava
ne présentait absolument rien à la face, ni exsudats, ni
taches, ni modification de la couleur de la peau. Il en est de
même des pavillons des oreilles ; les cils et les sourcils sont
conservés.

Membres thoraciques : cicatrices superficielles, anciennes,
de pemphigus qui n'a plus reparu depuis plus de vingt ans.
La peau y est plus blanche et plus mince. La musculature en
est normale. Les mains forment une griffe spéciale : les
quatre derniers doigts de la main gauche sont à moitié cour-
bés dans la paume, sans pouvoir se redresser ; mais ils peuvent être fléchis à l'extrême. Il en est de même de la phalange unguéale du pouce. Les phalanges métacarpiennes et
les moyennes ont leur longueur normale ; mais les unguéales
sont très atrophiées et réduites à un état rudimentaire. Les
articulations de la phalange moyenne avec la métacarpienne
et avec l'unguéale sont ankylosées ; de manière que la flexion
des doigts se fait dans l'articulation métacarpo-phalangienne.
Il n'y a jamais eu ni carie, ni nécrose, et par conséquent élimination d'os; les ongles sont petits, déformés, comme des

griffes ; la pulpe des doigts a disparu ; de sorte que, comme chez certains animaux, c'est l'ongle seul qui constitue l'extrémité terminale des doigts. L'auriculaire droit est encore plus atrophié que les autres ; à la place des deux dernières phalanges, il y a deux petits osselets comme le pisiforme ; ainsi tout le doigt atrophié, recourbé, ankylosé, n'a pas plus d'un centimètre et demi de longueur. La phalange unguéale du pouce est ankylosée, à angle droit sur la métacarpienne, dans le sens de la flexion ; muscles des régions thénar et hypothénar très atrophiés ; de manière qu'on y voit des creux prononcés ; tandis que le milieu de la paume est saillant, par le relief des tendons fléchisseurs ; ces dispositions sont symétriques de deux côtés. A partir de deux centimètres au-dessus du coude, les membres thoraciques ont perdu leur sensibilité, notamment du côté de l'extension, jusqu'aux extrémités des doigts dont la pulpe même est à peine sensible. Le milieu de la paume de la main conserve quelque peu sa sensibilité ; ganglions sus-épitrochéens un peu engorgés. Rien autre à noter.

Membres pelviens : le pied gauche ne conserve qu'un petit bout de son quatrième orteil, qui a perdu sa charpente et n'a qu'un ongle tout réduit et déformé ; les autres orteils manquent absolument ; de sorte que le bord antérieur du pied est comme festonné par les petits mamelons indiquant la base des orteils tombés successivement, après avoir été atteints de panaris.

Au pied droit, les trois derniers orteils sont réduits à de petits mamelons charnus d'un demi-centimètre chacun, conservant leurs ongles ; toutes les phalanges ont été éliminées. Le gros orteil et le second sont comme amputés à leur racine. La sensibilité, obtuse aux genoux, devient nulle au-dessous de ces régions, dans la totalité du membre, mais du côté externe et postérieur ; tandis qu'elle persiste, bien que très diminuée, du côté interne. Elle est normale au creux poplité et aux arcades plantaires. Je dois faire remarquer que la malade ne sent ni le contact, ni la douleur provoquée dans toutes les parties anesthésiques que j'ai signalées, tandis qu'elle y perçoit la chaleur et le froid. Il y a donc chez elle une dissociation pathologique des divers modes de la sensibilité sur toutes les parties affectées. Les muscles des membres sont partout volumineux. La peau y est naturelle. Il n'y a nulle part de boutons, d'exsudats, de taches pigmentaires ou autres.

Déli Hava a d'abord épousé, dans l'asile, un lépreux, Charabanlu Mehmed, atteint de la lèpre de Danielsen. A la mort de celui-ci, elle devint la femme du Kéhaya Omer ; après la mort de ce second mari, elle épousa un troisième lépreux, Osman, qui fut amputé du bras droit à notre hôpital français de Taxim, et qui a voulu absolument rentrer dans son village après la cicatrisation de son moignon. Il a dû alors répudier Hava, qui ne fut l'épouse de ce lépreux que pendant quelques mois seulement. Elle reste disponible depuis cette époque. Hava n'a eu qu'un seul enfant avec son premier mari, bien constitué, qui fut placé en nourrice en ville, à Scutari, où il mourut à onze mois de maladie vulgaire.

Hava se trouve dans le même état absolument que lors de son placement à la léproserie ; de sorte que la lèpre paraît s'être définitivement arrêtée chez elle. Elle ne se plaint de rien ; elle se porte très bien ; elle mange bien ; elle est bien réglée et se trouve très satisfaite de son état. Elle veut rester veuve, dit-elle. Elle a vécu quatorze ans avec son premier mari. Hava nous dit enfin qu'il y a dans son pays plusieurs lépreux comme elle, ou exsudatifs. Elle n'a jamais eu ni tubercules, ni taches, ni autre chose que ce que nous avons décrit. En novembre 1887, elle a eu une conjonctivite double avec ophtalmite à gauche, qui s'est terminée par des synéchies et un staphylome antérieur ; de manière que la vue a été perdue de cet œil qui ne peut plus distinguer que la lumière. Le traitement a consisté en purgatifs et en instillations de collyre à l'atropine. J'ai suivi cette malade, que j'ai visitée pour la dernière fois en avril 1890. Elle reste toujours dans le même état.

OBSERVATION III.

Lèpre exsudative. Père lépreux, mère indemne. Frère lépreux, sœur indemne. Début de la lèpre, à la suite d'une
grande émotion, par de la fièvre, de l'érythème et du pemphigus. Ce n'est que cinq ans après, que les exsudats ont
paru pour la première fois ; résorption de ces exsudats ; puis
réapparition sous forme de larges placards ; troubles trophiques des ongles ; ostéites avec fistules ; sensibilité conservée
au tronc, abolie sur les membres ; néanmoins, douleurs
spontanées profondes. Plus tard, coloration bistre foncée ;
épuisement, septicémie, mort. Absence des microbes dans les
parties examinées.

Mehmed, du vilayet de Castamouni, du Caza Kuré, village
Japkioï, n'a que vingt-cinq ans, mais on lui en donnerait bien
soixante-dix. Rien du côté de l'hérédité, nous dit-il. Sa mère,
Alimé, âgée de soixante-dix ans, vient d'arriver ici à la léproserie, ayant su que son fils était gravement malade. Elle
est très bien portante. Mariée à seize ans, elle eut, de son
premier mariage, trois fils, dont deux, ainsi que leur père,
furent tués pendant la guerre de Crimée. Après deux ans de
veuvage, elle épousa, en secondes noces, Mémiche, le père de
Mehmed, âgé de quinze ans seulement. Elle en eut trois enfants, dont l'aîné, Lumen, devint lépreux phymatode à vingt
ans, lorsqu'il était pâtissier à Constantinople. Il est mort lépreux ici, à la léproserie, après y avoir passé cinq ans et s'être
marié deux fois avec des lépreuses de l'asile, sans produire.
Le second enfant de Alimé et de Mémiche, une fille, mariée
dans son pays, est indemne, ainsi que son enfant. Mehmed
est le troisième né. La lèpre n'a éveillé l'attention chez Mémiche, par ses progrès, que lorsque Mehmed était au berceau.
Mais, qui sait depuis quand avait-elle débuté chez lui? Il n'y
aurait pas d'autres lépreux dans la famille. Mehmed prétend
l'être devenu à la suite d'une grande émotion et d'un grand
chagrin : il était berger de buffles, lorsque tout son troupeau
s'est noyé dans un lac. Le propriétaire lui en réclamait le

prix et le mit en prison, où il eut de la fièvre, du gonflement des jambes, de l'érythème et des bulles de pemphigus.

Mémiche, père de Mehmed qui fait le sujet de cette observation, fut envoyé seul, c'est-à-dire sans femme ni enfant, au quartier des lépreux à Castamouni, deux ans après qu'on eut constaté la lèpre chez lui; il y succomba huit ans après son isolement.

La lèpre a débuté chez Mehmed à quatorze ans, par un gonflement de l'avant-bras gauche, près du coude, qui fut bientôt suivi de l'apparition d'une phlyctène qui s'est rompue et donna naissance à une ulcération. Peu après, d'autres phlyctènes pareilles se sont formées sur le membre opposé, puis aux genoux. A ces phlyctènes succédaient des ulcérations qui creusaient, s'étendaient pendant des mois et étaient très longues à se cicatriser. Ce n'est que cinq ans après, que la face présenta les premiers exsudats, sous forme de tubercules, et que Mehmed perdit les cils et les sourcils. Quant à la barbe et à la moustache, elles ont été entravées dans leur apparition et n'ont jamais poussé. Sa face devint alors brune, très foncée, luisante. Un compatriote reconnut la lèpre, l'engagea à se placer volontairement à la léproserie de Scutari, où il se trouve depuis quatorze ans. Mehmed s'y maria avec une lépreuse, Eminé, dont nous parlerons plus bas. Lors de mon examen, Mehmed a la peau de la face brune, comme celle d'un Arabe, glabre, luisante, gonflée, infiltrée comme dans le myxœdème, avec tubercules clairsemés. *Il en aurait eu bien plus autrefois, mais ils se seraient résorbés sans suppurer* (1).

(1) Il nous est arrivé de constater chez quelques lépreux la résorption des exsudats même nombreux de la face et des membres en partie ou en totalité. Le plus souvent, ils reparaissent après un laps de temps plus ou moins long, principalement à la suite d'une cause occasionnelle telle que émotion, fatigue, excès, etc. Mais il arrive aussi qu'une fois résorbés les exsudats (tubercules) ne se reproduisent plus. Ce fait me paraît très important, soit au point de vue de la guérison de la lèpre, guérison qui, bien que rare, peut être obtenue, ainsi que j'en ai vu des exemples; soit au point de vue de la microbie. Cette résorption se rencontre aussi parfois dans la période ultime de la lèpre lorsque la cachexie, de plus en plus profonde, a amené le marasme, l'émaciation la plus profonde et la septicémie. C'est ce qui est arrivé chez Mehmed qui fait le sujet de cette

Pavillons des oreilles très hypertrophiés ; quelques tubercules sur l'hélix et le lobule. Chevelure riche ; nez aplati, déformé ; yeux très rouges, par injection de la conjonctive ; voix enrouée ; ulcérations granulées du voile du palais, du pharynx et du larynx ; carie de la septième côte gauche, avec fistule, depuis cinq ans. Membres thoraciques grêles ; muscles très atrophiés ; mais à partir de son tiers inférieur, tout l'avant-bras est gonflé par une exsudation en nappe qui rend la peau hypertrophique, épaisse dans sa totalité. Au coude, cicatrices vicieuses : la peau y est noire, comme du caramel et couverte d'écailles argentées resplendissantes, adhérentes. Ces cicatrices se gercent une ou deux fois par mois. Placard d'eczéma sec à la partie inférieure de l'avant-bras, sans démangeaisons. On ne voit nulle part de tubercules isolés. La peau des mains est mince et contraste avec l'état des avant-bras, dont les téguments épaissis les font paraître comme couverts par des gouttières d'armure des anciens guerriers. Pas de mutilation aux doigts ; mais la tête du cinquième métacarpien est très gonflée et menace d'ulcérer les téguments ; il y a un panaris profond. Le pouce est normal et mobile ; tous les autres doigts, à moitié rétractés, peuvent être fléchis, mais non étendus, soit activement, soit passivement ; les ongles des trois derniers doigts sont déformés, épais, rugueux. La sensibilité existe normale sur le tronc jusqu'aux crêtes iliaques. Tout ce qui est au-dessous est absolument insensible ; Mehmed ne sent les puces, dont il a des morsures très nombreuses, que sur le tronc. Les membres thoraciques sont aussi insensibles, à partir de l'épaule inclusivement. Le pouce droit seul sent le chaud, le froid, la consistance, et même, par sa pulpe, la nature des étoffes. Néanmoins, ses membres éprouvent des fourmillements fréquents et sont sou-

observation. Les exsudats avaient disparu chez lui quelques semaines avant la mort. Enfin j'attire l'attention sur ce fait, à savoir que des morceaux de peau, enlevés chez ce malade par moi-même, sur la cuisse, autrefois couverte d'exsudats, et sur les parties épaisses d'un ancien ulcère toujours en activité, ont été examinés par le professeur Straus en ma présence, à plusieurs reprises. Or, l'examen microscopique le plus attentif n'y a pu faire constater la présence de microbes.

vent le siège de douleurs profondes spontanées. Je sens des
élancements violents dans l'épaisseur de mes os, dit-il. Les
deux membres sont dans un état identique. La sensibilité est
très obtuse sur toute la face jusqu'aux limites du cou.

Membres pelviens : grêles, à musculature peu prononcée,
d'une coloration de sépia qui tranche sur la peau du tronc.
Il n'y a aucun tubercule, mais il y en a eu partout autrefois.
Par ci par là, il y a des plaques plus foncées et luisantes,
comme la pellicule de la crème au café, irrégulières, variant
d'un à deux centimètres, et dont l'épiderme s'enlève en
écailles. Cette disposition est surtout manifeste à partir de la
partie moyenne des jambes ; la peau y devient uniformément
brune, sépiasique. L'épiderme y est comme craquelé ; des
lignes nombreuses s'y entre-croisent et circonscrivent des espèces d'ilots irrégulièrement polygonaux dont l'épiderme
s'écaille. Près des malléoles, la peau est très épaissie, très
hypertrophiée dans sa totalité ; celle de la plante des pieds
est noire, très épaisse et sillonnée par des crevasses dans tous
les sens ; pas de mutilation des orteils ; mais leur pulpe s'exul-
cère très souvent et suppure. Le pied gauche est gonflé, déformé, notamment à sa partie postérieure. Trois fistules, situées au côté externe du calcanéum, laissent suinter un pus
de mauvais aloi, infect, que le malade fait jaillir en pressant
sur le talon. Le stylet y rencontre l'os dénudé. La peau du
pied est noire comme celle d'un Éthiopien, avec épiderme
tendu, luisant, miroitant comme du vernis, sans desquamation.

5 janvier 1885. — Le malade va de mal en pis. Enfermé
dans une petite pièce, où ni la lumière ni l'air ne peuvent pénétrer, il s'empoisonne, en plus, par ses propres émanations.
C'est une infection que sa cellule qui sent le cadavre en décomposition. La fistule du flanc droit suppure de plus en
plus. Celle due à la carie du calcanéum sécrète un pus abon-
dant, infect. On n'y trouve pas de séquestre mobile, par le
stylet ; mais l'os se laisse pénétrer par l'instrument. Le corps
est réduit à sa plus simple expression : c'est un vrai squelette. Il n'y a plus un seul tubercule lépreux chez Mehmed.
La cuisse n'a qu'une circonférence de 17 centimètres. Il n'y a

plus de muscles en quelque sorte ; aussi le malade ne peut plus faire de mouvements. La peau de tout le corps est devenue brune, presque noire, comme celle d'un Abyssinien ; voix éteinte ; œil morne. C'est un cadavre qui voit et qui pense encore ; car Mehmed parle, bien qu'avec grande difficulté, de sa fin prochaine. Il réclame qu'on lui ampute le pied gauche, qui présente, près du talon, un ulcère comme un franc, comme s'il était produit par un emporte-pièce ; c'est un cratère, à bords épais, calleux, qui conduit jusqu'à l'os. C'est comme un mal perforant. J'enlève un morceau de la peau de ce bourrelet et un petit morceau de la peau de la cuisse droite sur un placard sépiasique foncé, sans que le malade s'en doute (1). Les membres inférieurs, à partir du tiers inférieur de la jambe, ont acquis un volume énorme, ils sont pachydermiques ; ce sont de vrais membres d'éléphant ; c'est tout comme s'il s'agissait de l'éléphantiasis des Arabes. Ce n'est pas de l'œdème, mais une infiltration solide, résistante de tous les tissus. Sur le gros orteil et le dos des pieds, on voit des phlyctènes pareilles à celles des brûlures, grandes comme des pièces de 50 centimes, pleines d'un liquide blanc, diaphane. Des bulles pareilles, plus volumineuses et plus anciennes, se sont déjà rompues, il y a quelques jours, et laissent le derme dénudé. Il y a à leur place des ulcères à tendance envahissante, à aspect pultacé, qui suppurent, malgré l'épuisement et l'état de sécheresse du corps du malade. L'autophagie de Mehmed a atteint sa dernière limite. Il y a aussi autotoxication par ces nombreux foyers de suppuration infecte. Mehmed s'évanouit de temps en temps. Diarrhée colliquative. En outre, vomissements fréquents qui ont cessé depuis deux jours. Le pouls est filiforme. Mehmed ne peut plus remuer que les yeux, sans aucune expression, et la langue tant soit peu pour articuler quelques mots ; sa respiration est faible, incomplète, à peine appréciable ; le pouls, misérable, fait souvent défaut. Cet état s'est prolongé pendant six jours.

(1) Ces morceaux, je le répète, ont été examinés par le professeur Straus, de Paris, qui a constaté, et qui eut l'amabilité de me faire constater aussi, l'absence des microbes.

OBSERVATION IV.

Syphilis et lèpre Danielsen. Eminé est à la léproserie depuis dix-sept ans. Fils du premier lit lépreux. Père, mère
non lépreux, mais syphilitiques. Deux sœurs et trois frères
syphilitiques. Un seul petit enfant, nièce d'Eminé, syphilitique
et lépreux.

Lèpre mutilante. Premier mari indemne ; divorcé. Début
de la lèpre, il y a vingt-trois ans, par du pemphigus. Second
mariage dans la léproserie de Scutari avec Mehmed, dont
l'observation précède. Ni exsudats, ni macules. Pieds chinois,
par résorption des métatarsiens, sans élimination d'os. Mutilation des orteils. Résorption partielle de quelques phalanges
des doigts. Déformation des mains. Lésions symétriques des
deux côtés. Dissociation des divers modes de la sensibilité
sur les membres. Placards insensibles au contact et à la douleur, mais appréciant la température.

Eminé, femme du précédent Mehmed, quarante-cinq ans,
native du village Demrem, caza de Saframbolou, près Batoum.
Père, mère non lépreux. Leurs six enfants, trois filles — dont
la plus jeune est Éminé — et trois fils, tous ont eu la syphilis et guérirent par les fumigations mercurielles, longtemps
prolongées. Parmi les petits-enfants, seule, Aïché, fille de la
sœur d'Eminé, c'est-à-dire nièce d'Eminé, femme d'Ahmed,
— et dont l'observation sera donnée plus bas — a hérité de
la vérole et en conserve un stigmate ineffaçable, une déformation atroce du nez. Cette Aïché est atteinte de la lèpre mutilante ; elle se trouve à la léproserie de Scutari, où elle épousa
un lépreux, Moustapha de Belledova (Djidé), dont nous parlerons plus loin.

La syphilis, que l'on désigne sous le nom de Fringui, est
très commune dans les environs de Batoum, tandis que la
lèpre n'y serait pas très fréquente. Aussi l'affection d'Eminé
n'a-t-elle été reconnue que très tard. Eminé est ici à la léproserie depuis dix-sept ans. Réglée à quinze ans, elle se maria
six mois après. Deux enfants sont nés de ce mariage. Le pre-

mier n'a vécu que huit jours. Le second, Ibrahim, est mort lépreux ici, à dix-neuf ans.

La lèpre aurait commencé chez Eminé à vingt-trois·ans ; mais la syphilis l'avait précédée. Le nez s'est tuméfié, et quelques mois après, il s'est affaissé par l'élimination de plusieurs fragments d'os. Bien que cela fût un signal suffisant pour donner l'alarme, Eminé, occupée aux champs, n'y fit point attention et ne se soumit à aucun traitement. Cinq ans après, elle eut une tumeur de l'avant-bras droit, qui s'est ulcérée, fondue et cicatrisée, après trois mois de suppuration. A en juger par les détails que donne Eminé et par la grande cicatrice stellée que l'on y voit, il s'est agi d'une gomme syphilitique. Plusieurs mois après, parurent des bulles de pemphigus, grosses comme de petits œufs de poule, qui, après leur rupture et l'évacuation d'un liquide jaune, donnaient naissance à des ulcérations qui mettaient deux et trois mois pour se cicatriser. Elle a eu ainsi plus de trente bulles successivement sur les membres seuls, et pas une sur le tronc. Ces accidents ayant été considérés, dans son village, comme syphilitiques par une vieille matrone qui traite la vérole, Eminé fut soumise à neuf séries de fumigations mercurielles d'une durée de huit jours chacune. Les trochisques employés dans ces circonstances au pays d'Eminé, et dont nous avons pu nous procurer quelques-uns, sont composés de calomel, de sucre et de kiné; — matière rouge brune dont les femmes turques colorent les paumes des mains, les plantes des pieds et les bouts de leurs doigts; — parfois il y a même de l'arsenic dans ces trochisques. Toujours est-il que ces fumigations occasionnent une salivation terrible, et que le patient qui s'y soumet ne mange, pendant quarante jours, que du youfka (sorte de crêpes) préparé avec de la farine de blé dont les grains sont choisis un à un. Cette farine, mêlée à l'eau, sans sel, est cuite sur des plaques de fer chauffées sur des réchauds. Après chaque série de fumigations, continuées jusqu'à ce que la salivation s'en suivît, Eminé se nourrissait de pain préparé, selon l'habitude qui prévaut dans son village, avec de la farine de maïs, avec du millet, du caplidja (sorte de lentilles), du guérnik (sorte de petit blé). Ce pain, quelle

qu'en soit la composition, est toujours assaisonné à l'huile
de lin ; ou bien on concasse grossièrement ces diverses graines
et on les fait cuire dans cette même huile.

A l'âge de trente ans, les sourcils d'Eminé ont commencé à
tomber et ses mains à se déformer. Ses cheveux étaient bien
conservés. Quatre ans après, son mari, Molla Hussein, ni
syphilitique, ni lépreux, succomba à une maladie accidentelle. Quelque temps après, Eminé, reconnue lépreuse par
ses compatriotes, fut envoyée ici, à la léproserie de Scutari,
sur les réclamations de son village, avec son fils Ibrahim,
âgé de quinze ans. C'était en 1873. Ibrahim a eu, dès l'âge de
sept ans, des ulcères aux régions olécrâniennes, qui, après
avoir suppuré pendant des mois, se cicatrisaient pour s'exul-
cérer derechef. Il présentait aussi de l'insensibilité sur les
membres. Ses sourcils étaient tombés à la suite des congestions faciales répétées. Étant ainsi lépreux avéré, il fut atteint
par la fièvre typhoïde, dont il succomba à la léproserie de
Scutari.

Un an après la mort de son fils, Eminé s'est mariée, en secondes noces, avec Mehmed le lépreux, dont l'observation
précède. Il n'y a point eu de grossesse de ce mariage.

Voici l'état d'Eminé en juin 1885. — Nez aplati, déformé ;
ni sourcils, ni cils ; chevelure abondante ; point de tubercules ; la face n'est ni gonflée, ni modifiée dans sa couleur
ou dans son expression ; toutes les dents sont tombées par
suite des fumigations mercurielles ; cicatrice stellée, nacrée
sur le voile du palais, près de la luette ; tronc absolument
sain. Membres pelviens bien musclés, sans tubercules, sans
macules, mais ayant des cicatrices nombreuses, irrégulières,
étoilées, à peau mince, dont plusieurs grandes comme des
pièces de deux francs. Les téguments ont parfois un aspect
marbré, à coloration violacée par places : indice d'une paresse de la circulation capillaire. Les pieds ont subi une déformation très curieuse. Ce sont absolument des pieds chinois : ils ont éprouvé un raccourcissement, une atrophie des
os métatarsiens. On dirait qu'il ne reste plus que les deux
rangées des os du tarse, eux-mêmes atrophiés. Il n'y a point
eu élimination d'os. Les orteils sont aussi rudimentaires,

d'un centimètre de longueur à peine, en forme de massues, un peu rétractés vers la face dorsale. Depuis l'articulation tibio-tarsienne jusqu'à la racine des orteils, il y a à peine 3 centimètres et demi. Le cinquième orteil droit manque ; il a subi une mutilation spontanée, après avoir présenté les symptômes d'un panaris. Plante du pied très épaisse, avec une plaque d'épiderme corné à son bord externe et une autre sous la tête du métatarsien du gros orteil. Le bord antérieur du métatarse est volumineux, épais, et les orteils y sont posés comme de petits appendices surajoutés. Cette déformation, cette atrophie du pied est survenue, au dire de la malade, qui est d'une taille ordinaire, il y a six ans environ (1).

Jambes, mollets volumineux, bien musclés. La peau n'y présente ui ichthyose, ni tubercules, ni exsudats, ni ulcères, ni pigmentation. Il y a un contraste frappant, quelque chose de grotesque entre les jambes volumineuses et les pieds atrophiés, tout trapus, de cette malade. C'est comme si, par une opération, on avait enlevé adroitement tout le métatarse, de manière que les orteils fussent appliqués sur le tarse directement. Cette disposition est symétrique à droite et à gauche. La peau des malléoles externes est très épaissie et cicatricielle ; cicatrices aussi d'anciens ulcères sur les genoux. Membres thoraciques : aucune mutilation ; il n'y a pas eu élimination d'os ; mais les doigts sont très déformés, rapetissés. Ceux de la main droite ont subi tous un mouvement de torsion en dedans, comme dans le rhumatisme chronique de M. Charcot ; les têtes des métacarpiens sont hypertrophiées. La peau qui recouvre chacune d'elles présente, du côté du dos de la main, un durillon consécutif à un épaississement de la peau, gros comme la moitié d'une féverole, disposition que j'ai souvent rencontrée dans la lèpre de Danielsen. Les doigts sont à moitié fléchis, rétractés avec impossibilité de les étendre passivement ou activement ; mais la malade peut les

_____

(1) Les reproductions en plâtre des pieds et des mains de cette malade ont été montrés par nous avec quelques autres, représentant les griffes des mains dans la lèpre Danielsen, au congrès de dermatologie et de syphiligraphie de Paris en 1889. Nous les avons offertes ensuite au musée de l'hôpital Saint-Louis.

fléchir. L'auriculaire décrit, dans son extension, un arc brisé composé des trois phalanges. L'annulaire n'a presque plus de phalange unguéale. Il ne reste de l'os qu'un petit pois. Ce qui fait qu'il n'y a plus de pulpe de doigt et que l'ongle est tout recourbé. Ces dispositions sont symétriques à droite et à gauche.

La sensibilité, conservée à la face antéro-interne des bras, est nulle au côté externo-postérieur ; persistante au pli de la saignée, elle a disparu à la partie inférieure de l'avant-bras droit. Elle est nulle aussi au dos des mains, tandis qu'elle existe au dos des doigts ; nulle à la pulpe des doigts, elle est conservée à la paume des mains.

Membre pelvien gauche : insensibilité au côté externe du tiers inférieur de la cuisse et au côté externe du genou, tandis que le côté interne conserve sa sensibilité, ainsi que le creux poplité. La face externe de la jambe est insensible, excepté sur une surface grande comme la main, située à son tiers moyen. Le dos du pied est peu sensible ; les orteils le sont, tant à la face dorsale qu'à leur face plantaire. Le membre droit a conservé tous les modes de la sensibilité sur toute son étendue. Ce qui est remarquable chez cette femme, *c'est que la sensibilité au contact a disparu sur les régions ci-dessus mentionnées, tandis que celle au froid et au chaud persiste partout.* Aussi Eminé ne s'est-elle jamais brûlé les mains ni les pieds, comme la plupart des lépreux, qui s'approchent par trop des corps chauds, sans s'apercevoir de leur température élevée. Eminé peut tenir l'aiguille et faire de la grosse couture. Sa face est sensible dans sa totalité et à toutes les explorations.

Eminé reste toujours dans le même état. La maladie s'est arrêtée au degré décrit plus haut, depuis dix-sept ans ; son corps est blanc et beau, sans la moindre tache ou le plus petit bouton (avril 1890).

OBSERVATION V.

Lèpre mixte : forme Danielsen. Mutilante et maculeuse ; — macules pigmentaires et taches blanches par décoloration des téguments. — Mal perforant; insensibilité; eczéma vulgaire; *état général satisfaisant, bien que dans la léproserie depuis treize ans*, où il se maria cinq fois, toujours avec des femmes lépreuses. Géniteurs sains. État des ancêtres ignoré. Une sœur a succombé à la lèpre ulcéreuse, dite Lazarine; une autre sœur est également lépreuse... Un frère, né entre ces deux sœurs, reste indemne.

Ménage à trois; mari à deux femmes, tous lépreux.

Moustapha, vingt-six ans, né à Djidé, village de Belledova, vilayet de Castamouni. Pas de lèpre dans la famille, dit-il. Mais la mère aurait eu des affections cutanées prurigineuses(?). Elle eut six enfants, dont les deux aînés morts en bas-âge, on ne sait de quoi. Dans les communes de ce département, il n'y a pas de médecin et tout est abandonné à la fatalité. Le troisième enfant, Aïché, sœur de Moustapha, de Belledova, est devenue lépreuse et fut envoyée à cette léproserie à l'âge de quinze ans. La lèpre ne faisait alors que débuter chez elle et ne présentait comme symptôme que la chute des sourcils et des cils. Aïché est morte à Scutari, à l'âge de vingt-trois ans, sans présenter ni tubercules, ni rétraction des doigts, ni mutilations. Elle a succombé à la lèpre Lazarine, à la lèpre ulcéreuse. Ainsi, elle avait une suite d'éruptions de pemphigus aux genoux, et de vastes ulcères aux jambes, qui ne se cicatrisaient pas; un ulcère du talon droit, large et profond, a suppuré pendant un an. Elle maigrit et mourut d'épuisement, par suite d'une suppuration interminable. Les membres supérieurs n'ont présenté que la perte de la sensibilité, comme symptôme unique de l'affection. Un an après son admission à la léproserie, à l'âge de seize ans, Aïché fut mariée à un lépreux phymatode, Halil, originaire de Sinope. Pas de grossesse. Les parents de Moustapha ont eu, après Aïché, un fils, Mehmed Madjid, qui a aujourd'hui trente-deux ans et reste indemne. C'est après Mehmed Madjid que naquit Moustapha, le sujet de cette observation; et après lui une sœur, Halifé, également lépreuse, et dont l'observation sera consignée plus loin.

Lorsque Moustapha a été expulsé de chez lui, en 1875, il

portait des ulcères aux olécrànes; ses membres pelviens
étaient insensibles jusqu'aux fesses; et la preuve, c'est qu'à
bord du bateau qui l'a conduit à Constantinople, il coucha
près de la chaudière qui lui brûla les fesses profondément,
sans qu'il s'en aperçût.

Les ulcères des coudes ont suppuré pendant quatre ans;
puis sont survenus des ulcères des doigts, suivis de la chute
de plusieurs phalanges. Il ajoute que de tout temps il avait
des engelures et des crevasses profondes aux pieds et aux
mains, principalement pendant la mauvaise saison. Le
10 mai 1885, jour où j'ai recueilli son observation, on voyait
sur le cou de Moustapha de larges taches blanches, comme
des pièces de cent sous, en forme d'îlots, circonscrites par
des lignes pigmentaires, sinueuses. Il y en a aussi sur le
tronc, tant en avant qu'en arrière, grandes comme la main.
Sur les bras et les avant-bras, il y a des placards de psoriasis,
du prurigo et des taches pigmentaires très prononcées et de
dimensions diverses; cicatrices profondes aux coudes, et
exostoses symétriques de l'olécràne, grandes comme un œuf
de poule, qui paraissent être normales; le malade dit les
avoir toujours eues; c'est-à-dire les olécrànes sont très volumineuses; muscles des avant-bras atrophiés; main droite déformée; atrophie des muscles des régions thénar et hypothénar, ce qui fait paraître la paume de la main longue, creuse
de chaque côté, et saillante, convexe au milieu, par le relief
des tendons fléchisseurs. Pouce recourbé en griffe, incapable
de servir : c'est un pouce de singe; l'ongle est déformé; la
phalange unguéale atrophiée; gerçure profonde au niveau de
l'articulation métacarpo-phalangienne. Les autres quatre
doigts sont recourbés, ankylosés à leurs articulations pha-
langiennes. L'index et l'auriculaire ont conservé leurs ongles
rabougris, déformés, tandis que les autres n'ont plus que les
deux premières phalanges. Moustapha peut fermer le poing;
gerçures profondes sur tous les doigts occupant les plis articulaires. Au dos des mains, sur chaque tète de métacarpien,
il y a un épaississement de la peau, un tubercule aplati
comme une demi-fève. La peau des paumes des mains est cal-
leuse.

La main gauche est plus déformée encore : toutes les pha-
langettes sont tombées avec leurs ongles; seul l'auriculaire
n'est pas mutilé, mais il est fortement fléchi, rétracté. Malgré leur déformation, les membres supérieurs et les mains
conservent assez de force pour enlever de grosses pierres pe-
sant des vingt-cinq kilogrammes environ. A partir du coude,
les membres thoraciques sont insensibles, excepté à la région
de la saignée *et sur le pli de la peau qui se dirige du pouce
vers la tête du métacarpien de l'index*, bien que ce pli soit très
mince, par l'atrophie des muscles. Le peuple examine toujours ce pli dans son village, me dit Moustapha, lorsqu'il s'a-
git de la lèpre. Et, en effet, ce pli devient de plus en plus
mince par les progrès de la maladie et par suite de l'atrophie
croissante des muscles sous-jacents. La face, le cou et le
tronc sont sensibles. La face a la physionomie normale. Les
téguments n'en sont point altérés; cils et sourcils conservés;
nez normal, ainsi que les lèvres et la bouche; dents de toute
beauté; ganglions cervicaux développés. La chaleur n'est pas
appréciée aux avant-bras, les mains et les pieds, à partir de
l'articulation tibio-tarsienne.

Membres pelviens : le gros orteil gauche est tombé en entier; le deuxième n'a plus ni ongle, ni phalange unguéale; et
sur la tête de son métatarsien, du côté de la plante du pied,
il y a un mal perforant profond; grandes cicatrices de pemphigus sur le côté externe de la jambe, sur le genou et sur
les cuisses. On y voit, en outre, des placards de psoriasis
vulgaire. La peau, dure partout, est en mue furfuracée, continuelle, et présente aussi des taches pigmentaires nombreuses; celle qui recouvre la malléole externe est très hypertrophiée et fait saillie comme un demi-œuf; il y a une
cicatrice difforme, par suite d'un ulcère qui a suppuré pendant plus d'un an; pieds insensibles; mais l'arcade plantaire
conserve sa sensibilité. Le membre pelvien droit présente
une légère atrophie des muscles de la cuisse et du mollet, où
l'on voit aussi de grandes cicatrices de pemphigus pareilles à
celles de la brûlure. Le gros orteil de ce côté a perdu sa phalange unguéale; il n'y a qu'un petit bout d'ongle; mal perforant correspondant à la tête du troisième métatarsien; in-

sensibilité de la moitié antérieure du pied uniquement et des malléoles, comme il a été dit plus haut. Aucune douleur nulle part; embonpoint conservé; état général satisfaisant; intelligence bonne.

Dès son arrivée à la léproserie, à l'âge de quinze ans, Moustapha a été marié avec Eminé Capsikioïlou, âgée de vingt-sept ans, qui est atteinte de la lèpre exsudative et dont la face et les membres sont couverts de tubercules, le nez déformé, etc. Eminé était originaire de Capsio, village situé à une heure de celui de Moustapha. Elle était déjà mariée une première fois, dans son pays, avant de devenir lépreuse. De ce premier mariage, elle eut deux enfants qui vivent indemnes. Le père et la mère d'Eminé étaient sains, ainsi que deux de ses frères; mais sa sœur unique, Hatidjé, de Capsio, était lépreuse. Elle vint mourir à l'asile de Scutari.

Lorsque les habitants de Capsio ont expulsé Eminé, elle n'avait, comme signe de la lèpre, que la chute des sourcils et des cils. Son mari, indemne, l'a accompagnée et voulait rester avec elle ici, à la léproserie de Scutari; mais le règlement s'y opposant, on l'a divorcé et renvoyé chez lui avec son fils, tandis qu'une petite fille à la mamelle resta à l'asile de Scutari avec Eminé, sa mère. Cette fille, appelée Aïché, a été élevée à la léproserie; elle marche aujourd'hui dans sa dix-neuvième année et reste indemne, malgré qu'elle se développât dans le sein d'une mère lépreuse avancée, dont elle suça le lait, et qu'elle fût élevée enfin dans la léproserie. Aïché a quitté l'asile depuis douze ans et vit en ville, mariée et indemne.

Après son internement ici, Eminé épousa en secondes noces, à la léproserie même, Mémiche, atteint de la lèpre mutilante, sans tubercules, originaire de Tchanguiré. De ce mariage il est né un fils, Mehmed Kutchuk, qui a été allaité par sa mère, Eminé, pendant deux ans. Mehmed Kutchuk a déjà quatorze ans et reste sain. Il est berger depuis neuf ans. Il vient toujours de temps en temps passer quelques jours à la léproserie, où il a été élevé.

Il est à remarquer qu'Eminé est devenue enceinte lorsqu'elle ne voyait pas ses règles depuis deux ans.

Eminé a vécu avec Mémiche pendant trois ans ; puis, celui-ci mort, elle épousa en troisièmes noces Moustapha, dont l'observation précède. Trois ans après ce mariage, elle accoucha d'une fille, petite, maigre, squelettique, qui mourut à l'âge de neuf mois, à la suite d'une diarrhée non traitée. Six mois après cet accouchement, Eminé succomba aux progrès de la lèpre : les tubercules se sont ulcérés, et leur suppuration amena la mort par épuisement et par septicémie. Quinze jours après la mort de sa femme Eminé, Moustapha a épousé la nommée Djesbane, dont l'observation se trouve relatée à la suite de celle-ci. Deux ans après ce mariage, il en naquit un fils mort-né.

Moustapha répète avec insistance qu'étant petit, il a été surpris avec sa sœur, Aïché, par un orage violent, dans les champs, loin de leur habitation, et que tous les deux en ont été malades par la grande frayeur qu'ils en avaient éprouvée. Dans son opinion, c'est là la cause de la maladie à tous deux.

Juin 1887. — Chez ce malade, la lèpre marche très lentement : c'est bien la forme Danielsen avec mutilations, sans tubercules. A la face palmaire du poignet droit, il y a un ulcère profond, transversal, de 3 centimètres de longueur, coupé perpendiculairement, presque à son milieu, par un autre. Il y a près d'un an qu'en fendant du bois, il s'y est blessé un peu, et cette petite plaie s'est transformée depuis en ulcère qui creuse et suppure toujours. Au niveau de l'articulation de la phalange métacarpienne de l'auriculaire avec la seconde phalange, il y a un ulcère circulaire comme un anneau, qui pénètre de plus en plus vers les os, en détruisant les parties molles. On dirait qu'un lien y a été appliqué et qu'il étrangle de plus en plus ; le doigt paraît devoir se détacher bientôt (1). L'atrophie musculaire des mains augmente ; placards d'eczéma sur le côté externe des avant-bras ; la surface en est couverte de petites croûtelles brunes, irrégulières, groupées, dont l'ensemble a un aspect de peau de chagrin. Ces croûtelles se détachent sans démangeaison.

---

(1) C'est en effet ce qui a eu lieu dans la suite par un mécanisme pareil à celui de l'Aïnhum décrit par les auteurs.

J'ai toujours continué à observer Moustapha, qui se trouve, le 16 avril 1890, dans l'état suivant : la mutilation des doigts a continué, de sorte qu'ils ont tous perdu de leur squelette, qui une, qui deux phalanges, qui une partie seulement, à la suite de panaris profonds. Chose curieuse : les doigts sont absolument insensibles chez lui ; parfois même il s'y livre lui-même à des opérations pour détacher les bouts qui le gênent ; et pourtant lorsqu'un panaris commence, et parfois même sans cela, Moustapha éprouve dans la profondeur des doigts des élancements très violents. En fait d'orteils, il n'en conserve que le petit à gauche et les trois derniers à droite.

En 1888, après la mort de sa seconde femme, Djeshane, Moustapha épousa Umaham, de Sinope, qui succomba à son tour, — après avoir eu un enfant. Moustapha prit alors une quatrième femme, l'actuelle, nommée Hatidjé. Celle-ci est du village de Moustapha (de Beldova de Djidé).

Hatidjé est renfermée dans la léproserie de Scutari depuis trois ans. Elle est atteinte de la lèpre exsudative très avancée : figure hideuse par des tubercules nombreux, ulcérés ; nez gonflé, rouge, avec ulcères sur les ailes et dans les fosses nasales ; laryngite lépreuse et consécutivement, aphonie et menace d'asphyxie ; bras, avant-bras, cuisses et jambes couverts d'exsudats énormes ; mains et pieds pachydermiques. Tronc intact. Hé bien, cette femme, rendue si affreuse par la lèpre si avancée qui menace son existence d'un moment à l'autre, accoucha, le 18 mai 1890. J'ai pu me procurer le placenta, que j'ai envoyé aussi au professeur Straus.

Moustapha a une seconde femme, Aïché, de Demrem, nièce d'Eminé (observation II), atteinte de la lèpre mutilante, sans exsudat. Cette Aïché s'est mariée avec Moustapha, il y a un an. Avant, elle était épouse d'Ahmed Tchanguizali, mort de la lèpre phymatode, il y a quatre ans. Il n'y a pas eu d'enfant de ce dernier mariage de Moustapha.

Seconde femme du lépreux Moustapha, dont l'observation pré-
cède, atteinte de la lèpre et de la syphilis. Enfant présentant
à la naissance des manifestations probantes des deux dia-
thèses simultanément.

La nommée Imahan, musulmane, veuve, âgée de vingt-
deux ans, originaire des environs de Sinope, ville située sur
le littoral de la mer Noire, est venue à Constantinople en
1884, et peu après, le 4 juillet, elle fut reçue à l'hôpital
Zeïneb-Kiamil, lit n° 26, par notre distingué confrère, le
Dr Euthyboule, qui en est le médecin en chef, et à qui nous
devons la première partie de cette observation.

Ce qu'on remarquait au premier abord chez cette femme,
c'était son nez écrasé en même temps que sa voix nasillarde
et une éruption confluente de gros boutons croûteux qui cou-
vrait ses jambes. Le nez est aplati, à sa partie inférieure, d'a-
vant en arrière et élargi transversalement, sa voûte s'étant
affaissée par la destruction du cartilage de la cloison. Dans
l'intérieur des fosses nasales, il y a des croûtes et des exco-
riations. Sur la voûte palatine, on constate de larges plaques
surélevées, comme des nappes d'infiltration papuleuse, saillantes au-dessus du niveau de la muqueuse, mais sans perforation ni ulcération.

La malade perd les cheveux depuis quelque temps ; sa chevelure est très claire. Les sourcils aussi commencent à tomber. Les ganglions cervicaux sont engorgés.

Sur les bras et les avant-bras se voient disséminés çà et là
quelques boutons pustulo-crustacés d'apparence ecthyma-
teuse. C'est aux jambes que les lésions tégumentaires sont
le plus abondantes et le plus accentuées. Il y a, en effet, un
grand nombre de monticules coniques ayant les dimensions
d'une moitié d'aveline ou de noisette et constitués par plusieurs couches de croûtes stratifiées dont la coloration noi-
râtre ou d'un gris sale rappelle assez bien l'écaille d'une
huître boueuse. Ces croûtes masquent des ulcérations arrondies, légèrement creuses. A la partie externe de la jambe
droite, il existe une tache circinée, de la largeur d'une pièce

de dix francs, formée par deux anneaux concentriques minces et d'aspect ecthymato-squameux.

A la partie inférieure de cette même jambe, au devant de la crête tibiale, s'étale une large cicatrice de forme irrégulière. Plusieurs autres cicatrices pareilles, mais bordées de noir, sont groupées à la région des genoux, principalement au-dessus et en dehors de la rotule. Elles sont plus nombreuses à droite qu'à gauche. Leurs dimensions varient entre une pièce de cinquante centimes et un franc. L'une d'elles, située à la partie supérieure du genou gauche, offre au milieu de son aire une étoile pigmentée.

L'état général est assez bon; fonctions menstruelles normales. Interrogée sur l'origine et l'évolution de toutes ces lésions, la malade nous dit que, mariée il y a six ans, elle a un enfant bien portant, âgé de cinq ans. Son mari était sain; elle-même n'aurait jamais rien présenté du côté des parties génitales. Elle n'aurait jamais été malade avant l'affection actuelle. Elle se rappelle avoir remarqué sur son corps, en tout premier lieu, il y a quatre ans, de grosses ampoules, pareilles à celles de la brûlure; elles ont paru sur le genou droit d'abord et plus tard sur le gauche. Ce sont ces ampoules qui lui ont laissé les cicatrices ci-dessus mentionnées. Les boutons des jambes, ainsi que ceux des bras, ont commencé à se montrer depuis un an. Les symptômes de coryza ne dateraient que de quelques mois. Quant aux plaques du palais, elle ignore jusqu'à leur présence.

Les caractères de toutes ces lésions nous ont conduit à penser qu'elles reconnaissaient la syphilis pour cause originelle. Les croûtes des jambes avaient cette stratification étagée, cet aspect sale, cette apparence ostréacée qui distinguent spécialement les croûtes syphilitiques. Aussi avons-nous prescrit d'emblée un traitement mercuriel (pilules de Ricord, remplacées plus tard par des pilules de sublimé).

Une quinzaine de jours après l'entrée d'Imaham à l'hôpital, quelques nouvelles manifestations éruptives sont venues confirmer le diagnostic. C'étaient des papules lenticulaires d'un rouge jambonné, fermes, surélevées, comme des tubercules plats, légèrement desquamatives sur les bords, dissémi-

nées en petit nombre sur les membres supérieurs, un peu plus
abondantes cependant sur le bras gauche, à côté des boutons
croûteux qui existaient déjà. Sur chacune des mamelles ont
poussé également six ou sept papules, à peine saillantes,
presque plates et, par contre, encadrées d'une collerette épi-
dermique bien dessinée ; celles qui se trouvent à la face inférieure du sein, dans le pli sous-mammaire, ou vers le côté
interne, près de leur creux, sont un peu humides, à surface
érosive, exactement comme des plaques muqueuses cutanées.
A la région sternale, éruption de forme polycyclique, constituée par plusieurs segments de cercle réunis ensemble bout à
bout et dont le diamètre varie depuis celui d'une pièce de
deux francs jusqu'à celui d'une pièce de cent sous. Une bande
érythémato-papuleuse, mince, dessine tous ces anneaux qui
circonscrivent des portions de peau saine. La pression n'ef-
face qu'incomplètement la rougeur de la bordure ; le doigt
n'éprouve pas une sensation nette d'infiltration.

En peu de temps, le traitement institué a exercé une influence curative manifeste sur toutes ces lésions, tant anciennes que récentes. L'infiltration papuleuse de la voûte palatine s'est dissipée progressivement ; les papules et les
papulo-tubercules des seins et des bras ont disparu, en laissant à leurs places des macules pigmentées ; l'érythème papu-
leux annulaire s'est progressivement effacé. Les croûtes des
jambes elles-mêmes se sont affaissées, désagrégées, et sont
tombées pour ne plus se reproduire. Il n'y reste plus que des
taches d'une coloration foncée. De telle sorte qu'au bout de trois
mois de traitement, la malade s'est trouvée dans un état satisfaisant. Pour compléter les effets de la médication, on a prescrit
du sirop de Gibert à la dose de deux cuillerées à soupe par jour.

Dans la nuit du jour où cette médication fut instituée, au
commencement d'octobre, la malade fut prise d'un frisson
intense avec claquements des dents. Une fièvre de plus de
39° suivit. Le lendemain matin, douleurs articulaires très
fortes, surtout du côté des coudes ; langue chargée, etc. L'accès a duré une trentaine d'heures et s'est jugé par une trans-
piration abondante. Pensant qu'il s'agissait d'un embarras
gastrique fébrile ou d'un accès de fièvre intermittente, le

Dr Euthyboule lui fit administrer un purgatif et du sulfate de quinine. Le sirop de biiodure ioduré fut suspendu pour quelques jours. Mais les mêmes phénomènes se sont reproduits lorsque, la semaine suivante, on est revenu au sirop de Gibert, et se sont répétés toutes les fois que la malade a repris une préparation quelconque contenant de l'iodure de potassium seul ou combiné au mercure; tandis qu'elle a toujours bien supporté ce dernier médicament pris tout seul.

Sur ces entrefaites, quelques phénomènes nouveaux sont venus modifier l'état de la malade. Les taches pigmentées des jambes sont devenues le siège d'une sorte de turgescence, et l'on a vu se former sur chacune d'elles, petit à petit, un soulèvement tuberculeux qui s'accentua de plus en plus. Toutes ces taches finirent ainsi par se transformer en grosses intumescences, les unes plates et discoïdes, les autres bosselées et pisiformes; toutes sont d'une coloration bleuâtre, à reflets plombés. La même transformation s'opéra sur quelques-unes des macules qui ont succédé aux papulo-tubercules des membres supérieurs, mais à un degré bien moins prononcé. Enfin, ce qui nous a donné tout à fait l'éveil, c'est que sur les sourcils presque entièrement glabres de la malade, nous avons constaté une chaîne de petites bosselures noueuses conglomérées, sans changement de la coloration de la peau. Elles sont surtout manifestes du côté de la tête des sourcils. L'idée de la lèpre s'est présentée naturellement à notre esprit et, en dirigeant nos recherches dans ce sens, nous découvrons toute une série de données qui imposent ce diagnostic complémentaire. Tout d'abord, nous constatons une anesthésie cutanée, tant au niveau des tubercules que sur plusieurs autres portions de la surface tégumentaire des membres : on peut y enfoncer l'aiguille dans la profondeur de la peau, sans que la malade éprouve la moindre sensation douloureuse. La plupart des tubercules sont irréguliers, informes, et leur volume est inégal dans une large mesure. La peau de quelques-unes des cicatrices des genoux s'est crevassée, fendillée. La malade se trouve dans l'impossibilité de fléchir le pied du côté droit sur la jambe. Cette impotence est due à une paralysie des extenseurs. Comme antécédents, il est à noter que, bien que le père de la malade ait vécu vieux et qu'il mourût à la suite d'une affection accidentelle, et que sa mère vive encore bien portante, il y a néanmoins un de ses oncles paternels qui succomba à une éruption de boutons qui avait envahi tout le corps.

Le premier symptôme morbide que la malade se rappelle avoir remarqué chez elle, c'était, il y a cinq ans, après son accouchement, une forte douleur au jarret droit, qui a duré vingt-quatre heures. Ce n'est que douze mois après, qu'elle présenta des ampoules autour du genou droit, avec fièvre, malaise, etc. L'éruption a duré alors plus d'un mois. L'année suivante, à la même époque, c'est-à-dire pendant l'hiver, après un mouvement fébrile de quelques jours, la même éruption bulleuse s'est répétée du côté du genou gauche (pemphigus).

A cause de toutes ces considérations, le Dr Euthyboule a diagnostiqué la lèpre, et il a bien voulu avoir aussi notre opinion, qui a été en tout conforme à la sienne.

En effet, après avoir examiné très attentivement cette malade, je me suis rallié sans la moindre hésitation à l'avis de mon honorable confrère. Il s'agissait bien d'un cas de syphilis et de lèpre. L'exposé qui précède, et que j'ai vérifié, n'a pas laissé le moindre doute dans mon esprit. La lèpre primant la vérole au moment de mon examen, j'ai fait placer la malade à la léproserie de Scutari. Imahan, ayant la gale, par dessus le marché, en fut préalablement débarrassé par les frictions à l'onguent de styrax.

Lorsqu'en mai 1885 j'ai continué l'observation d'Imahan, elle ne voyait pas ses règles. Elle nous a appris qu'elles avaient apparu à quinze ans, qu'elle s'est mariée à seize, et qu'elle n'a eu qu'un seul enfant, qui est indemne de tout. Elle a entendu dire que le frère de son père a eu une maladie de la peau qui l'a tué (?). Ses père et mère, ses deux frères et sa petite sœur, tous ses parents sont sains. La misère est grande dans son pays, ainsi que la malpropreté. Les pauvres se nourrissent exclusivement de pain de maïs de mauvaise qualité et de légumes secs préparés à l'huile de lin, souvent rance. Nous lui faisons répéter qu'il y a quatre ans, au milieu de la meilleure santé, les genoux se sont mis à gonfler. On lui a appliqué du tabac mêlé avec du chlorhydrate d'ammoniaque. Bientôt sont survenues de grosses bulles, qui se rompaient et suppuraient pendant un ou deux mois. C'est d'abord le genou droit qui en a été affecté, et un an plus tard le gauche. Ces pemphigus survenaient surtout l'hiver. Deux ans après l'apparition de ces bulles, elle a remarqué les premiers tubercules cutanés.

Prurigo général avec croûtelles, suite d'égratignures; traces indélébiles de pemphigus aux genoux; ichthyose des membres inférieurs et lignes plâtrées s'entre-croisant dans tous les sens; grandes cicatrices aussi sur le côté externe de la jambe droite et de la gauche, consécutives à des ulcères qui ont suppuré pendant plus de trois mois. Tubercules plats, nombreux, disséminés sur les cuisses et les jambes, livides, tranchant sur le fond blanc de la peau; ils varient en dimensions depuis une lentille jusqu'à une pièce de cinquante centimes: ils sont très confluents sur le tiers moyen des jambes; mue furfuracée continuelle, douleurs spontanées intenses dans les membres.

A partir de la moitié de la cuisse, les membres sont insensibles, les creux du jarret, les pieds et les orteils exceptés.

Membres thoraciques : à la racine des pouces, on voit des plaques d'eczéma humide qui recouvrent toute la face dorsale de la phalange métacarpienne. Sur les avant-bras et les bras, il y a une foule de taches pigmentaires variant depuis un simple point jusqu'aux dimensions d'une papule. Il y en a qui ressemblent absolument à une éruption syphilitique; des écailles d'épiderme se détachent par petites plaques sur leur surface. Le bras et l'avant-bras sont insensibles; seuls le pli du coude et la face antérieure de l'avant-bras ont conservé leur sensibilité, ainsi que la face palmaire de la main et les doigts dans toute leur étendue. J'ai exploré la sensibilité en promenant mon doigt, en appliquant un corps froid et chaud alternativement, en piquant avec la pointe d'une épingle. La malade ne sent la piqûre que si l'on enfonce l'épingle jusqu'à dépasser l'épaisseur du tégument.

Tous les ongles de la main droite sont déformés, raboteux,

épaissis comme de petits sabots, principalement ceux de l'index et du médius. Ganglions épitrochléens très engorgés.

Sur les épaules, on remarque des tubercules plats de trois millièmes de diamètre environ, couleur jambon, peu saillants, que la blancheur du tégument rehausse. Ils ressemblent tout à fait à une syphilide à la période de régression. Seins eczémateux aux auréoles ; cou couvert de macules pigmentaires ; eczéma aux pavillons des oreilles. Cheveux repoussés et assez abondants ; à la face, on ne remarque que des taches pigmentaires qui couvrent le nez et s'étendent de chaque côté sur les apophyses montantes ; c'est comme le masque des femmes enceintes. Les joues sont légèrement bouffies ; le nez est déformé, affaissé depuis un an surtout. A la voûte palatine et sur le voile, il y a cinq saillies plus petites que des lentilles, d'un rouge foncé avec tendance à l'exulcération ; il est à remarquer que les lésions syphilitiques du palais avaient entièrement disparu sous l'influence du traitement mercuriel institué par notre distingué confrère, le Dr Euthyboule, et que ce qu'on y voit actuellement est d'apparition récente et d'aspect lépreux. Sensibilité de la face conservée ; il en est de même du sens du goût.

Tronc et fesses couverts de prurigo. Traitement : injections sous-cutanées de solution de Fowler, une et plus tard deux fois par semaine.

Deux mois après l'institution de cette médication, tous les tubercules se sont résorbés ; il ne restait à leur place que des macules livides sans aucun épaississement de la peau ; le semis du voile du palais a disparu. Mais les sourcils et les cils tombent de plus en plus. A l'exploration de la face, je découvre une petite surface de cinquante centimes, insensible, située au milieu de la joue gauche, où débute un exsudat cutané. Un seul tubercule, plus petit qu'une pièce de dix sous, en partie logé dans l'épaisseur de la peau, en partie saillant au-dessus de sa surface, se voit sur l'avant-bras droit. Il me paraît péremptoirement lépreux. D'ailleurs l'examen microscopique y a décelé de nombreux microbes. Percé par une aiguille, à l'insu de la malade, il laisse couler un sang bien noir. Cependant l'état général parait satisfaisant. Imahan engraisse; les règles, interrompues depuis deux ans, sont revenues et durent deux jours. Parfois douleurs spontanées dans les membres.

Cautérisation au thermocautère de quelques tubercules, sans que la malade en souffrît.

6 *août*. — Les tubercules des membres ont augmenté de volume. Celui situé au bord externe de l'avant-bras droit, à son tiers inférieur, est gros comme une pièce de vingt centimes; il proémine; il est plat, nettement circonscrit et couvert d'un épiderme mince, luisant, à tendance à se détacher. On en remarque un autre plus petit et moins saillant au tiers supérieur du bord interne de l'avant-bras; et à côté de celui-ci un groupe de six taches, sans exsudat, de couleur jambon. Leur aspect est absolument syphilitique. Sur l'avant-bras gauche, il y a de petits tubercules nichés dans la peau, plats, jambonnés, et des taches cuivrées sans aucune modification de la consistance du tégument. Ce sont là des manifestations syphilitiques évidentes. En effet, chez cette malade, il y a deux diathèses concomitantes : la syphilis et la lèpre. C'est tantôt l'une et tantôt l'autre qui domine la scène. Il nous a été donné de constater que parfois l'une cédait le pas à l'autre. En dernier lieu, la vérole s'est effacée en quelque sorte devant la marche triomphante de la lèpre qui a progressé d'une manière désespérante, en rencontrant, je suis porté à le croire, un terrain favorablement préparé par la syphilis.

Le petit doigt est un peu recourbé et ne peut s'étendre physiologiquement.

Sur les membres pelviens, on remarque des taches nombreuses de grandeur variée, depuis une lentille jusqu'à un franc, les unes violacées, les autres couleur jambon, les autres pigmentaires, dont la plupart ne sont que des macules purement et simplement, sans le moindre épaississement de la peau. Malgré le traitement mercuriel actif, toutes ces manifestations ne reculent plus, comme dans la syphilis classique de bon aloi. Dans la suite, la plupart de ces taches se sont doublées d'une petite base résistante qui s'est accusée de plus en plus en modifiant l'épaisseur du tégument, et se sont finalement transformées en tubercules exsudatifs de la lèpre.

Traitement : iodure de mercure à la dose de 10 centigrammes par jour. L'iodure de potassium, que nous avons voulu derechef lui associer, n'a pu être toléré par la malade qui a été reprise d'accès de fièvre intense, dès qu'elle en a ingéré 50 centigrammes par vingt-quatre heures.

Le 20 décembre, on voit des plaques de psoriasis palmaire avec desquamation. Les ongles des doigts se déforment de plus en plus, leur aspect raboteux s'accuse davantage ; ils revêtent l'aspect écailleux des coquilles de certains mollusques. Quelques-uns des tubercules des avant-bras sont couverts de croûtes ecthymateuses. Il ne reste que fort peu de poils aux régions sourcilières, où l'on constate quelques exsudats très prononcés.

Les membres pelviens sont couverts de larges macules violacées, dont les unes comme des pièces de vingt, les autres de cinquante centimes et même au delà. En prenant la peau entre les doigts, on voit qu'elle s'est épaissie à leur niveau. L'aspect ichthyosique des jambes se prononce de plus en plus, ainsi que les lignes de plâtrier du coude et du dos des pieds. Quatre taches d'un rouge brique, de 3 millimètres de diamètre sur les deux mamelles ; il n'y en a point ailleurs sur le tronc. Les fesses sont bleuâtres, à mue furfuracée ; on y voit aussi six taches avec une base légèrement épaissie. Le groupe lenticulaire du voile du palais reste stationnaire. Le nez s'affaisse de plus en plus. A l'examen, on voit des ulcérations sur le vomer et les cornets inférieurs. Voix de plus en plus altérée. Convaincus de la présence simultanée de deux ennemis, nous sommes obligés de combattre tantôt l'un, tantôt l'autre. Aussi, la lèpre ayant pris le dessus en ce moment, je soumets la malade au traitement par l'huile de chaulmogroa, en commençant par quinze gouttes par jour, et je détruis par le thermocautère les exsudats volumineux, sans que la malade ressentît la moindre douleur.

Le 17 février 1886, cette femme n'a plus de sourcils ; le nez

s'est affaissé complètement; la narine gauche présente, à un
centimètre de son orifice, un canal étroit, ce qui rend la respiration très gênée. La face est parsemée de nombreux petits tubercules, siégeant dans l'épaisseur de la peau, de la
grosseur de petits pois cassés, peu saillants et d'un rouge
jambon comme dans la syphilis. Rien au cuir chevelu. Petit
exsudat sous-conjonctival, comme la moitié d'une lentille, au
côté externe de l'œil droit ; traînée de vaisseaux congestion-
nés, située à plus d'un millimètre de la circonférence de la
cornée. Vue normale.

Il s'est opéré sur les tubercules des membres, tant pelviens
que thoraciques, un travail de résorption, de régression remarquable. La plupart des exsudats ont disparu, et il ne
reste à leurs places que des taches jambonnées. Les plus volumineux sont réduits à un état laminé. Il est à remarquer
aussi que ces tubercules avaient poussé sur des taches syphilitiques; il y a eu ainsi une transformation *in situ* des manifestations syphilitiques en manifestations éléphantiasiques ;
les pieds sont boursouflés, gonflés. Cependant l'insensibilité,
ce criterium précieux et constant de la lèpre, parfois dès le
début et comme signe primordial, avant tout autre symptôme,
et dans tous les cas ne faisant jamais défaut à une certaine
période de la maladie, lors même qu'il a été précédé d'hy-
peresthésie, l'insensibilité, dis-je, se prononce de plus en plus
chez cette malade atteinte de deux diathèses simultanément.
Je traverse de part en part un gros pli de la peau des jambes,
à l'insu de la malade. Il en jaillit de suite un véritable flot de
sang noir que je n'ai pu arrêter que par la compression d'un
bandage. Tout le membre thoracique est insensible, la région
de la saignée et la paume de la main exceptées. Les deux
derniers doigts de la main gauche sont insensibles dans leur
totalité. Les autres doigts conservent une sensibilité très
émoussée. Cette femme engraisse pourtant et paraît se bien
porter. Elle prend depuis dix jours 100 gouttes d'huile de
chaulmogroa par vingt-quatre heures. Menstruation régulière;
durée trois jours. Elle était de huit jours avant la maladie.
Imahan se plaint de douleurs profondes osseuses aux malléoles, aux extrémités du cubitus et du radius, ainsi qu'à la

partie inférieure de l'humérus. Ces douleurs, supportables le jour, s'exaspèrent dans la nuit. Elles ne siègent pas dans la diaphyse des os, mais à leurs extrémités. Elle ressent aussi très souvent une sensation de froid glacial dans la profondeur des membres. Elle a beau se couvrir, elle ne sue jamais.

Le 1er avril 1886, nouvelle poussée de taches et de tubercules minimes, disséminés à la face et aux membres. Cette éruption semble être plutôt sous l'influence de la syphilis. Aussi sommes-nous conduits à revenir au traitement antisyphilitique. Sous l'influence de ce traitement, la syphilis a reculé de nouveau, et bientôt ces manifestations ont complètement disparu.

Mais une nouvelle poussée de lèpre a envahi le corps : partout où il y avait des papules, on a vu se développer in situ des exsudats éléphantiasiques.

Aussi Imahan a été placée définitivement à la léproserie de Scutari en juin 1886. Trois jours après son arrivée à l'asile, elle a été mariée à Moustapha. Devenue enceinte en juillet, ses règles se sont supprimées.

La lèpre a marché à grands pas pendant la grossesse : les membres et toute la figure se sont couverts d'exsudats de dimensions variées. Il y en a qui ont 2 et 3 centimètres de longueur sur 1 ou 2 de largeur. Ils siègent dans l'épaisseur de la peau, en même temps qu'ils font saillie au-dessus des téguments. Tubercules gros comme des pois autour des narines et sur les joues. Le nez s'est encore plus déformé par la destruction complète du vomer. Le petit semis de chènevis du palais s'est exulcéré. Il a revêtu un aspect gaufré, à petites dépressions jaunâtres. Les jambes et le dos des pieds sont devenus pachydermiques par l'infiltration de la peau dans sa totalité, ainsi que du tissu cellulaire sous-jacent, envahi qu'il est par un exsudat en nappe. L'anesthésie est complète sur toute l'étendue des membres thoraciques et pelviens. Le tronc de la malade, très amaigrie, est en désaccord avec les membres et la face démesurément grossis. Sa grossesse s'avançant, la lèpre aussi marche rapidement; une cachexie profonde est survenue vers le huitième mois. Enfin

Imahan accoucha, le 4 avril 1887, d'un petit monstre qui n'a que la peau et les os et auquel on a donné le nom de Rédjeb. C'est la miniature d'un vieillard décrépit, à peau ridée, à traits tirés, à sillons faciaux creusés. Son nez est très proéminent; ses yeux saillants couverts par des paupières œdématiées. Quelques jours après la naissance, le cuir chevelu s'est couvert de gourme, et la nuque d'un eczéma suintant. Vingt jours après l'accouchement, j'ai remarqué autour de l'ombilic de l'enfant de petites plaques rouges, grandes chacune comme une lentille, exubérantes au-dessus de la surface cutanée, à bords ondulés, couvertes chacune d'une lamelle d'épiderme écailleux. Le dos est chamarré de plaques d'un rouge clair, allongées dans le sens transversal, à bords festonnés, de 1 centimètre à 2 de longueur, sur un demi et 1 centimètre de largeur; autour de l'anus il y a comme un anneau de 2 centimètres de largeur, rouge foncé, avec gonflement et épaississement qui le font proéminer. Cet enfant, venu au monde avec un bagage héréditaire compromettant son existence d'une manière imminente, ne pouvait survivre à la double diathèse dont il a couvé les germes dans le sein maternel même.

En effet, conçu par le rapprochement de deux lépreux, il a été doté en outre de la syphilis héréditaire dûment constatée chez la mère. Les souffrances et les privations de toutes sortes endurées par celle-ci pendant la grossesse ont aussi entravé le développement de ce pauvre avorton, qui portait, vingt jours après la naissance, les stigmates de la syphilis doublée par l'éclosion des premiers signes de la lèpre. En effet, je suis porté à attribuer le petit groupe d'exsudats, siégeant autour du nombril et les placards du dos, à une manifestation indubitable de la lèpre héréditaire, ainsi que l'expérience me l'a enseigné, et les lésions anales à la syphilis. Ce produit d'un double péché dont la responsabilité pèse en grande partie sur la société qui s'occupe sérieusement de l'amélioration des races animales, sans prendre cure, même dans les centres les plus civilisés, de l'espèce humaine de plus en plus dégénérée par l'accouplement d'êtres recélant le germe des affections les plus destructives, ne pouvait être autre.

Ce petit misérable, venu au monde on ne sait dans quel but final, a sucé le sein de sa mère, tari par deux diathèses qui ont atteint leur degré le plus culminant de leurs cachexies respectives. Aussi quinze jours après l'accouchement, la mère n'ayant plus une goutte de lait, a-t-on essayé de nourrir l'enfant au biberon. Malgré toutes ces conditions déplorables de conception, de grossesse et d'allaitement, Rédjeb a pu résister pendant trois mois aux causes multiples coopératives de sa destruction qui l'assaillissaient de toutes parts. Les placards dorsaux ont persisté et se sont de plus en plus colorés ; leurs bordures ondulées se sont accusées aussi par un léger relief appréciable à la pulpe du doigt qu'on y promenait. Le groupe des petites saillies exsudatives de la région ombilicale, dont j'ai déjà parlé, ont persisté, et elles sont devenues de plus en plus proéminentes et foncées. L'anneau anal a persisté et la cocarde s'est fendillée en plusieurs endroits. De manière que la présence des deux diathèses chez le petit malade ne pouvait supporter la moindre contestation. Malgré son état déplorable, cet enfant a pu vivre, à mon grand étonnement, pendant trois mois, luttant contre la cachexie et l'inanition. Il succomba enfin aux convulsions, aussi maigre, aussi peu développé que le jour de sa naissance.

Il m'a été impossible d'obtenir son autopsie.

Imahan, la mère de cet enfant, a offert progressivement le tableau le plus navrant de la destruction successive de son corps par la fonte des exsudats et par la suppuration intarissable et de plus en plus infecte qui y succédait. De plus, un ulcère rongeant des ailes du nez a détruit toute l'extrémité de l'organe. L'exulcération du palais est devenue ulcère profond dénudant les os. L'état squelettique du tronc jurait avec la face léontine et les membres pachydermiques à leurs extrémités. Néanmoins cette femme a vécu, à ma grande surprise encore, sans soins, sans nourriture convenable, privée de tout secours, jusqu'en décembre 1888. Elle a eu à plusieurs reprises des métrorrhagies avec coliques violentes, sans que l'exploration fît constater une lésion locale quelconque. Le mari, Moustapha, dont la lèpre reste toujours stationnaire, n'a point contracté la syphilis de sa femme qu'il a remplacée

par une autre peu de jours après qu'elle a été enterrée.
Moustapha avait deux femmes à la fois, Djesbane et Ima-
han. Actuellement il a deux épouses encore : la nommée
Hatidjé, de Beldova, et Aïché, de Demred.

Le Dʳ Euthyboule qualifie la syphilis d'Imahan de secondo-
tertiaire et la fait remonter à trois ou quatre ans. Son attention a été attirée, avec raison, par la transformation sur
place, aux membres pelviens et thoraciques, des taches
syphilitiques post-éruptives en tubercules lépreux.

Cette malade, contrairement à ce qui se passe chez les lépreux, a très bien supporté le mercure, qui a efficacement
combattu la syphilis et en fit disparaître les manifestations.
Elle a montré une intolérance insurmontable pour l'iodure
de potassium.

J'ai déjà insisté ailleurs sur l'importance du pemphigus,
apparaissant au début de la lèpre dont il constitue, non pas
un phénomène prémonitoire, mais un des premiers symptômes
qui impose le diagnostic. Nous voyons, en effet, des malades
qui ont eu, huit et dix ans avant toute autre manifestation
lépreuse, une éruption de pemphigus dont le siège de prédilection est surtout le genou. A cette éruption de une ou
plusieurs phlyctènes, succèdent des ulcérations longues à se
cicatriser en général, et un silence trompeur de plusieurs années. Après quoi, de nouvelles bulles réapparaissent, ou bien
des taches pigmentaires et des exsudats consécutifs à des congestions érysipélatiformes ou à des placards d'érythème
noueux. Dans ces cas, le malade est dûment lépreux lors de
l'apparition de ces premières phlyctènes du pemphigus. Souvent il l'est même plusieurs années auparavant, lorsqu'il a eu
de l'anesthésie cutanée par places, sans modification objec-
tive du tégument. Nous estimons qu'Imahan était lépreuse
quatre ans avant que le hasard ne l'ait soumise à notre observation. La syphilis paraît avoir été contractée lorsque la
malade était déjà lépreuse d'une manière tacite. Cette nouvelle diathèse a favorisé, par son action déprimante, les manifestations éclatantes de la lèpre préexistante, ainsi que nous
l'avons vu maintes fois à la suite de toute affection qui a dé-
bilité, qui a déprimé l'organisme. En effet, toute maladie qui

affaiblit l'organisme, une pneumonie, une pleurésie, une fièvre typhoïde, etc., toute cause qui épuise la constitution, la grossesse, la parturition, les émotions morales violentes même, contribuent à l'explosion de la lèpre, lorsque le germe en existe préalablement. Ce qui a été fort curieux chez cette malade, c'est que la peau, siège déjà des manifestations syphilitiques, a été envahie postérieurement aux mêmes points par les modifications cutanées consécutives à la lèpre. La syphilis a fait un appel local à la lèpre qui s'est substituée à elle par une transformation *in situ*.

Nous pensons qu'on ne peut contester le diagnostic de la syphilis démontrée par l'éruption de l'ecthyma à croûtes stratifiées, rubiacées, par les lésions du palais, l'alopécie, etc., le tout disparu sous l'influence du mercure; pas plus qu'on ne peut douter de la lèpre, dont la symptomatologie était complète, à commencer par l'anesthésie, qui en constitue, selon nous, le critérium constant, jusqu'à la face léontine et la pachydermie des membres.

OBSERVATION VI.

Lèpre exsudative. Début par pemphigus, à la suite d'une grande frayeur. Quinze ans après les premières phlyctènes, parurent les exsudats. Téguments des membres pachydermiques par exsudat en nappe; ulcère cutané rongeant de l'aile du nez. Ulcération du palais. Tronc intact. Grossesse influençant d'une manière funeste la marche de la lèpre qui s'aggrava, ainsi que nous l'avons toujours observé, notamment après l'accouchement. Mort par cachexie dix-huit mois après la parturition. Complication d'eczéma vulgaire avec démangeaisons vives et sensation de chaleur extrême dans l'épaisseur des membres, malgré l'anesthésie. Restée à la léproserie de Scutari pendant sept ans. Durée de la maladie dix-huit ans (?). Père, mère sains, mais deux oncles paternels lépreux. Sœurs, frères et enfants indemnes. Restée dans son village au milieu de sa famille, avec son mari, bien que lépreuse, pendant dix ans, sans contaminer personne.

Djesbane, quarante-trois ans, femme du malade, observ. V en 1887, était originaire d'un village situé au bord de la mer Noire, appelé Humet Béchikioï. Mère et père sains, mais deux frères de celui-ci étaient lépreux. Djesbane a eu une sœur et trois frères sains. Réglée à treize ans, elle se maria à quatorze. Elle eut six filles, dont quatre mortes en bas âge; la troisième née, âgée aujourd'hui de vingt-quatre ans et mariée, n'a pas d'enfants; la dernière née a seize ans; toutes deux sont indemnes.

Djesbane a vécu avec son premier mari, chez elle, dans son village, pendant vingt-deux ans, dont dix après qu'elle devint lépreuse. Elle a été envoyée à la léproserie de Scutari il y a cinq ans. On l'a divorcée de son premier mari et on lui fit épouser, il y a trois ans, en secondes noces, Moustapha Beldovali, dont elle eut un enfant mort-né.

La lèpre a débuté chez Djesbane par une phlyctène de pemphigus sur le dos du pied gauche. Cicatrisée au bout de quinze jours, elle fut suivie d'autres bulles au genou gauche, puis au droit, ensuite aux membres supérieurs, et enfin entre les orteils. Ces poussées ont duré cinq ans. Elle prétend que, dès qu'une phlyctène se formait, la sensibilité de cette localité disparaissait, de manière que ni le froid ni le chaud n'y étaient plus perçus.

Lors de son entrée à la léproserie, il y a cinq ans, elle n'avait, comme symptômes de la lèpre, que l'absence des sourcils et l'insensibilité cutanée. Elle prétend que l'insensibilité, survenue d'abord à l'endroit même où apparaissait une bulle de pemphigus, s'étendait après lentement, et, de proche en proche, aux environs; de sorte que bientôt les membres thoraciques étaient devenus insensibles, à partir des coudes jusqu'au bout des doigts inclusivement, et les pelviens à partir des genoux jusqu'aux orteils. Il n'y a que deux mois que quelques tubercules discrets ont paru sur les joues et les régions sourcilières.

Lors de notre premier examen, le 19 mai 1885, les cuisses et les avant-bras étaient couverts de placards d'eczéma chronique, vulgaire. A partir des genoux, la peau brune, bistre, est épaissie, pachydermique, impossible à plisser entre les

doigts; sa surface est comme grossièrement chagrinée. La
malade nous dit qu'elle y éprouve une constriction, comme
si ses jambes étaient serrées dans des étuis étroits. Les téguments, tuméfiés et durcis, exerceraient une forte pression
sur les parties profondes. C'est une infiltration exsudative en
nappe, générale de la peau. Éruption eczémateuse au tiers inférieur des jambes; eczéma sur les cuisses avec fortes démangeaisons; même éruption sur les avant-bras qui sont également
ment gonflés, grossis, éléphantiasiques, ainsi que les dos des
mains. Les doigts, infiltrés, œdématiés, s'affaissent en partie, si on les comprime. Sensation de chaleur intense, principalement la nuit, sur l'étendue des membres supérieurs et
inférieurs; de manière que la malade les maintient toujours
hors des couvertures.

Il y a deux ans, il a paru sur l'aile droite du nez une petite
ulcération qui creusa comme une sorte de lupus et détruisit
progressivement l'aile et le lobule; on y voit une croûte bru-
nâtre, régulière; c'est comme une mutilation avec un instrument tranchant, obliquement dirigé d'arrière en avant. La
voix est enrouée depuis six mois; point de cils ni de sourcils, mais chevelure riche; le palais est perforé et communique
avec la narine droite, d'où les liquides reviennent pendant
que la malade boit; ulcération granuleuse sur le palais, le
voile et la luette. Jamais d'éruption du côté du tronc qui est
encore à l'état normal et tranche avec l'état des membres.
On dirait que le tronc a été emprunté à une autre personne,
tellement il est sain et beau. A l'âge de vingt-six ans, Djesbane a éprouvé une grande frayeur : pendant qu'elle gardait
un champ de maïs, un sanglier se précipita sur elle et la
blessa en la renversant. Elle en fit une maladie de plusieurs
semaines. Elle attribue la lèpre à sa frayeur. Dans son pays,
l'on admet l'éclosion de la lèpre à la suite d'émotions morales vives. Dans son village, la nourriture consiste uniquement en pain de maïs; on moud le blé de Turquie très
grossièrement. pour six mois et l'on cuit très mal, très insuffi-
samment le pain immangeable, tous les huit jours. Leur alimentation ressemble donc à celle des esclaves brésiliens.

Au début de la maladie, Djesbane a été soumise, pendant

quarante jours, aux fumigations cinabrées, sans aucun résultat. La syphilis est très commune dans son pays, où existe
aussi la lèpre. Or les paysans, puisqu'il n'y a point de médecin dans tous ces villages, pour établir le diagnostic différentiel, se servent de ce traitement et décident qu'il y a lèpre
si la maladie ne s'en trouve pas heureusement modifiée.
Djesbane a été déclarée lépreuse à la suite de cette épreuve,
dont les résultats ont été absolument négatifs.

La lèpre est restée presque stationnaire chez cette malade
depuis que son observation a été prise, tellement elle marchait avec lenteur, lorsque, devenue enceinte de nouveau,
elle perdit considérablement de ses forces par le fait de cette
grossesse. L'affection s'est rapidement aggravée alors, et peu
après l'accouchement, l'infiltration exsudative des membres
inférieurs est devenue énorme; les signes de la cachexie ont
vite paru, et une diarrhée colliquative que rien n'a pu arrêter emporta la malade par épuisement, un an après l'accouchement environ. Son enfant n'a vécu que trois mois et succomba à l'athrépsie, sans présenter aucun symptôme manifeste
de la lèpre. Le père s'est formellement opposé à l'autopsie,
que j'aurais tant désiré pratiquer. C'est ce Moustapha Beldovali, dont l'observation précède, qui a engrossé une de ses
femmes, Aïché, également lépreuse très avancée qui vient
d'accoucher à la léproserie.

OBSERVATION VII.

Lèpre exsudative en nappe. Rhinite ulcéreuse. Ulcération
du palais; membres pachydermiques, ulcères. Père, mère indemnes. Début par tuméfaction érysipélatiforme de la face, à
vingt-quatre ans, à la suite de grandes émotions. Marié en
secondes noces, il resta dans sa famille, bien que lépreux,
pendant trois ans. Femme et enfants indemnes, malgré leur
vie dans la léproserie pendant plus de dix ans.

Rédjeb, trente-sept ans, originaire de Kuré Caza, vilayet
de Castamouni, à dix heures de distance pédestrement de la
mer. La lèpre existe soit dans son village, soit dans les envi-

rons. Il nous dit qu'il y a des quartiers réservés aux lépreux. Ceux-ci ont des chevaux et transportent des marchandises d'un village à l'autre. Ils pénètrent et circulent donc partout ; mais ils ne peuvent demeurer et coucher que dans les quartiers spécialement affectés à eux. Ce sont les lépreux qui ne possèdent rien, qui n'ont pas de chevaux pour travailler ou pour faire travailler à leur compte, qui sont envoyés à la léproserie de Scutari ou à celles de Castamouni, de Kioprou ou de Safranbolou.

Le père de Rédjeb est mort à soixante ans ; sa mère, âgée de cinquante ans, vit encore : tous les deux indemnes. Deux de ses frères aînés, soldats, sont morts de maladie accidentelle, sans être lépreux.

Rédjed était très bien portant jusqu'à l'âge de vingt-quatre ans, et avait barbe et moustache bien fournies. Le début de la lèpre s'est annoncé chez lui par une tuméfaction et une injection de la face, devenue brûlante et douloureuse ; plus tard, mêmes phénomènes du côté des bras et des avant-bras, puis exsudats qui ont amené la chute des poils. Rédjeb accuse aussi comme cause déterminante de son affection une grande frayeur : il avait enlevé une fille dont il abusa ; les villageois, les armes à la main, l'obligèrent de l'épouser ; sa femme mourut peu de temps après. On l'accusa de l'avoir tuée et on le menaçait continuellemennt de lui faire un mauvais parti. Rédjeb, bien que manifestement lépreux, resta chez lui pendant trois ans. Il vint plus tard spontanément ici, à la léproserie, lorsqu'il ne pouvait plus travailler. C'était en 1883.

Son village, très froid et humide en hiver, est excessivement chaud en été. Le métier des pauvres consiste à couper du bois à coups de hache toute la journée ; après quoi, mal habillés, mal abrités, trempés par les pluies fréquentes et torrentielles, principalement pendant la mauvaise saison, ils grelottent et gèlent. Leurs habits, très légers, les mêmes hiver et été, consistent en tissu grossier de coton : ils ne sont jamais de laine. Trempés par la sueur ou la pluie, ils sèchent sur eux. Lorsque ces malheureux bûcherons ont les pieds et les mains violacés, gelés, pour les réchauffer ils les plongent

dans l'eau froide ou dans la neige. Lorsqu'ils sont transis par
le froid, ce qui leur arrive plusieurs fois dans la journée, ils
vont sécher un instant et presque rôtir devant les grands
feux de leurs huttes, où de grosses bûches flambent continuellement. Puis, tels qu'ils sont, ils sortent geler de nouveau dans la forêt. On ne se baigne jamais dans ces pays, et
l'on est excessivement sale. La nourriture consiste en pain
d'orge et en caplidja (sorte de lentilles) que l'on cuit avec de
l'huile de lin. Voilà quelles sont les conditions hygiéniques dans
lesquelles vivent les habitants de Kuré Caza et des environs.

Rédjeb n'a eu qu'un seul enfant de son second mariage
avec une femme saine, appelé Kiamil, qui est resté à la léproserie de Scutari jusqu'à la mort de son père. Cet enfant,
âgé de treize ans, se développe et se porte très bien quant à
présent, ainsi que sa mère Halimé, qui s'est remariée une fois
rentrée dans son pays, après la mort de son mari, c'est-à-dire
en 1888.

Lorsque cette observation a été prise par nous, le 30 mai
1885, Rédjeb était dans l'état suivant : face glabre, brune,
luisante, comme lardacée, de la couleur et de l'aspect de la
peau des porcs exposés à la devanture des charcuteries ; toute
la figure est gonflée et uniformément déformée par un exsudat en nappe qui double la peau sans se circonscrire sous
forme de tubercules ; pavillons des oreilles énormes, tuméfiés,
comme dans l'érysipèle intense, par un exsudat sous-cutané,
doublant la peau, et de même couleur que la face ; yeux sains ;
la nuque est tuméfiée aussi. En un mot, ce malade a l'aspect
d'un myxœdémique. Narines remplies de croûtes, par rhinite
ulcéreuse ; respiration nasale bruyante, gênée, insuffisante ;
le malade y supplée par sa bouche béante ; nez non déformé.
Exulcération occupant la partie du tiers postérieur de la voûte
et s'étendant au voile et jusqu'à la luette, qui est comme écor-
chée. Cette plaque exulcérée, superficielle, à bords circinés,
légèrement saillants, présente un aspect chagriné ; même
aspect de l'intérieur du larynx ; voix éteinte ; ganglions cervicaux tuméfiés ; la sensibilité a complètement disparu à la face ;
elle est conservée au cuir chevelu et au tronc, à partir du
cou inclusivement.

Membres thoraciques : peau sèche, brune, rude au toucher, uniformément hypertrophiée, pachydermique, présentant quelques plaques d'eczéma chronique, disséminées à la partie postérieure et externe des membres ; l'exploration avec une épingle prouve son insensibilité absolue et fait jaillir un sang noir épais, lors même que la piqûre est très superficielle. La peau de la face antérieure de l'avant-bras est mince, lisse et d'apparence physiologique, à part sa coloration bistre qui jure par son aspect à côté de la peau normale du tronc. Le dos des mains est très gonflé par un épaississement uniforme, exsudatif, cutané et sous-cutané ; les doigts seuls conservent leur sensibilité à leurs deux faces, dans ces divers modes, ainsi que les paumes des mains et la région de la saignée. La peau qui recouvre l'olécrâne est épaissie, fendillée, croûteuse. Pas de mutilation.

Les membres pelviens sont amaigris, émaciés ; mollets grêles ; la face antérieure de la jambe présente, à son tiers inférieur, une peau brune, lisse, luisante, comme vernissée, adhérente aux parties sous-jacentes, sur lesquelles on ne parvient pas à la faire glisser ; sur la crête du tibia, il y a un gonflement exsudatif, allongé, de 3 centimètres, irrégulier, adhérant aux parties profondes, et qui se couvre souvent de croûtes ; sur les parties inférieures des jambes paraissent, de temps à autre, des ulcères qui creusent, s'étendent et mettent des mois pour se cicatriser. Pied gauche très œdématié, mais se laissant déprimer par le doigt de l'explorateur ; les orteils ne sont point mutilés ; mais la plupart d'entre eux sont exulcérés à leur pulpe ; la peau des plantes des pieds est très épaissie ; son épiderme, hypertrophié, a un aspect de liège crevassé.

Bien que d'apparence robuste, ce malade est très faible ; ses doigts, maladroits, ne peuvent ni soulever des choses lourdes, ni s'emparer de petits objets, si ce n'est avec grande difficulté ; il a beaucoup de peine à mettre et à ôter les boutons de ses habits.

La femme de Redjeb, nommée Halimé, a vingt-trois ans. Elle est du même village que le mari. Ses règles ont paru à quinze ans. Elle se maria avant la menstruation, conformément à une pratique fréquente en Orient. La maladie de son mari a commencé un an après leur mariage. Il n'est issu qu'un seul enfant de cette union. Halimé est toujours avec son mari qui, malgré son état, continue à l'approcher une et deux fois par semaine. Elle est indemne.

Ce malade est mort d'une manière curieuse, en 1887. Il fut pris de frissons et de fièvre, que rien n'a pu dominer; puis survint une diarrhée opiniâtre qui l'épuisa rapidement. Les ulcères des membres se sont étendus; il a paru succomber à la septicémie.

OBSERVATION VIII.

Lèpre mixte : exsudative et de Danielsen. Début par du pemphigus, sept ans avant tout autre symptôme; puis rétraction des doigts. Griffe spéciale; atrophie des muscles des mains; affaissement du nez; exsudats, laryngite lépreuse, ulcération du palais; eczéma vulgaire; insensibilité. Mort par asphyxie. Parents indemnes. Mais fille de la sœur de la grand'mère maternelle lépreuse. Sa sœur aînée succomba à la lèpre ulcéreuse; une autre petite sœur mourut aussi de la lèpre.

Ahmed de Tchanguiri, d'Akché Kessé, vingt-six ans. Géniteurs et grands-parents non lépreux; mais la fille de la sœur de sa grand'mère maternelle était lépreuse. Elle s'isola spontanément dans le fond de son jardin, au village Dolachelar, où elle mourut cinq ans après. Cette femme eut cinq enfants, dont le plus âgé a trente-trois ans actuellement. Ses trois sœurs, qui ont demeuré avec elle, sont mariées et mères. Personne dans son entourage n'est devenu lépreux, pas même son mari.

Ahmed eut trois frères et deux sœurs : l'aîné, âgé de quarante-cinq ans, marié et père de deux enfants, est indemne, ainsi que ces derniers. Le second frère est mort à trente ans de maladie aiguë. Le troisième, indemne, eut une mort accidentelle. Sa sœur aînée, Tchanguirli Aïché, fut envoyée à la léproserie de Scutari, où elle succomba à l'âge de vingt-cinq ans, à la lèpre lazarine, après s'être mariée à un lépreux, et sans enfanter. Ahmed devient lépreux trois ans après le départ d'Aïché, ainsi qu'une sœur plus petite que lui. On les isola dans une cabane au milieu de leur champ, où la sœur a succombé. C'est après la mort de cette sœur qu'il vint se placer volontairement à l'asile de Scutari. Ahmed est ici depuis 1883. Début de la lèpre, il y a sept ans, par des bulles de pemphigus ; puis chute des sourcils et de la moustache naissante. Il y a trois ans, le nez s'est affaissé, sans élimination d'os ; il y a deux ans, la voix devint rauque.

Peu de temps après son arrivée ici, on le maria avec une lépreuse, Aïché, qui est maintenant (avril 1890) une des deux femmes de Moustapha Beldovani, et dont je dirai quelques mots plus bas. Pas d'enfants. Lors de mon examen, en septembre 1885, Ahmed a la face glabre ; exsudats très légers aux régions sourcilières seulement ; nez déformé, de manière que le lobule déprimé ferme les narines. Léger exsudat sous-conjonctival au côté externe du globe oculaire droit ; pavillons des oreilles normaux ; ulcérations serpigineuses, superficielles, ondulées, jaunes, à aspect syphilitique, à la face postérieure de la lèvre inférieure ; la luette manque ; ulcération assez profonde jaune, gaufrée, à bords irréguliers, large de plus d'un centimètre, occupant le voile du palais et empiétant sur la voûte ; le stylet explorateur arrive jusqu'à l'os ; dents belles ; sensibilité nulle aux régions sourcilières, aux joues, au nez et au menton, bien qu'il n'y ait ni tubercules, ni taches ; vaisseaux capillaires de la face variqueux ; ce qui fait que, dès que l'on y touche avec la pointe d'une aiguille, le sang suinte, noir et épais ; cou, front, lèvres, sensibles.

Membres thoraciques : la peau y est fine, normale jusqu'aux coudes, et néanmoins insensible, même à l'épaule et jusqu'aux fosses sus et sous-épineuses ; le côté interne du bras, correspondant au trajet des gros vaisseaux et des nerfs, est tant soit peu sensible ; sur l'épaule droite il y a une grande cicatrice d'ecthyma, et à la face supérieure un groupe de petites ulcérations comme dans les syphilides tuberculeuses ; sur l'olécrâne on voit une cupule violacée qui le recouvre dans sa totalité, encadrée par un bord saillant épais. A la face postérieure et au milieu de l'avant-bras, il y a un large placard d'eczéma, long de dix centimètres, et, par place, de trois et trois et demi de largeur, avec croûte et suintement par ci par là, alternant avec des endroits où la peau est épaissie et livide. Tubercules de lèpre cutanés, aplatis, peu saillants au poignet. On en voit un gros comme une fèverole, entre la tête du troisième et celle du quatrième métacarpien. Les quatre derniers doigts sont recourbés dans le sens de la flexion, avec impossibilité de les étendre, mais avec possibilité de les fléchir. Pouce en griffe spéciale : la phalange unguéale est complètement fléchie sur la métacarpienne et ankylosée dans cette position. Atrophie des muscles des régions thénar et hypothénar qui sont creuses, tandis que la paume de la main est saillante, sous forme de pont ; la main paraît ainsi plus allongée, plus grande. Diminution considérable de la force musculaire ; à peine le malade peut-il me serrer la main. La maladresse et l'insensibilité dans tous ces modes sont telles qu'il ne peut se servir de ses mains que sous la surveillance de la vue. Le membre thoracique gauche présente les mêmes lésions, mais moins prononcées.

Membres pelviens : croûte brune grande comme une pièce de cinq francs sur le genou gauche ; sur le droit, vieilles cicatrices de pemphigus. Aucune autre modification à noter sur toute l'étendue des membres inférieurs, dont la peau est lisse et glabre, mais non lardacée, et néanmoins insensible, à partir du ligament de Poupart, même à la région poplitée ; ce qui est rare et trahit le degré de cette insensibilité. Les orteils ne sont ni mutilés, ni déformés. Sur la malléole externe la peau est épaissie, hypertrophiée ; signe presque constant de la lèpre avancée dans la variété Danielsen ; ganglions des aines et du cou engorgés. Cet homme ne s'est jamais baigné de la vie ; il y a des années qu'il ne s'est pas lavé. Ahmed succomba à l'asphyxie laryngée, par suite des lésions lépreuses, en septembre 1887.

OBSERVATION IX.

Lèpre de Danielsen avec mutilation des doigts. Syphilis qui déforma le nez et détruisit la luette. Quatre ans après, mutilation des doigts annulaire et auriculaire droits. Griffe spéciale; troubles trophiques des ongles; résorption de la dernière phalange des doigts gauches. Maux perforants, pachydermie des extrémités pelviennes. La mutilation des doigts et des orteils a succédé tantôt à des panaris profonds, tantôt à de petites phlyctènes. Insensibilité même des doigts. Lenteur de la perception de la douleur et conservation de la sensibilité des tissus profonds, dans certaines parties des membres. Père, mère morts de la syphilis. Le grand-père paternel eut six enfants morts de la syphilis. La sœur du père — tante paternelle — lépreuse.

La femme actuelle du malade précédent, Ahmed Tchanguirali, Aïché (1) Démérini, a vingt-quatre ans; elle est d'Olos, village situé à deux jours de distance de Bartine, sur la mer Noire, très froid, très humide et misérable. Il y a beaucoup de syphilis dans ce pays. A chaque pas dans la rue on rencontre des individus à nez déformé, affaissé. La lèpre y existe également; mais elle y est moins fréquente que la vérole. Le père a eu la syphilis, qui lui a détruit le nez. Il fut soumis aux fumigations mercurielles. La maladie récidiva cinq fois et l'emporta à la fin, lorsqu'Aïché n'avait qu'un an. La mère a succombé également à la syphilis. A douze ans, Aïché eut mal à la gorge; puis son nez gonfla, les os en ont été éliminés, et il se déprima. Elle perdit aussi la luette, et eut en même temps un large ulcère sur l'avant-bras droit, où l'on voit encore une cicatrice large et irrégulière. Ce n'est que quatre ans après, à seize ans, que les doigts annulaire et auriculaire droits se sont mutilés.

Il importe de remarquer qu'Eminé, la femme de Mehmed, dont l'observation IV a été relatée plus haut, est sœur du

(1) Le nom Aïché est très commun et se trouve porté par plusieurs de nos malades lépreuses qu'on doit ne pas confondre.

père d'Aïché, et par conséquent sa tante. Le grand-père paternel d'Aïché et père de cette Eminé eut trois filles et trois fils, tous morts de la vérole ; il n'en reste qu'un, qui n'a plus ni nez ni luette. Cependant le frère d'Aïché, garçon de café à Bechiktache, sur les rives du Bosphore, n'est ni syphilitique ni lépreux.

État d'Aïché, femme de Moustapha, le 3 mai 1885 : elle voit ses règles chaque mois, mais à peine. Jamais de conception. Nez aplati, par destruction de sa charpente ; elle n'en conserve que le lobule saillant ; sourcils, cheveux conservés ; rien à noter à la face, ni aux pavillons des oreilles ; grande cicatrice sur l'avant-bras droit, qui occupe le tiers moyen de sa face antéro-externe ; cette cicatrice est vicieuse, irrégulière, comme si elle était consécutive à une brûlure de troisième degré. La moitié de l'annulaire manque, ainsi que la dernière phalange de l'auriculaire. Les ongles de l'index et du médius sont déformés, épaissis ; ces doigts sont comme distordus et rabougris ; ils restent à moitié fléchis, avec impossibilité de les étendre. Le pouce a la pulpe aplatie en spatule et l'ongle recourbé comme une griffe ; la phalange unguéale est ankylosée. Sur le sillon palmaire phalango-métacarpien du médius, il y a comme une entaille, une cicatrice avec perte de substance, qui a succédé à une rhagade qui suppura pendant six mois.

Main gauche : tous les doigts sont rétractés, à moitié fléchis ; il y a impossibilité de les étendre ; ils se sont aussi raccourcis par la résorption de la dernière phalange, dont il ne reste qu'un petit bout supportant un ongle atrophié, rudimentaire, difforme. Il n'y a jamais eu élimination d'os. L'auriculaire seul a conservé sa longueur, mais il est recourbé en demi-cercle ; il peut être fléchi, mais non étendu. La phalange unguéale du pouce est recourbée, fléchie sur la métacarpienne, ankylosée ; muscles de la région thénar et hypothénar très atrophiés ; il en est de même des interosseux dorsaux ; de manière que la main est comme squelettique. La peau qui recouvre les articulations des phalanges métacarpiennes avec les phalangines, du côté du dos de la main, est très tendue, amincie, luisante ; souvent elle craque, sur-

tout l'hiver, et se trouve couverte alors d'ulcérations inter-
minables. Souvent aussi, étant la partie la plus proéminente
des arcs formés par les doigts, cette partie de la peau est
brûlée au feu du réchaud sans que la malade s'en aperçoive ;
car il y a insensibilité absolue de la main et des doigts à leurs
deux faces ; seules les pulpes sont tant soit peu sensibles,
ainsi que le pli de la peau qui s'étend du pouce à l'index. La
malade ajoute que si la brûlure ou la coupure est profonde,
si elle dépasse l'épaisseur de la peau, alors elle l'aperçoit
confusément. La face postérieure de l'avant-bras est pares-
seuse à sentir ; ce n'est qu'une ou deux secondes après le
pincement et la piqûre ou la brûlure, que la malade s'en
aperçoit, et encore d'une manière très incomplète ; mais la
face antérieure a conservé sa sensibilité presque normale.

Pied gauche : le gros orteil est tombé ; il y a encore une
ulcération en activité destructive ; un mal perforant, long de
3 centimètres, profond, comme une tranchée, occupe la plante
du pied au niveau de la tête du second et du troisième métatarsien. Insensibilité du tiers inférieur de la jambe et de
tout le pied, l'arcade plantaire exceptée. La peau des jambes
est tuméfiée, épaissie, pachydermique ; mais on n'y voit ni
taches, ni tubercules, ni ulcérations, ni cicatrices.

Pied droit : le troisième et le quatrième orteils ont perdu
leurs phalanges unguéales et sont complètement renversés
sur la face dorsale du pied. A la plante, on voit deux maux
perforants, l'un sous la tête du cinquième orteil, longitudinal,
de plus d'un centimètre, comme une rhagade profonde ;
l'autre, sous la tête du troisième métatarsien, arrondi, grand
comme une pièce de cinquante centimes. Ils datent d'un an.
Cependant, en apparence, la malade est bien constituée ; elle
a de l'embonpoint ; les fonctions diverses de l'organisme s'accomplissent bien. Elle ne se plaint que de tiraillements des
mains et d'un sentiment de constriction, comme si ses mains
étaient serrées dans des gants très étroits et ses pieds dans
des chaussures métalliques ; tout l'hiver, ses membres sont
violacés.

La lèpre est toujours restée dans sa forme Danielsen et mutilante chez Aïché. Aucune autre partie du corps n'a été le

siège de la moindre manifestation. Les doigts seuls ont été pris alternativement, et parfois deux et même trois à la fois, de panaris profonds qui les ont de plus en plus mutilés. Le panaris peut débuter dans la profondeur du doigt ; ou bien une petite phlyctène, contenant le plus souvent un liquide teint en violet, apparaît au bout du doigt ou du moignon, — si un panaris antérieur a déjà détaché une partie de l'extrémité digitale, — et le travail ulcératif, destructif, marche de la superficie vers l'intérieur.

Dans tous les deux cas, le résultat final est un détachement de la phalange à son articulation, ou bien l'élimination d'un fragment osseux. Ce travail dure pendant des mois. Il n'est douloureux qu'exceptionnellement ; et, dans tous les cas, l'enlèvement du bout du doigt par la malade ou par son mari, dans un moment donné, ne lui cause aucune souffrance. Aussi y a-t-elle recours pour hâter la cicatrisation de ces suppurations trop prolongées.

Au 20 avril 1890, Aïché n'a plus un seul doigt normal, tous ont été mutilés, de manière que les uns ont disparu en entier, les autres conservent une ou deux plalanges, ou bien un petit fragment de leur charpente. Cette femme, Aïché, après la mort d'Ahmed Tchanguirali, a épousé un Moustapha, lépreux de l'asile, qui en avril 1890 était en possession de deux femmes : Aïché et Hatidjé ; celle-ci, une lépreuse phymatode très avancée, accoucha le 20 mai 1890 d'un enfant vivant assez bien constitué en apparence (1).

---

(1) Dans la nouvelle iconographie de la Salpêtrière, par P. Richer et G. de la Tourelle, le Dr P. Blocq a inséré un article sous la rubrique *D'une forme particulière de troubles nerveux des extrémités supérieures* (n° de janvier et février 1889). Les observations consignées dans ce travail et les dessins qui y sont intercalés établissent une parité absolue avec certains de nos malades atteints de la maladie de Danielsen. La griffe, consistant en une rétraction des doigts — de l'auriculaire surtout — l'atrophie des muscles interosseux, et de ceux de la région thénar et hypothénar, les troubles de la sensibilité, le panaris survenu chez l'un des sujets, tous ces faits rapprochent ces malades des nôtres. Le Dr Blocq conclut à une névrite probable du nerf cubital. Ne serait-il pas plus satisfaisant d'admettre sa seconde hypothèse, celle qui attribue ces lésions à des localisations médullaires, à la pachyméningite et à la syringo-

OBSERVATION X.

Mari et enfants lépreux ; femme saine.

Zéïneb de Djanguiré, du village d'Atché Kessé, s'est mariée, à l'âge de treize ans, à Osman qui était alors bien portant, mais qui devint lépreux quelque temps après cette union. Ils ont eu comme premier enfant une fille Hava, âgée aujour-d'hui de quarante ans et mère de quatre enfants tous indem-

myélite? Je ferai remarquer aussi la nature rhumatismo-nerveuse de l'affection. Quelques troubles trophiques encore et les malades du D\r Blocq seraient identiques à nos sujets atteints de la maladie type Danielsen. Pour se pénétrer de cette vérité on n'a qu'à comparer quelques-unes de nos observations à certains faits consignés dans le mémoire de M. Blocq. Dans tous les cas, le siège des lésions nerveuses doit être le même. Si je ne craignais pas d'être accusé de voir partout la lèpre, je rapporterais les faits de M. Blocq à la lèpre légère, atténuée par la civilisation, par les conditions hygiéniques et même climatériques des habitants de la France. Pourrai-je en dire autant de la syringo-myélite?

Notre illustre Charcot, dans ses savantes leçons sur la maladie de Morvan (*Progrès médical* du 15 mars 1890), établissant le diagnostic différentiel avec les maladies qui ressemblent à cette affection, dit : « Pour ce qui est de la lèpre, les mutilations par gangrène, l'analgésie et l'anesthésie, dont la présence est constante en pareil cas, pourraient être des sujets d'hési-tation momentanée. Mais tout d'abord une simple question, adressée au malade, nous fera savoir qu'il est né ou a séjourné dans des pays où la lèpre exerce ses ravages. En outre, l'examen de son corps décélera la présence de ces plaques de Morphœa. Enfin, pour ne considérer que les mutilations elles-mêmes, qui peuvent être ici sujettes à contestation, il n'existe pas chez les lépreux de panaris véritables, c'est du sphacèle surtout qu'il s'agit. »

Chez plusieurs de nos malades atteints de la maladie de Danielsen, de la lèpre dite anesthésique, il n'y a pas de macules de pigmentation de la peau ; les téguments du tronc sont à l'état normal, et les véritables panaris profonds, aboutissant à la mutilation des doigts, ont été très fré-quemment observés par nous. Enfin la dissociation des divers modes de la sensibilité cutanée n'y est pas très rare. On peut constater tout cela en lisant les observations relatées dans ce travail.

Il en résulte que le diagnostic différentiel de la lèpre de Danielsen (lèpre anesthésique) avec le mal de Morvan et avec la syringo-myélite devient impossible dans les pays où règne la lèpre, et que l'on est natu-rellement porté à en admettre l'identité.

nes, ainsi que leur mère. Le second enfant de Zéïneb et
d'Osman, Husseïn, lépreux lui-même, vint avec son père
Osman, ici à la léproserie de Scutari. Trois autres filles naquirent de ce mariage et toutes les trois ont eu la lèpre.
Osman est mort trois ans après son arrivée à l'asile. Son fils
Hussein, lépreux, a épousé une lépreuse d'ici. Il est mort,
sept mois après sa réception à la léproserie, sans enfants.
Zéïneb accompagna à la léproserie son mari et son fils d'a-
bord. Elle resta avec eux et les soigna avec dévouement
jusqu'à leur mort. Elle rentra dans son pays après les avoir
enterrés tous les deux. Ses trois jeunes filles ont présenté les
signes de la lèpre à dix, quatorze et quinze ans, bien que restées dans leur village. Alors leur mère Zéïneb revient de nouveau à la léproserie de Scutari pour y amener ses filles et
reste avec elles jusqu'à leur mort; après quoi elle rentre de
nouveau dans son village. Ainsi Zéïneb a passé plus de vingt
et un ans à la léproserie. Elle a aujourd'hui près de soixante
ans ; elle est indemne. Toutes ses trois filles lépreuses ont
épousé des lépreux de la léproserie. Elles n'ont pas eu d'enfants.

Les parents directs d'Osman étaient indemnes ; mais une
de ses sœurs lépreuses vint mourir à la léproserie de Scutari.
Enfin un frère d'Osman, Ahmed, eut une femme lépreuse,
Eminé (la mère de Déli Hava) dont il eut trois enfants qui
sont devenus tous lépreux ; savoir : un fils et une fille qui
sont morts, et la dernière enfant, Déli Hava, qui vit lépreuse
dans l'asile de Scutari et dont l'observation suit. Ahmed qui
a vécu pendant plus de vingt ans, soit avec sa femme, soit,
plus tard, avec ses enfants lépreux, reste indemne. Il a pris
une autre femme dont il a eu un fils qui vit sain et sauf.

OBSERVATION XI.

Père, mère indemnes. Oncle maternel lépreux, mais sans
communication avec la malade. Début de la lèpre, à dix-huit
ans, pendant la grossesse. Chute des sourcils et pemphigus
des genoux, suivi d'ulcérations longues à se cicatriser. Affais-

sement du nez qui fit soupçonner la syphilis et instituer un traitement par les fumigations mercurielles. Pas d'amélioration. Reconnue alors lépreuse, elle fut expédiée à la léproserie de Scutari. État variqueux des capillaires de la face. Exsudats discrets de la face; mais en grands placards, sur les avant-bras. Exsudat sous-conjonctival qui amena la cécité. Peau de l'olécrâne en raisin sec de Malaga. Ichthyose des jambes. Insensibilité là même où la peau paraît normale. La langue, insensible aux piqûres, perçoit la température et le goût des aliments. Mort par asphyxie laryngée. Enfant sain.

Atché, âgée de trente ans, est à la léproserie de Scutari depuis 1881. Elle est native du village Ahdjé Kessé, de Tchanguiré, qui possède une cinquantaine de foyers et où il y a toujours cinq ou six lépreux. Les habitants de ce village se nourrissent surtout de pain préparé avec la farine d'orge ou de lentilles (caplidja), et de poissons d'eau douce. L'hiver il y fait très froid et l'été excessivement chaud. Le père de Atché, âgé de soixante ans, et la mère de cinquante-cinq, vivent indemnes. Mais celle-ci a pour frère Ahmed Tchanguirlé qui est consigné ici à la léproserie et dont l'observation relatée plus haut porte le n° VII.

Il faut faire observer que Ahmed, oncle maternel de Atché, habitait loin de la famille de celle-ci, et qu'il n'y avait point de relation entre eux. Atché est la sœur aînée de deux autres filles mortes dans le pays : l'une à neuf mois, l'autre à douze ans (?) et de deux frères qui sont indemnes. Réglée à quinze ans et mariée à dix-huit, elle aurait eu pendant toute son enfance, et jusqu'à l'âge de dix ans, des éruptions eczémateuses à la face. Un an après son mariage, elle devint enceinte. C'est lorsqu'elle a ressenti les premiers mouvements du fœtus que ses cils et ses sourcils ont commencé à tomber. En même temps ont paru deux bulles de pemphigus, l'une sur le genou droit dont l'ulcération a duré un mois, et l'autre derrière la malléole droite. La première, grande comme un œuf de poule, a laissé une cicatrice indélébile. Néanmoins Atché a continué à vivre dans son village pendant quatre ans. Plus tard la déformation de son nez éveilla l'attention de ses compatriotes

qui, pour savoir si elle était atteinte de la syphilis ou de la
lèpre, l'ont soumise à l'épreuve des fumigations mercurielles
pendant huit jours, et au pain sec pendant quarante. Elle
avalait en outre quotidiennement quatre pilules, probablement hydrargyriques. Consécutivement à ce traitement elle
eut une salivation terrible que l'on combattit par un garga-
risme préparé avec 250 grammes de térébenthine, bouillie
dans un litre de vinaigre, jusqu'à réduction de 200 grammes.
Ce traitement n'ayant pas heureusement modifié l'état
d'Atché, elle a été déclarée lépreuse et expédiée de force à la
léproserie de Scutari. Son mari fut tué à la dernière guerre
turco-russe. Son enfant unique, un garçon âgé de douze ans,
est sain. Arrivée à la léproserie, Atché fut mariée à un lépreux de Castamouni, nommé Husseïn, qui l'a répudiée quatre mois après, par caprice.

Au moment où j'ai pris cette observation (en juillet 1885),
Atché était dans l'état suivant. Depuis deux mois les mens-
trues se modifient ; elles restent parfois supprimées pendant
un mois, et diminuent de plus en plus, comme quantité.
Chevelure abondante. Il n'y a ni cils, ni sourcils, bien que la
peau de ces régions ne présente le moindre exsudat ou épaississement ; au contraire elle est fine, lisse, sans modification
même dans sa couleur ; ce qui contraste avec l'état des joues
qui sont d'un rouge très accusé, tirant sur le violet, comme
si la malade était exposée à un froid intense. C'est que les
vaisseaux capillaires de la peau sont très dilatés, variqueux
et qu'il y a comme une asphyxie locale (1). Cette coloration
violacée disparaît sous la pression du doigt. Au centre de la
joue gauche et sur la droite se trouvent groupés trois petits
tubercules, légèrement saillants, incrustés en partie dans
l'épaisseur de la peau, et du volume d'un pois cassé, chacun.
Leur couleur, un peu foncée, tranche sur le fond violet des

---

(1) Chez plusieurs lépreux, principalement chez ceux qui sont atteints
de la forme ulcéreuse, dite lazarine, les vaisseaux capillaires de la face
sont dilatés, variqueux, bien qu'on ne constate la moindre gêne du côté
de l'arbre aérien ou du cœur. Il en est de même des mains qui sont
bleuâtres, hiver et été. On ne peut expliquer cette disposition que par
une parésie de la circulation capillaire.

joues. Nez écrasé par la destruction des cartilages et de la moitié inférieure des os ; ouverture des narines rétrécie ; la respiration bruyante a lieu par le nez et la bouche béante ; cicatrice vicieuse, nacrée sur le voile du palais et à la base de la luette. Au milieu de la langue, on voit cinq tubercules comme incrustés, plus petits que des pois cassés, sans altération, de la couleur de l'organe. C'est absolument comme de petites gommes qui pointent de l'épaisseur de la langue. Au sommet de l'organe se trouvent trois ulcérations, jaunes, superficielles, comme diphtéritiques. Les dents et les gencives ont beaucoup souffert du traitement mercuriel. Voix fausse, enrouée, discordante. Goître volumineux, comme une forte poire duchesse. La moitié externe du globe oculaire est occupée par un exsudat rougeâtre, proéminent, qui avance jusqu'au centre de la cornée dont il recouvre la moitié externe et masque en grande partie la pupille. La vue s'en trouve donc très compromise ; et l'expérience nous enseigne qu'elle sera bientôt perdue par l'envahissement complet de la cornée par cet exsudat qui la recouvrira dans son entier. La même disposition, moins avancée, existe à droite ; le côté interne de la cornée est lucide et normal.

Membres thoraciques. La peau du côté externe du bras et de l'avant-bras droit est épaissie dans sa totalité, pigmentaire, sans tubercules ou placards circonscrits. Au niveau de l'olécrâne la peau est mince, froncée, violacée et revêt l'aspect du raisin sec de Malaga. Le tiers inférieur de l'avant-bras est occupé par un placard qui en recouvre la face postérieure et les deux bords comme les étuis des armures métalliques du moyen âge. La peau y est légèrement violacée et uniformément épaissie dans sa totalité ; tandis que du côté de la flexion elle est absolument normale. Il existe un tubercule profond dans le pli cutané qui s'étend du pouce à l'index, sans aucune modification de la couleur de la peau. Les doigts ne sont ni mutilés, ni déformés ; mais souples et normaux.

Sur le membre thoracique gauche, on voit des taches larges comme des pièces de 50 centimes, arrondies, d'un rouge clair, avec un léger épaississement de la peau ; c'est comme des syphilides tuberculeuses en voie de disparition ; même épais-

sissement de la peau du poignet, du côté de l'extension,
c'est comme une gouttière d'armure superposée. Sur le
muscle deltoïde, de chaque côté, il y a deux marques roses,
comme celles consécutives aux brûlures superficielles. On
dirait qu'on y a frappé deux timbres secs, avec violence.

Membres pelviens : rien aux cuisses dont la peau est fine
et blanche ; cicatrice de pemphigus ancien sur les genoux,
grande comme une pièce de 20 sous. A partir du milieu des
jambes, la peau est épaisse, livide, luisante ; l'épiderme s'enlève en lambeaux, tantôt carrés, tantôt irréguliers, entre-
coupés par des lignes qui se croisent dans tous les sens. Il n'y
a ni tubercules, ni pigmentation, ni ulcères. La peau du dos
des pieds est bien plus foncée que celle du reste du corps et
comme sillonnée par des lignes, sans ichtyose. Au contraire
elle est lisse comme la peau des poissons dépourvus d'écailles.
Sensibilité : elle est abolie à la partie supérieure des pavillons
des oreilles, bien qu'il n'y ait ni hypertrophie, ni tubercules,
ni exsudats ; les lobules sont sensibles. La face a perdu partout sa sensibilité, excepté aux sillons naso-labiaux et aux
lèvres. Les piqûres de la pointe d'une aiguille ne sont pas
perçues sur la partie antérieure de la langue. L'appréciation
de la température y est conservée, ainsi que le sens du goût.
Les bras ont perdu toute sensibilité à leurs côtés externe et
postérieur ; les avant-bras sont également insensibles en arrière et même en avant où la peau blanche et mince présente
tous les attributs de l'état normal. Seule la région de la saignée conserve sa sensibilité. Le dos des mains est insensible ; au contraire la paume des mains est sensible ainsi que
les doigts, dans leur totalité.

Les membres inférieurs sont absolument insensibles à partir du ligament de Poupart jusqu'aux orteils inclusivement,
excepté aux creux poplités ; et cela au contact, aux piqûres,
au froid et au chaud, même aux endroits où la peau conserve
son aspect normal.

Le 6 mai 1887, cette femme est devenue aveugle par les
progrès de l'exsudat sous-conjonctival qui, sous forme de
fongosités bourgeonnantes, a couvert les cornées dans leur totalité.

A l'extrémité interne des régions sourcilières, on voit un exsudat proéminent, rouge violacé, de plus d'un centimètre ; les lèvres sont fendillées par des rhagades perpendiculaires. Les tubercules de la langue sont très volumineux ; le palais est couvert par une large ulcération. La voix est éteinte. La malade respire avec grande gêne ; elle corne. La face est vultueuse, par suite de cette asphyxie lente ; le corps est toujours couvert de sueurs froides. Les pavillons des oreilles sont devenus énormes par un exsudat en nappe qui les a grossis uniformément. L'avant-bras droit, la main et les doigts sont gonflés, violacés, comme érysipélateux ; la malade y éprouve des douleurs spontanées, profondes, violentes ; est-ce le début d'un érysipèle, d'un phlegmon diffus ou de la gangrène ? A partir du tiers supérieur de la jambe, les membres inférieurs sont énormes comme dans l'éléphantiasis des Arabes. Des placards énormes d'exsudat, d'un rouge foncé, se confondent et donnent cet aspect monstrueux. La peau du tiers supérieur a conservé sa couleur normale ; mais elle est ichthyosique et sert de fond à de nombreux tubercules disséminés, d'un rouge brique, variant, en grandeur, d'une pièce de cinquante centimes à celle d'une pièce de deux francs.

Quelques jours après, cette femme a succombé à l'asphyxie par les progrès des lésions laryngées.

Le nombre des lépreux diminue depuis quelque temps à l'asile de Scutari. Autrefois, il y en a eu jusqu'à trente et trente-cinq et l'on refusait d'en recevoir de nouveaux, faute de place, tandis qu'aujourd'hui il n'y en a que dix.

Nous avons déjà vu, dans les chapitres qui précèdent, que les lépreux, autrefois très nombreux dans certaines localités, y ont très sensiblement diminué ; que plusieurs léproseries comptent à peine trois ou quatre malades, lorsqu'elles contenaient, il y a quelques années à peine, des vingt et des trente. Il y a même de ces asiles qui sont tout à fait vides et abandonnés. Il y a une quinzaine d'années il y avait encore une léproserie à Brousse, une sorte de Téké dont les pensionnaires étaient des *Dédés*. Tout lépreux qui entrait dans cet asile, qui était un couvent, devenait derviche et s'y mariait comme dans la léproserie de Scutari. Cette léproserie n'existe plus à Brousse, où malgré mes recherches je n'ai pu rencontrer un seul lépreux. On est donc autorisé à penser que la lèpre ne fait plus de victimes dans ce vilayet (département).

Le 20 avril 1890, il y avait à la léproserie de Scutari les lépreux suivants :

1. Husseïn, lépreux exsudatif originaire du village Cabdikioï, de Kuré Cazassi, Bouyouk Alidivan. Il est à la léproserie depuis 1883. Ses doigts se déforment et se mutilent de plus en plus. L'auriculaire droit est creusé à sa base par un ulcère circulaire qui s'enfonce progressivement 'dans les chairs, et paraît vouloir détacher le doigt comme dans la maladie décrite sous le nom d'Aïnhum. Tous les doigts et tous les orteils de ce malade sont mutilés : qui a perdu une, qui deux, qui trois phalanges. Lorsque nous avons fait ce relevé et que nous avons passé en inspection tous les habitants de la léproserie, Husseïn avait une phlyctène contenant un liquide noir, grosse comme un pois, au bout du moignon de l'annulaire droit qui ne conservait plus que sa phalange métacarpienne et la moitié de sa phalange moyenne. Les mutilations des doigts ont commencé chez Husséïn, tantôt comme des panaris profonds, tantôt par des phlyctènes auxquelles ont succédé des ulcères qui ont creusé jusqu'à atteindre l'os qui se détachait à la longue, en partie ou en totalité. Aussi Husseïn nous prédit-il un tel processus pour sa nouvelle phlyctène.

Husseïn a épousé, ici à la léproserie, d'abord Hatché de Tchanguiri, lépreuse phymatode, morte en 1887, sans enfants.

2. En 1884, il prit comme femme la nommée Halifé, du caza de Djidé, de Beldovali, internée à Scutari depuis dix ans. Halifé était alors atteinte de la forme Danielsen (lèpre avec rétraction des doigts, atrophie des muscles des régions thénar et hypothénar, griffe spéciale, etc.). Mais, depuis deux ans, des tubercules discrets ont apparu et ont acquis, dans l'espace de ces derniers mois, le volume de grosses noisettes et même de châtaignes. Nous en avons compté huit en tout, savoir : Quatre sur les jambes, un sur l'avant-bras droit, du côté de l'extension, un sur le dos de la main du même côté, et deux sur

les joues. Il n'y en a ni sur les bras, ni sur les cuisses. Gros exsudats sur l'olécrâne, de chaque côté ; exulcération serpigineuse à fond jaunâtre, comme une pièce de un franc, sur le palais, empiétant sur le voile. Elle n'a pas vu ses règles depuis deux mois.

3. Mustapha de Beldovali atteint de la lèpre Danielsen.

4. Sa femme n° *un*, Atché, lépreuse exsudative très avancée et néanmoins enceinte de huit mois passés (1).

5. Sa femme n° *deux*, Aïché, est atteinte de la lèpre mutilante.

6. Déli Mehmed (forme Danielsen), marié depuis neuf ans. Sa femme est Fatma, indemne. Ce ménage est à la léproserie de Scutari depuis trois ans.

7. Mehmed Demren (lèpre de Danielsen), marié depuis dix-sept ans avec Fadimé indemne. Ce couple est à la léproserie depuis bientôt quatre ans.

8. La veuve Éminé Déménéri dont l'observation très détaillée a été relatée plus haut.

9. Hava, veuve, dont l'observation a été donnée aussi.

10. Misli, veuve. Lèpre exsudative. Aveuglée par les exsudats conjonctivaux qui ont couvert totalement les deux cornées.

---

(1) Cette femme est accouchée, depuis, d'un enfant petit, chétif mais qui paraît viable.

Le professeur Straus, de Paris, à qui j'ai envoyé le placenta de cette femme, a eu l'amabilité de me faire la réponse suivante :

« J'ai reçu, par l'intermédiaire obligeant du Dr Sarell, le placenta de femme lépreuse que vous avez bien voulu m'envoyer. J'ai fait de nombreuses coupes de ce placenta, sans parvenir à y déceler la présence du bacille de la lèpre. Le placenta du reste paraît normal. J'ai en outre pratiqué l'examen des pièces que vous m'aviez confiées l'année dernière. L'examen de toutes ces pièces a été négatif au point de vue du bacille de la lèpre, *sauf une seule*, celle qui porte la souscription « Servakis, 2 morceaux du placard du bras droit, 7 janvier 1886. Elle contient de très nombreux bacilles lépreux..... »

Servakis, dont j'ai l'observation très détaillée, était un lépreux ambulant exsudatif très avancé, à face léonine. Quant aux autres pièces que j'ai remises moi-même au professeur Straus, elles provenaient de lépreux très peu avancés ou bien de malades se trouvant au début de l'affection, néanmoins c'étaient des portions de peau, modifiées déjà quant à leur couleur, et souvent quant à leur épaisseur même. Nous reviendrons ailleurs sur le résultat négatif de ces pièces et sur la haute valeur de cet examen.

Exsudats nombreux ulcérés sur les membres; suppuration abondante; état cachectique.

Ainsi il n'y a actuellement, en fait de lépreux, dans l'asile de Scutari que dix malades seulement, lorsque nous y avons compté nous-même, il y a quelques années, jusqu'à vingt et vingt-cinq.

Nous avons dit, bien des fois, que de tout temps des personnes saines, c'est-à-dire n'ayant aucun signe de la lèpre, avaient élu domicile dans la léproserie où elles ont vécu pendant des cinq, dix et vingt ans, mêlées toujours aux lépreux, sans que jamais il y eut d'exemple de contamination.

Voici quelles sont les personnes non lépreuses qui demeurent en ce moment dans la léproserie :

1. Fatma, femme du lépreux Déli Mehmed.

2. Fadimé, femme du lépreux Mehmed Demren.

3. Assim, frère de l'imam actuel, âgé de vingt-deux ans, berger. Il fait paître des moutons toute la journée, et le soir il vient coucher à la léproserie où il est né et qu'il a toujours habitée.

4. Nédjime, frère du précédent, âgé de dix-huit ans, berger aussi, né et élevé dans la léproserie où il a toujours demeuré.

5. Kiazim, frère du précédent, âgé de quatorze ans, qui continue ses études à l'école de la ville de Scutari où il se rend chaque jour, pour devenir Hafiz (réciteur du Coran tout entier par cœur).

6. Riza, âgé de trente ans, frère des précédents et de l'imam actuel et fils par conséquent de l'ex-imam. Chirurgien de l'armée, né et élevé dans la léproserie qu'il a toujours habitée. Il s'est rendu dernièrement à Schkodra, avec son régiment.

7. L'imam actuel, fils de l'ex-imam, âgé de quarante-neuf ans, habitant la léproserie depuis l'âge de trois ans.

8. Hatidjé, sa femme n° *un*, âgée de trente-cinq ans, mariée depuis dix ans, habitant la léproserie depuis l'âge de deux ans.

9. Zahré, femme n° *deux* de l'imam actuel, mariée depuis un an, mais habitant la léproserie depuis deux ans environ.

10. Son petit enfant dont elle accoucha, en février 1890, et qu'on élève dans la léproserie.

11. Fadimé, femme du lépreux Mehmed Demren; mariée depuis dix-sept ans, elle habite la léproserie depuis quinze ans.

12. Hassan, âgé de onze ans, fils de Mehmed Demren d'Olos, lépreux, et de Fadimé indemne.

13. Rukié, une fille de huit ans, sœur de Hassan.

14. Un enfant de deux mois, Husseïn, appartenant au même couple (Mehmed Demren et Fadimé).

15. Fatma Djidéli, épouse de Mehmed Djidéli, lépreux, atteint de la forme de Danielsen, âgée de vingt-six ans. Mariée depuis 14 ans. A la léproserie depuis quatre ans.

16. Hatidjé, âgée de neuf ans, fille de Fatma et de Mehmed Djidéli.

17. Aïché, âgée de quatre ans, arrivée à la léproserie avec ses parents, lorsqu'elle était âgée d'un mois à peine.

18. Le Manave Medmed (fruitier) installé dans la léproserie depuis dix-sept ans.

19. La femme Umu, épouse du précédent.

20, 21, 22. Husny, Fatma et Chanié, enfants de ce couple.

23, 24. Deux pauvres femmes âgées vivent aussi dans l'asile depuis des années, sans rien craindre et sans avoir rien contracté.

25. Mehmed, Mohadjir, un imbécile, qui a été placé dans la léproserie d'office depuis trois ans, bien que non lépreux.

26. La belle-mère de Medmed d'Olos.

27. La belle-mère de Djidéli Mehmed. Tontes les deux partagent l'existence des lépreux depuis vingt ans, sans s'en inquiéter.

Voilà ce qui se passe dans la léproserie de Scutari, à trois quarts d'heure de Péra. Tout le monde peut se rendre à l'asile, les renseignements que je viens de livrer à la méditation des observateurs impartiaux en mains, pour les contrôler et pour s'y livrer à une enquête consciencieuse.

Les faits que je relate ici en détails sont en opposition avec ce qui aurait lieu aux îles Sandwich, à la Nouvelle-Calédonie et ailleurs. Mais j'en garantis l'authenticité; ils se passent

sous mes yeux, sont bien plus faciles à vérifier que ceux de
Honolulu dont j'ai le droit tout au moins de me méfier, à en
juger par ce dont je suis journellement témoin oculaire ; à
moins d'admettre que la lèpre se comporte tout autrement
dans les pays transatlantiques que sur les rives du Bosphore.

Je répéterai donc en finissant, et avec une modestie que
tout le monde se plaira à nous accorder, les paroles qui termi-
naient notre communication à l'Académie de médecine, le
13 août 1889 : « Bien que je n'aie pas rencontré, malgré mes
recherches et mes enquêtes, un seul cas démonstratif de la
contagion, loin de moi la prétention de trancher définitivement la question ; j'ai exposé ce que j'ai vu jusqu'à présent ;
mais je chercherai encore ; car l'instruction concernant le
procès de la lèpre reste toujours ouverte devant cet aréopage
scientifique. Dans tous les cas, mes études prouvent tout au
moins que, si tant est qu'elle soit contagieuse, la lèpre ne le
serait que d'une manière rarissime et bien exceptionnelle. »

Ainsi de toute façon la contagiosité de la lèpre a été par
trop grossie et exagérée depuis l'antiquité jusque dans ces
derniers temps ; et ses promoteurs ont certes dépassé toute
limite de prudence ; c'est que les théories ont la prétention de
trancher à elles seules les questions les plus ardues de la médecine, en se passant même de la clinique. Cependant la
théorie, sans l'appui de l'observation des malades, mène fatalement tout au moins à l'hyperbole, d'où il faudra tôt ou
tard revenir, après avoir prêché l'erreur parfois pendant une
ou deux générations médicales. Ce qui est facile à compren-
dre lorsqu'on songe que la première est promptement forgée
au laboratoire, ou bien ingéniée dans le cabinet, tandis que
l'observation des malades réclame du temps, des occasions
favorables qu'on ne peut créer, de la patience et, de la part
du scrutateur, des qualités qu'on ne rencontre ni toujours ni
partout.

Pour terminer l'étude de la lèpre en Orient, il resterait
encore à visiter plusieurs localités du vaste empire ottoman,
où la maladie fait aussi de nombreuses victimes. Mais je
laisse ce travail complémentaire à quelqu'autre confrère de
bonne volonté, qui, animé autant de l'amour de la science

que du désir de faire le bien, voudra bien ne s'épargner ni dépenses, ni fatigues. A moins que le gouvernement, finissant par se pénétrer du devoir imprescriptible qui lui incombe de protéger la vie et de soulager les maux de ses sujets, n'envoie une mission scientifique, constituée par des hommes capables, partout où les rapports de ses gouverneurs et sous-gouverneurs, officiellement interrogés, lui signaleront la présence de la lèpre (1).

Il faudra nécessairement accorder à cette mission toutes les facultés matérielles et morales pour faire une statistique exacte des milliers de malheureux qui gémissent dans les innombrables foyers de lèpre, parsemés dans tout l'empire, et pour rechercher les conditions qui favorisent le développement de ce fléau, ainsi que les moyens d'y remédier.

Quant à moi, livré à mes seuls efforts, j'ai fait le possible. Je ne réclame que l'infime mérite d'avoir ouvert la voie et d'avoir appelé l'attention de qui de droit sur l'état de milliers de malheureuses créatures dont je me suis constitué l'avocat pour implorer la pitié de leurs semblables.

J'ai encore à offrir au public scientifique le dépouillement de près de deux cents observations, prises toutes par moi-même, sur les lépreux ambulants de Constantinople, dont je crois porter le chiffre, sans exagération, à près de *quatre cents*. Car, à mesure que je cherche, j'en découvre, et de plus en plus. Le dépouillement de ces observations, des *lépreux ambulants de Constantinople*, fera l'objet d'une *publication ultérieure*.

Je me propose, enfin, d'utiliser les magnifiques et fidèles aquarelles de l'éminent artiste Aquarone, peintre de S. M. I. le Sultan, que j'ai offertes au musée de l'hôpital Saint-Louis, pour composer un atlas des diverses variétés et formes que la lèpre affecte chez les nombreux lépreux qui sillonnent les

---

(1) C'est ainsi qu'a procédé le gouvernement norwégien, en mettant à la disposition du Dr Danielsen, le léprologue éminent, un bateau spécial. Notre savant confrère a alors visité tout le littoral, pénétré dans tous les fiords; il a exploré tous les coins du royaume et se procura ainsi les renseignements nécessaires pour rédiger son remarquable *Traité de la spedalskhed*, ainsi qu'il nous l'a dit lui-même à Bergen.

rues de la capitale où tous ces dessins ont été faits. Espérons que ce projet sera bientôt réalisé (1).

(1) Au moment de mettre la dernière main à ce travail, je reçois le rapport officiel envoyé par le Dr Heindestam, directeur du service sanitaire de l'île de Chypre, au gouvernement anglais. La lecture de ce rapport m'a énormément surpris; car mon enquête en Chypre, en 1888, a été faite avec le Dr Heindestam et notre vice-consul M. Guillois. Toutes mes notes et les renseignements que j'ai puisés partout, écrits en grande partie sous la dictée du Dr Heindestam, ont été lus par moi devant M. Guillois; et mon honorable confrère les a déclarés conformes à la vérité et à sa manière de voir. Ces renseignements, ayant eu la confirmation du Dr Heindestam, ont été en partie relatés dans ma communication à l'Académie, le 13 août 1889, et les détails circonstanciés sont consignés dans ce livre, au chapitre des lépreux de l'île de Chypre. Comment le Dr Heindestam, dont les paroles ont été inscrites par moi mot à mot en 1888, et dont la rédaction a eu son approbation alors, peut-il dire, en 1890, que depuis dix ans l'observation des lépreux lui prouve de plus en plus la contagiosité de la maladie? Que l'on compare ses premières assertions, que j'ai religieusement reproduites, avec ce qui est dit dans son rapport officiel! Quant à moi je regrette que ces tergiversations diminuent la valeur des travaux du Dr Heindestam, si bien placé pour contribuer à l'élucidation des problèmes graves concernant la lèpre.

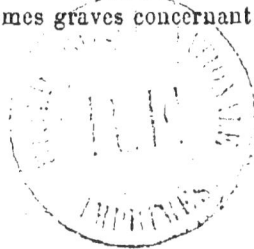

FIN

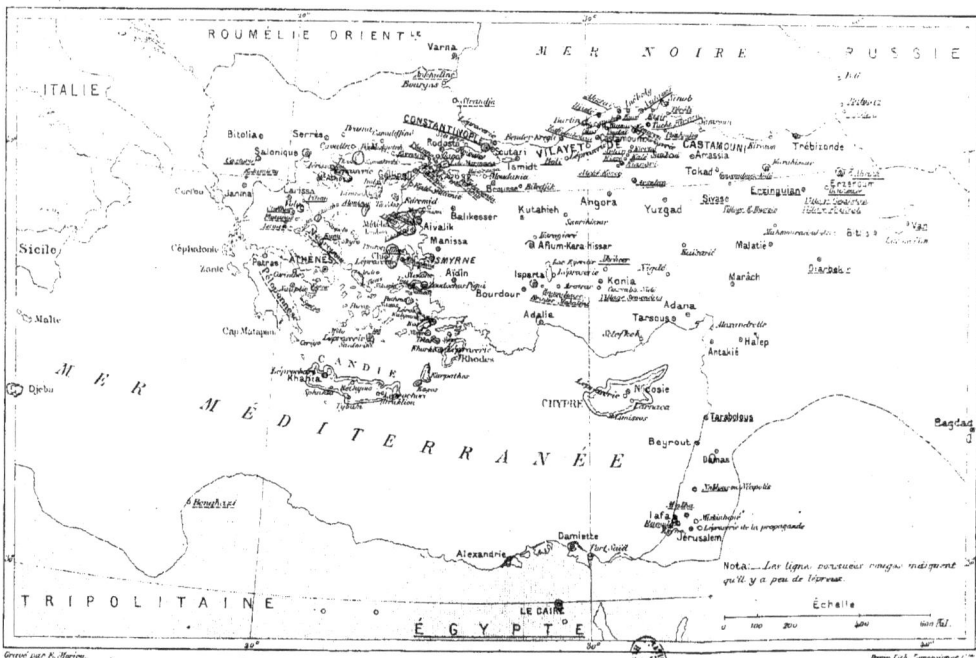

ROUMÉLIE ORIENT^le   MER NOIRE   RUSSIE

ITALIE

Varna

Bitolia   Serrès   CONSTANTINOPLE   VILAYET DE   CASTAMOUNI   Trébizonde
Salonique   Rodosto   Scutari   Amassia
Janina   Ismidt   Tokad   Erzeroum

Corfou

Larissa   Kutahieh   Angora   Yuzgad   Sivas   Malatie   Van
ATHÈNES   Manissa   Afium-Kara-hissar   Marach   Diarbékir
Balikesser
Aivalik   Konia   Adana
Patras   SMYRNE   Tarsous
Céphalonie   Aïdin   Bourdour   Adalia   Antakié   Halep
Zante

C^e Matapan   Alexandrette

CANDIE   Rhodes   N^ie Cosie   Tarabolous
Djebu   Rhapia   CHYPRE   Beyrout
    Damas

MER MÉDITERRANÉE   Tripoli

Jaffa
Jerusalem

Benghazi   Alexandrie   Damiette   Port-Saïd

TRIPOLITAINE   ÉGYPTE   LE CAIRE   Bagdad

Échelle
0   100   200   400   600 Kil.

Nota:— Les lignes courbes rouges indiquent
qu'il y a peu de lèpreux.

Gravé par K. Marino.   Paris. Lith. Lemercier et Cie

CARTE APPROXIMATIVE DE L'EMPIRE OTTOMAN
avec indication en rouge des localités lépreuses à notre connaissance.

DÉPÔT LÉGAL

TABLE DES MATIÈRES

FIN DE LA TABLE DES MATIÈRES.

4429-89. Corbeil. — Imprimerie Crété.

4429-89. — Corbeil. Imprimerie Crété.

www.ingramcontent.com/pod-product-compliance
Lightning Source LLC
Chambersburg PA
CBHW060952220326

41599CB00023B/3689